全国高职高专护理类专业规划教材（第三轮）

康复护理学

（供护理、助产、康复治疗技术等专业用）

第3版

主　编　黄　毅　李为华

副主编　何海艳　杨蓓蓓　王　波

编　者　（以姓氏笔画为序）

王　卉（重庆三峡医药高等专科学校）

王　波（长春人文学院）

邓媛英（长沙卫生职业学院）

刘　慧（梅河口康美职业技术学院）

关庆云（长春医学高等专科学校）

杨蓓蓓（山东中医药高等专科学校）

李为华（重庆三峡医药高等专科学校）

吴玲玲（盐城市第一人民医院）

何海艳（四川中医药高等专科学校）

姜海威（长春健康职业学院）

黄　毅（长春医学高等专科学校）

中国健康传媒集团

中国医药科技出版社

内 容 提 要

本教材为"全国高职高专护理类专业规划教材（第三轮）"之一，共八章内容，按照最新的专业教学标准以及护理学和康复治疗技术相关专业的教学要求，在第2版教材的基础上修订而成。内容包括：康复护理学概述、康复护理评定技术、运动治疗技术、物理因子治疗技术、作业治疗技术、言语治疗技术、常用康复护理技术、临床常见疾病的康复护理。全书力求反映最新进展，突出技能培养，着重介绍康复护理中常用的康复评定和治疗的方法与技术，实用性和可操作性都很强，并注意各章节的内在联系和衔接，更加科学合理、全面完整。本教材为书网融合教材，即纸质教材有机融合电子教材、教学配套资源（PPT、微课、视频、图片等）、题库系统、数字化教学服务（在线教学、在线作业、在线考试），使教学资源更加多样化、立体化。

本教材主要供全国高职高专院校护理、助产和康复治疗技术等专业师生教学使用，也可作为医药行业培训和自学用书。

图书在版编目（CIP）数据

康复护理学 / 黄毅，李为华主编. -- 3版. -- 北京：中国医药科技出版社，2025. 1. --（全国高职高专护理类专业规划教材）. -- ISBN 978-7-5214-5099-6

Ⅰ. R47

中国国家版本馆 CIP 数据核字第 20241WL309 号

美术编辑　陈君杞
版式设计　友全图文

出版　**中国健康传媒集团** | 中国医药科技出版社
地址　北京市海淀区文慧园北路甲 22 号
邮编　100082
电话　发行：010 - 62227427　邮购：010 - 62236938
网址　www.cmstp.com
规格　889mm×1194mm $^1/_{16}$
印张　17 $^1/_4$
字数　522 千字
初版　2015 年 8 月第 1 版
版次　2025 年 1 月第 3 版
印次　2025 年 1 月第 1 次印刷
印刷　河北环京美印刷有限公司
经销　全国各地新华书店
书号　ISBN 978-7-5214-5099-6
定价　**59.00 元**

获取新书信息、投稿、为图书纠错，请扫码联系我们。

数字化教材编委会

主　编　黄　毅　李为华
副主编　何海艳　杨蓓蓓　王　波
编　者　（以姓氏笔画为序）
　　　　王　卉（重庆三峡医药高等专科学校）
　　　　王　波（长春人文学院）
　　　　邓媛英（长沙卫生职业学院）
　　　　刘　慧（梅河口康美职业技术学院）
　　　　关庆云（长春医学高等专科学校）
　　　　杨蓓蓓（山东中医药高等专科学校）
　　　　李为华（重庆三峡医药高等专科学校）
　　　　吴玲玲（盐城市第一人民医院）
　　　　何海艳（四川中医药高等专科学校）
　　　　姜海威（长春健康职业学院）
　　　　黄　毅（长春医学高等专科学校）

全国高职高专护理类专业规划教材，第一轮于 2015 年出版，第二轮于 2019年出版，自出版以来受到各院校师生的欢迎和好评。为深入学习贯彻党的二十大精神，落实《国务院关于印发国家职业教育改革实施方案的通知》《关于深化现代职业教育体系建设改革的意见》《关于推动现代职业教育高质量发展的意见》等有关文件精神，适应学科发展和高等职业教育教学改革等新要求，对标国家健康战略、对接医药市场需求、服务健康产业转型升级，进一步提升教材质量、优化教材品种，支撑高质量现代职业教育体系发展的需要，使教材更好地服务于院校教学，中国健康传媒集团中国医药科技出版社在教育部、国家药品监督管理局的领导下，组织和规划了"全国高职高专护理类专业规划教材（第三轮）"的修订和编写工作。本轮教材共包含 24 门，其中 21 门为修订教材，3 门为新增教材。本套教材定位清晰、特色鲜明，主要体现在以下方面。

1. 强化课程思政，辅助三全育人

贯彻党的教育方针，坚决把立德树人贯穿、落实到教材建设全过程的各方面、各环节。教材编写将价值塑造、知识传授和能力培养三者融为一体。深度挖掘提炼专业知识体系中所蕴含的思想价值和精神内涵，科学合理拓展课程的广度、深度和温度，多角度增加课程的知识性、人文性，提升引领性、时代性和开放性，辅助实现"三全育人"（全员育人、全程育人、全方位育人），培养新时代技能型创新人才。

2. 推进产教融合，体现职教精神

围绕"教随产出、产教同行"，引入行业人员参与到教材编写的各环节，为教材内容适应行业发展献言献策。教材内容体现行业最新、成熟的技术和标准，充分体现新技术、新工艺、新规范。

3. 创新教材模式，岗课赛证融通

教材紧密结合当前实际要求，教材内容与技术发展衔接、与生产过程对接、人才培养与现代产业需求融合。教材内容对标岗位职业能力，以学生为中心、成果为导向，持续改进，确立"真懂（知识目标）、真用（能力目标）、真爱（素质目标）"的教学目标，从知识、能力、素养三个方面培养学生的理想信念，提升学生的创新思维和意识；梳理技能竞赛、职业技能等级考证中的理论知识、实操技能、职业素养等内容，将其对应的知识点、技能点、竞赛点与教学内容深度衔接；调整和重构教材内容，推进与技能竞赛考核、职业技能等级证书考核的有机结合。

4. 建新型态教材，适应转型需求

适应职业教育数字化转型趋势和变革要求，依托"医药大学堂"在线学习平台，搭建与教材配套的数字化课程教学资源（数字教材、教学课件、视频及练习题等），丰富多样化、立体化教学资源，并提升教学手段，促进师生互动，满足教学管理需要，为提高教育教学水平和质量提供支撑。

前言 PREFACE

康复护理学是康复医学的一个重要组成部分，随着医学领域的不断拓宽，一般的护理技术已远远不能满足康复医学的需要，于是形成了与康复治疗技术相结合的具有独立特色的康复护理学。随着社会的发展，康复护理已成为现代护理工作的重要组成部分，其重要性越来越突显。为适应社会发展需要，加强康复护理学科建设和专业人才培养，进一步完善我国现代护理医学的内容，特编写此教材。

本教材为"全国高职高专护理类专业规划教材（第三轮）"之一，共八章内容，包括：康复护理学概述、康复护理评定技术、运动治疗技术、物理因子治疗技术、作业治疗技术、言语治疗技术、常用康复护理技术、临床常见疾病的康复护理。主要阐述康复医学及康复护理学的基本概念、理论基础及康复评定技术和常用康复治疗技术的操作方法及临床应用，以及临床常见疾病的康复护理训练技术。在内容编排上，每章开篇之前均提出本章的"学习目标""情境导入"，供教师和学生参考。在每章后附有"思考题"，便于学生检验学习中存在的问题与不足。同时，每章均加有"知识链接"，以扩大学生的知识面，提高学习兴趣。遵循以现代康复为指导，突出康复护理学的特点与特色，注重教材内容的科学性、系统性和实用性的原则。

本教材的特点如下：①在教材形式上，配以案例和图表，力求图文并茂、通俗易懂，以初学者对康复医学的认知过程为线索，精心编排知识结构，使教材内容难易适度；②教材内容突出技能和实用性，融入了问题导向、案例导入等先进教育理念，能有效激发学习者的兴趣；③努力将各类康复治疗技术融入整体护理中，努力实现两者在理论和方法上的融合；④内容全面、结构完整、层次清晰，突出了"能力本位、过程导向、理实一体、工学一致"的康复治疗的技术特色。

本教材在第二轮教材基础上，强化了康复治疗技术的内容，增设了运动治疗技术、物理因子治疗技术、作业治疗技术、言语治疗技术的章节，各章节均在上一版基础上，重新进行了整合与更新，使之更加符合现代康复治疗的技术特色，着重介绍康复护理中常用的康复治疗方法和技术，并注意各章节的内在联系和衔接，避免不必要的重复，使教材内容更加科学合理、全面完整。全书力求反映最新进展，实用性和可操作性都很强，同时也可作为临床康复护理人员的参考书。

本教材由黄毅、李为华担任主编，具体编写分工如下：邓嫒英（第一章），李为华、王卉（第二章），黄毅（第三章），姜海威、关庆云（第四章），杨蓓蓓（第五章），王波（第六章），刘慧、吴玲玲（第七章），何海艳（第八章）。数字化教学资源主要由黄毅修改完成。

在编写本教材过程中，得到各参编院校的大力支持，在此表示衷心的感谢！由于水平与经验所限，教材中难免存在疏漏和不足之处，殷切希望各院校使用本教材的老师、学生和从事康复护理的专业人员提出宝贵的意见，给予批评指正，以便不断完善。

编　者
2024 年 9 月

CONTENTS 目录

第一章 康复护理学概述

学习目标

知识目标：通过本章的学习，掌握康复、康复医学、康复护理、残疾的基本概念，康复护理的工作内容及流程；熟悉康复医学的工作方式和流程，康复护理的预防思想；了解康复护理的发展历程。

能力目标：具备按照康复的基本原则实施康复护理工作的能力。

素质目标：通过本章的学习，树立正确的康复护理观念，认识到康复护理的重要性。

情境导入

情境：王先生是一位中年男性，因意外事故导致右上肢骨折。在经过紧急救治后，他的病情得到了控制，但是由于缺乏康复相关的知识，王先生右手长期制动后出现了关节挛缩和功能障碍，从而影响到生活自理能力。他和家人为此感到非常焦虑和无助。就在这时，专业的康复团队为他制定了专业的康复计划，包括物理治疗、运动治疗、心理疏导和家庭护理指导。王先生和家人逐渐找到了康复的方向信心，右手的功能逐渐得到了恢复。

思考：1. 康复和康复护理学包括哪些内容？

2. 康复护理学的意义是什么？

3. 在学习康复护理学的过程中要注意哪些问题？

第一节　康复医学基础

一、康复的基本概念

（一）康复的定义

康复（rehabilitation）是指综合地、协调地应用各种措施，消除或减轻病、伤、残者的身心和社会功能障碍，使病、伤、残者重返社会。康复针对的是病、伤、残者的功能障碍，以提高局部与整体功能水平为主线，以整体的人为对象，以提高生存质量，最终融入社会为目标。世界卫生组织（WHO）医疗康复专家委员会在 1969 年首次将康复定义为："康复是指综合地和协调地应用医学的、社会的、教育的和职业的措施，对患者进行训练和再训练使其能力达到尽可能高的水平"。20 世纪 90 年代，WHO 又重新定义康复为："康复是指综合地和协调地应用各种措施，最大限度地恢复和发展病、伤、残者的身体、心理、社会、职业、娱乐、教育和周围环境相适应方面的潜能"。2011 年，《世界残疾报告》中将康复定义为"帮助经历者或可能经历残疾的个体，在与环境的相互作用中取得并维持最佳功能状态的一系列措施"。康复的终极目标就是使功能障碍者最大限度地恢复功能并重返社会。一方面，患者要通过改善功能以适应环境和社会；另一方面，可以通过对环境和社会的改造以适应患者。尤其需要强调的是，康复不仅指功能的恢复，它还强调权利的恢复，由此可见，康复还是一项崇高的综合性社会事业。

（二）康复的领域

康复的领域包括医学康复、教育康复、康复工程、职业康复、社会康复等，共同构成全面康复。

1. 医学康复 是康复的一个领域，利用医学的技术和方法促进康复。

2. 教育康复 指通过特殊教育和培训促进康复，对残疾儿童及青少年进行普及教育，对视力、听力、言语、智力及精神残疾者进行的特殊教育，帮助不能接受普通教育的儿童和青少年接受普通学校不能提供的教育，如盲人学校、聋哑人学校等。

3. 康复工程 指应用现代工程学的原理和方法，研究残疾人康复过程中的工程技术问题，通过假肢、矫形器、辅助工具以及环境改造等途径，最大限度地帮助残疾人恢复躯体功能。

4. 职业康复 指使残疾者获得与其相适应的职业能力，恢复就业能力并且获得就业机会的康复。一般分为职业评定、职业训练、就业、就业后随访等几个阶段。职业康复能有效地减轻家庭、社会的负担，使残疾者的社会生活更加完整，能极大地促进其身心健康。

5. 社会康复 指在社会层面采取相应措施，从社会的角度推进和保证医学康复、教育康复和职业康复的进行，维护残疾者的尊严和公平待遇，解决其重返社会时遇到的问题，帮助残疾人重返社会。

（三）康复的服务方式

康复服务主要是从增强和恢复残障者生理器官功能的角度开展的服务，旨在提高残障者的功能，使其更有效地参与社会生活，主要有机构康复、社区康复和上门康复服务几种方式。

1. 机构康复 指集中专门的康复专业人才，利用较复杂的设备，在康复中心、康复医学研究所、综合医院的康复科、特殊教育部门、职业康复中心等机构进行康复。其优点是人才技术比较集中，能为康复对象提供系统专业的康复服务。缺点是康复费用高、服务面窄，而且不利于患者与家庭及社会的融合。

2. 社区康复 在社区层次上采取的康复措施，在政府领导下，相关部门密切配合，社会力量广泛支持，依靠患者本人、其亲友和所在社区以及卫生、教育、劳动就业、社会保障等相关部门的共同努力来完成，使广大残疾人得到全面康复服务，以实现机会均等，充分参与社会生活的目标。社区康复的优点是费用低、服务面大、简便易行。

3. 上门康复服务 又称为"延伸性康复"，是指由专业机构派遣专业人员到实地为患者提供康复服务，如家庭病床、康复医疗队等，这种服务模式主要是通过专业的康复医疗人员，包括物理治疗师、职业治疗师、言语治疗师等，上门到患者家中，根据患者的具体情况，提供定制的康复治疗方案和康复训练指导。上门康复服务能够提高患者的康复效果，提高患者的生活质量，但是其康复成本更高，且服务期短。

（四）康复医学的定义

康复医学（rehabilitation medicine）或者医疗康复（medical rehabilitation）是利用医学的措施，治疗因各种原因遗留的功能障碍，使病、伤、残者的功能尽可能恢复到最大限度，并为他们重返社会创造条件的医学分支。康复医学是临床医学的重要分支，主要任务是研究各年龄组病、伤、残者功能障碍的预防、评定和治疗，最终目的是帮助患者改善功能、降低障碍，预防和处理并发症、提高生活自理能力、改善生存质量，并促使其重返社会。康复医学具有独特的理论基础、评定方法及治疗技术，与预防医学、保健医学、临床医学共同组成全面医学。

康复、医学康复和康复医学三者既相互覆盖，又有所区别，在实际工作中又是相互配合的。康复是一项综合性事业，康复的目的是恢复残疾者的功能和权力，即包括使残疾者重返社会的一切工作。医学康复是康复的一个临床分支，侧重于通过医学手段恢复功能。康复医学是专门的医学领域，是具有明确内容的医学学术体系，是功能医学，其理论主要是围绕功能障碍和恢复进行研究，主要研究残疾的发生、发展、恢复、转归以及功能、能力障碍的预防、评定、治疗等问题。三者之间的详细对比见表1-1。

表1-1 康复、医学康复、康复医学的比较

	康复	医学康复	康复医学
性质	综合性事业	康复的一个领域	医学的一个新兴学科
对象	各类永久性残疾	主要是永久性残疾	暂时性和永久性的残疾
目的	恢复残疾者的功能和权利，使他们能像健康人一样平等地参与社会生活	利用医学的技术和方法促进康复	恢复残疾者的功能，为他们重返社会创造条件
方法	医学的、工程的、教育的、社会的	包括康复医学在内的一切医学诊疗方法	主要是医学的、工程的
负责人员	由医药卫生人员、工程技术人员、特殊教育学者和社会工作者共同完成	所有学科的医务人员	从事康复医学的各类医务人员

二、残疾的基本概念

知识链接

残疾的预防

在我国的残疾人事业中，残疾的预防占有十分重要的地位。《中华人民共和国残疾人保障法》明确规定："国家有计划地开展残疾预防工作，加强对残疾预防工作的领导。"残疾的预防对保障人民健康、保护人力资源，提高人体素质、推动社会主义物质文明建设和精神文明建设有重大意义。

（一）残疾

残疾（disability）是指由于各种躯体、身心、精神疾病或损伤，及先天性异常所致人体解剖结构、生理功能的异常或丧失，造成机体长期、持续或永久功能障碍状态，影响活动、日常生活、工作学习和社交能力。《世界残疾报告》将残疾定义为一种涵盖损伤、活动受限和参与局限在内的概括性术语。残疾指的是有某些健康状况的个体与个人因素和环境因素之间相互作用的消极方面。残疾被界定为复杂的多维概念，被认为是损伤、活动限制以及参与限制的总称，是个体自身功能与自己所处环境因素相互作用的结果。《残疾人权利国际公约》指出：残疾是一个不断发展的概念，是社会意识和社会环境障碍相互作用的结果，这种互动使残疾人无法在平等的基础上充分和有效地参与社会。

（二）残疾人

由于经济文化与社会福利制度的差异，不同的国际组织与国家从不同的角度对残疾人（people with disability，disabled person）提出了定义与评定标准。1975年世界卫生组织（WHO）提出"残疾者"的定义是："无论先天的或后天的，由于身体或精神上的不健全，自己完全或部分地不能保证通常的个人或社会需要的人。"《残疾人权利公约》中将残疾人定义为"具有长期身体、精神、智力或感官障碍的人，这些障碍与各种疾病相互作用，可能阻止残疾人在平等的基础上充分和有效地参与社会。"我国于2008年修订的《中华人民共和国残疾人保障法》中对"残疾人"定义如下："残疾人是指在心理、生理、人体结构上，某种组织、功能丧失或者不正常，全部或者部分丧失以正常方式从事某种活动能力的人。"

残疾人具有以下特点。①身体功能障碍：由于残疾的存在和影响，在身心活动方面，残疾人是具有不同程度困难的群体，应该给予特殊的关心和照顾，以利于他们克服这些困难的影响，为潜力的充分发挥创造必要的条件。②残疾人一般都具有不同程度的生活和工作的潜力：经过提供康复服务或康复训练，可以发挥这些潜力，使残疾人的生活或工作能力得到改善。③社会参与受限：残疾人和健全人一样，在社会上享有同样的权利和机会，不应受到任何歧视。WHO 认为，需要在社会生活的一切领域为残疾人的充分参与而对环境做出必要的调整，要求社会改变其对残疾人的态度和观念。

（三）残疾的分类

残疾的分类是残疾程度的分级标准，常用于分析残疾者的状况，帮助制定康复治疗方针。残疾分类与分类的目的有关，目前世界尚无统一的分类标准。一般来讲，按残疾的性质可分为先天残疾和后天残疾；按残疾的部位可分为视力、智力、听力、语言、肢体残疾等。按残疾的类别可分为心理残疾、生理残疾和感官、器官残疾等。

《国际残损、残疾与残障分类》（International classification of impairment, disabilities and handicaps, ICIDH）由世界卫生组织（WHO）制定，于 1980 年公布。它从器官、个体和社会三个层次反映功能损害程度（表 1-2），其基本内容如下。

1. 残损（impairment，I） 指多种原因所引起的身体外形、结构、器官或系统生理功能以及心理功能的异常，并且影响到了个人的正常生活活动。残损属于器官或系统水平的功能障碍，可分为智力残损、心理残损、言语残损、听觉残损、视力残损、内脏残损、骨骼残损、畸形、其他等 9 类。对于残损，康复的主要对策是复原。

2. 残疾（disability，D） 都有不同程度的残损，但不是所有的残损都会造成残疾。残疾是指按正常方式进行的日常独立生活活动及工作的能力受限或丧失，属于个体或整体水平的障碍。心理、生理和职业的因素都将影响到残疾的评估，尤其是职业因素应当得到充分考虑。残疾可分为九大类，包括行为残疾、交流残疾、生活自理残疾、运动残疾、身体姿势和活动残疾、技能活动残疾、环境处理残疾、特别技能残疾、其他活动残疾等。对于残疾，康复主要对策是代偿和适应。

3. 残障（handicap，H） 是指残疾者社会活动、交往和适应能力的障碍，包括工作、学习、社交等，个人在社会上不能独立，是社会水平的障碍。具体类别有定向识别（时、地、人）残障、身体自主残障、行动残障、就业残障、社会活动残障、经济自立残障、其他残障等。康复对残障的对策主要是适应，如对环境进行改造，以提高残疾者的社会适应性和独立性等。

表 1-2 ICIDH 分类特征、表现以及相应的康复评估和治疗途径

分类	障碍水平	表现	评定	康复途径	康复方法
残损	器官水平	器官或系统功能严重障碍或丧失	关节活动范围、徒手肌力检查、电诊断等	复原	功能锻炼（PT、ST 等）
残疾	个体水平	生活自理能力严重障碍或丧失	ADL 等	代偿	ADL 训练（OT、支具等）
残障	社会水平	社交或工作能力严重障碍或丧失	社交和工作能力	适应	环境改造（SW、OT、RE）

（PT：物理疗法；OT：作业疗法；ST：言语疗法；SW：社会服务；RE：康复工程。）

4. 残损、残疾、残障之间的关系 ICIDH 的三个成分并不是相互独立的，它们之间的关系是动态和复杂的。一般情况下，残疾是按照残损、残疾和残障顺序发展的，但也有可能发生跳跃。残损、残疾和残障三者之间没有绝对的界限，其程度可以相互转化。具体来说：障碍可能导致伤残，当个体的身体功能受损到一定程度时，他们可能会在社会角色和活动中遇到困难。伤残可能导致障碍，当社会环境没有为个体提供必要的支持和适应时。障碍和伤残都可能成为障碍，影响个体参与社会生活的机会和质量。ICIDH 模型强调了个体和环境之间的互动，提示人们解决残疾问题时，需要考虑到个体

差异和社会环境因素。这一模型对于制定相关政策、进行残疾评估和提供康复服务等方面都有重要的指导意义。

三、康复医学的工作方式和流程

康复医学是一门新兴的、多专业和跨科性的学科，需要采用多学科、多专业联合作战的方式工作，强调学科间和学科内的合作。在康复医疗工作中需要有多个学科、多个专业的人员参与，最后采用康复协作组或治疗组（图1-1）的形式对患者进行康复诊断、康复功能评定、康复治疗和训练。康复医学的工作方式和流程通常包括以下几个步骤。

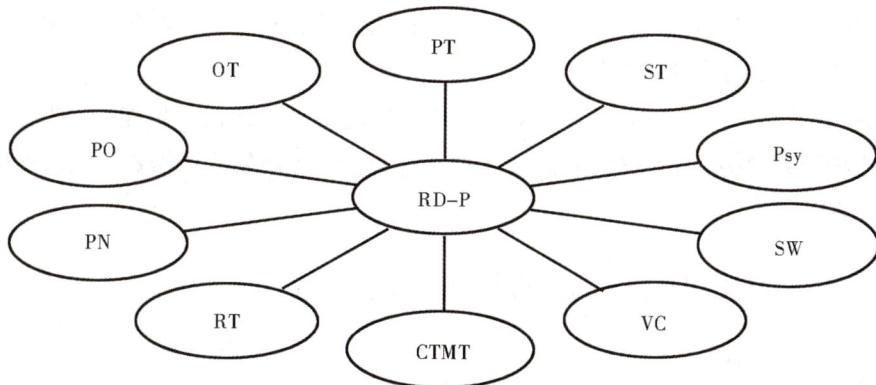

图1-1　康复协作组的组成

RD：康复医师；PN：康复护士；PT：物理疗法师；OT：作业疗法师；ST：言语矫正师；

PO：假肢与矫形器师；Psy：心理治疗师；RT：文体治疗师；VC：职业顾问；SW：社会工作者；CTMT：中医师

1. 评估

（1）患者评估　通过详细的病史询问、体格检查和必要的辅助检查（如影像学、实验室检查等），评估患者的健康状况、障碍类型和程度。

（2）功能评估　评估患者的日常生活能力、运动功能、认知功能和社会参与能力。

2. 诊断　根据评估结果，确定患者的康复需求和诊断。

3. 制定康复计划　根据患者的诊断和需求，制定个性化的康复计划，包括康复目标、康复治疗方法、预期效果等。

4. 康复治疗　实施康复计划，这可能包括物理治疗、职业治疗、言语和语言治疗、心理治疗等多种治疗方法，以及使用辅助技术（如轮椅、拐杖等）和康复工程（如假肢、矫形器等）来帮助患者。

5. 监测和调整　在康复过程中，持续监测患者的进展，根据需要调整康复计划。

6. 教育和培训　教育患者和家属关于康复知识、技巧和日常生活中的适应策略。

7. 康复评估和结局　在康复过程的不同阶段进行评估，以评估康复效果和调整治疗方案。最终评估患者的功能恢复情况，与初始评估进行对比，以确定康复成果。

8. 转诊和后续支持　根据患者的情况，可能需要将患者转诊到其他专业领域或提供长期的康复支持和随访。

康复医学强调多学科团队合作，通常涉及康复医生、物理治疗师、职业治疗师、言语和语言治疗师、心理学家、社会工作者等专业人员。通过这种综合性的方法和流程，康复医学旨在帮助患者最大限度地恢复功能，提高生活质量。

第二节　康复护理学基础

一、康复护理学的基本概念

1. 康复护理　是在康复医学理论的指导下，围绕全面康复的目标，与其他康复专业人员紧密协作，采取符合康复医学要求的专门护理措施，帮助病、伤、残者最大限度恢复功能，为重返社会创造条件的康复技术。康复护理结合了护理学和康复科学，针对的是因各种原因导致的功能障碍和功能障碍者，专注于帮助个体恢复或提高其功能和独立性，从而改善生活质量。是全面落实康复计划的重要组成部分，贯穿于整个康复的全过程。

2. 康复护理学　是一门研究病、伤、残者的康复护理理论、知识、技能的学科，与保健护理、预防护理、临床护理共同构成全面护理。康复护理学是为了满足康复临床需要，从基础护理中分离出来的一门专科护理学科。

二、康复护理的工作内容、流程和人员的作用

（一）康复护理的原则

1. 突出功能训练的原则　康复护理针对的核心问题是"功能"，这和康复医学是一脉相承的。功能训练对于康复的帮助是多方面的，它能预防残疾及继发性残疾的发生，能最大限度地保持和恢复患者的功能，能对整个机体产生广泛而良好的影响。因此，康复护理强调，在对患者功能及功能障碍全面了解的基础上，将护理工作融入整个康复计划当中去，采取适当的方法，持之以恒地对患者进行功能训练，促进患者的功能恢复以重返社会。

2. 突出自我护理或护理援助的原则　在一般的基础护理中，替代性的护理是主要策略。即在患者日常生活能力受损的情况下，采取喂饭、洗漱、更衣、移动等方式，替代患者完成某些活动。在这种情况下，患者是完全被动的，处于被照料的状态。康复护理则强调"给予最低限度的帮助"，侧重于千方百计地使患者从传统的被动接受护理，转变为在援助下完成护理，逐步实现自己对自己进行护理，突出患者在护理过程中的主动性。自我护理实际上也可以看作是一种功能训练，在自我护理的过程中患者受损的功能可以得到经常性的训练，残余功能可以得到最大限度的发挥，这为功能恢复创造了条件。当然，替代护理在患者完全丧失日常生活能力的阶段也是必需的，如脑卒中的急性期等。

3. 高度重视心理护理的原则　康复的对象比较特殊，他们都有不同程度功能障碍，即所谓残疾。残疾对康复患者的影响并不仅是生理上的，对其生活、家庭、社会地位等的影响也是深刻的，而且势必引起周围人对其态度的变化，进而引起患者一系列的心理反应问题。这些问题不是孤立存在的它还会持续影响到患者的行为，进而影响整个康复进程。因此，康复护理人员要有足够的耐心、充足的信心和正确的方法，要及时阻断患者的不良心理反应，引导患者及家庭成员正确对待残疾和应对其带来的各种改变，促使患者保持良好的精神状态和保持有益于康复的家庭环境。

4. 坚持团队协作的原则　康复协作组是康复医学的基本工作方式，它包含了包括康复医师、康复护士在内的多类康复专业人员，是一种跨学科、跨专业的工作组。在康复协作组中，每个人都围绕着共同的目标，但却有不同的特长和分工，都是不可替代的。在实际工作中，协作组成员彼此间必须保持密切的联系，及时交流信息，共同调整方案，唯有如此才能确保康复计划的有效实施，患者才能得到最大限度、最全面的康复服务，这是实现整体康复的必要保证。

（二）康复护理的基本内容

1. 评估及观察记录　定期对患者的功能障碍、残存功能情况和患者在康复过程中的功能进展及变化进行了解康复进展进行评估，以确定康复护理的有效性和调整护理计划的需要。及时与其他医疗团队成员保持密切沟通和协调，为康复的顺利实施提供基础信息。确保患者得到全面的康复护理。

2. 协助患者进行功能锻炼、预防并发症　协助患者进行康复功能训练，指导患者采取必要措施防止继发性残疾和并发症的发生。如指导患者经常改变体位预防压疮发生，经常运动预防肌肉萎缩、关节缩等，可以给予必要的协助。

3. 训练患者自我护理　在病情允许的情况下，指导和训练患者进行床上活动，以及就餐、移动、排泄等活动提高患者日常生活活动能力。需要指出的是，康复的目的是重返社会，前述能力仅是维持基本生活的必须能力。因此，康复护理还需要学习和掌握其他功能训练技术，帮助患者恢复或提高日常生活活动能力，如饮食、穿衣、洗澡、上厕所等。

4. 心理护理　培养患者积极的情绪状态、帮助患者采取正确的心理应对策略、纠正错误的认知和行为是心理护理的重点。同时，要时刻注意防止医源性的心理影响，康复护理人员的业务水平、心理素质、医德等都会直接或间接地影响患者，要注意自己的言行，有时候一个表情、一个语气都会对患者产生积极或消极的影响。还要注意建立康复联盟，重视和发挥患者家属、社会因素的积极作用。

5. 一般护理　做好健康教育、疼痛管理、营养管理等一般护理。向患者和家属传授疾病相关知识和康复技能，指导他们如何在家庭和社区中继续康复护理。评估和处理患者的疼痛问题，确保患者在康复过程中感到舒适。评估患者的营养状况，制定和实施营养改善计划，以支持患者的康复。

（三）康复护理的流程

康复护理流程具体包括患者从入院前准备到住院以及出院后全过程中每个阶段护理工作安排的程序和内容。

1. 入院前准备阶段　康复护理工作主要包括适合患者的病房和病室环境的准备。

（1）病房准备　病房的设施要考虑选择能够与患者功能障碍相适应。如：病床的床脚装有滑轮，但是在非移动状态时应确定处于良好的制动状态以免发生意外。病房要为行走不便的患者提供轮椅及无障碍设施。病房内用物的摆放应考虑方便乘坐轮椅患者的使用和取放。

（2）病室准备　为患者选择病室时要充分考虑患者的残疾程度以及使用的辅助设施的需求。如使用轮椅患者的病室应该没有门槛，门宽和病床间的间距均 >1m 以便于轮椅进出。重症患者安排在离护士站较近的单间病室以方便对患者的病情观察、治疗以及抢救。语言障碍的患者尽量不安排在同一病室，避免影响患者相互间的信息交流和相互之间进行语言沟通训练的机会。视觉障碍患者的病室内物品的摆放要固定整齐，避免在地面放置障碍物，室内应避免防治尖锐锋利的物品。注意保护患者隐私，需要进行自我导尿的患者或者大小便功能障碍的患者应尽量安排在单人房间或设有围帘遮挡。

2. 住院阶段

（1）入院时初步评估　以询问的方式初步对患者进行评估，目的主要是了解患者的受伤发病情况、既往诊治经过、目前健康状况、日常生活活动能力的改变、心理状态、入院目的与希望等。同时向患者介绍病房环境、设施和各项规章制度。帮助患者正确理解康复的意义，鼓励患者积极配合康复治疗。

（2）康复护理评价　是康复治疗也是康复护理的重要环节，包括患者功能评定、康复护理质量评价以及护理工作成本效益的评估。护士要根据对患者的评价结果进行分析评估，提出护理问题，制定康复护理目标和计划，然后具体实施康复护理措施，实施过程中要评价康复护理效果。

（3）积极预防并发症　康复患者住院过程中常见的并发症包括压疮、泌尿系感染、关节挛缩、直立性低血压等。并发症的发生不仅会影响患者的康复效果，严重者甚至危及患者生命。因此，在康复护理工作中要注意观察有无并发症的发生，一旦发生及时进行治疗。同时通过日常生活能力训练、强化良肢位、转移、搬运等康复护理技术避免并发症的发生。

（4）加强心理护理　康复治疗的患者大多数存在肢体功能障碍及日常生活能力下降等问题，容易出现焦虑、沮丧、抑郁、自卑、暴躁等异常心理情绪和心理问题。因此，在康复护理过程中应重视心理护理，心理护理工作要贯穿于康复的全过程。护士应在日常护理过程中注意发现患者的心理变化，做好安慰、劝解和心理疏导，对于出现心理问题的患者在心理科医生和主管医生的指导下全面系统地对患者及其家属进行心理护理咨询、心理护理指导以及按照心理科医生的有关医嘱实施必要的心理治疗工作。

3. 出院准备阶段　由于大多数患者将会出现终生残疾和日常生活能力障碍，当这些患者出院后回归到家庭和进入社会时可能会面临巨大的生活挑战和困难，因此在出院准备阶段的重点就是做好患者及其家庭成员的相关健康宣教，目的是帮助他们树立信心，学会带着残疾生活和工作。因此康复知识宣教是康复护理工作中的一项重要工作，直接关系到康复的效果和质量。康复知识宣教的主要内容包括各种感染的预防，排尿和排便的管理、残存肌力的训练、日常生活能力的训练、功能障碍部位关节的保护、安全问题的管理等。

4. 出院阶段　指导出院后指导是康复护理工作的延续。患者出院时，要为患者制定继续训练的目标与实施方法以及患者自我健康管理的具体措施以及随访计划。出院后要对患者进行定期随访全面评价康复护理目标的执行情况。

（四）康复护理人员在康复中的作用及扮演的角色

1. 观察者　护理工作的性质决定了护理人员与患者有最频繁的接触。在这个过程中，能第一时间观察和记录到患者的功能状况、心理状态、训练情况、康复进展等，这些都是进一步实施康复计划，修订康复方案的客观依据。

2. 实施者　康复护理人员是患者护理的专家，他们负责评估患者的康复需求，制定个性化的护理计划，并提供直接的护理服务。康复护理人员是康复计划中大量康复护理措施的实施者。同时，许多康复训练也需要在康复护理人员的监督、指导和帮助下进行，以最大限度地确保康复训练的质量，避免因不当训练导致的意外事故的发生。

3. 教育者　康复护理人员教育患者和家属关于疾病知识、康复技巧和日常护理，帮助他们理解康复过程并积极参与其中。康复护理人员要帮助患者及家属认识到自我护理的重要性，以及如何有效地预防和减轻功能障碍。要督促患者及家属按康复计划主动开展康复训练，并提供如何做好康复训练的咨询和资料。要为患者及家属提供出院后继续开展康复训练的知识和技术指导，以促进康复目标的全面实现。

4. 心理干预者　康复护理人员为患者提供情感支持和鼓励，帮助他们在康复过程中保持积极的心态。心理因素对康复过程和最终效果有至关重要的影响。康复护理人员处于心理干预的第一线，要像对待亲人一样对待患者，在精神上给予慰藉和鼓励，要在社交上给予患者支持和帮助，要在训练中给予指导和照顾，要通过态度、言行在日常接触中给患者以积极的影响，最终达到帮助患者恢复心理平衡状态的目的。

5. 协调者　整体康复的实现是康复协作组各种专业人员共同完成的，康复护理人员负责协调康复过程中的各种资源和服务，确保患者在康复过程中的需求得到满足。康复护理人员要做好与其他人员的信息交流、情况沟通，以使整个协作组步调一致形成合力。同时，要通过自己的影响力，做好患者家庭关系的协调，促使他们和协作组一起为实现患者的康复共同努力。

6. 监督者　康复护理人员监督康复计划的实施，确保护理质量和患者安全。

7. 病房管理者　康复护理人员还负责管理康复护理团队，确保团队的有效运作和护理服务的连续性。要营造有利于康复的病房环境，及时发现和改进环境中不利于康复的因素。要协调好患者间的关系，使病房充满温和谐的氛围。要留心患者的利益诉求，有时候这种诉求表达得比较隐晦或模糊，当患者受到不公正待遇时要及时采取措施维护患者权益。

8. 研究者　康复护理人员参与研究和临床试验，以改进康复护理实践，提高康复效果。

三、康复护理的预防思想

康复预防是指通过一系列的措施和方法，旨在预防疾病和损伤后的身体功能障碍，促进患者的康复恢复。通过早期干预和预防措施，可以避免或减少功能障碍的发生，提高个体的生活质量，降低医疗支出，减轻家庭和社会的负担。康复护理的预防思想是一种积极、主动的健康管理理念，注重在患者遭受疾病或伤害之前，旨在通过全面的预防措施和专业的护理服务，降低疾病发生的风险，减轻病情，促进患者的康复和生活质量的提高。

（一）防病于未然

强调在疾病发生之前根据预判可能出现的疾病和并发症及后遗症，及时采取相应的预防措施，如通过健康教育、生活方式调整、定期体检等方式，降低疾病发生的风险。

（二）早期发现和治疗

在疾病的早期及时发现，这时候往往症状较轻，治疗效果也较好。强调通过定期体检、筛查等方式，及早发现潜在的健康问题，并及时进行治疗和干预，以防止病情恶化。

（三）防止并发症和继发残疾

对于已经患病或残疾的患者，评估可能出现的并发症和后遗症，通过专业的护理技术和方法，预防并发症和后遗症的发生，减轻病情，防止继发残疾的出现，从而改善患者的生活质量。

（四）促进功能恢复和重建

康复护理不仅关注患者的疾病的恢复，还要关注患者的心理、社会适应等方面的需求。在康复过程中，通过专业的康复训练、心理疏导、社会支持等方式，帮助患者恢复和重建身体功能，提高生活自理能力，重返社会。

四、康复护理的发展历程

康复护理学的产生与发展与康复医学的发展密不可分。远在 2000 多年前我国就已经有了康复医疗，而且康复医疗一直是医疗、药物、护理并存。《黄帝内经》中也提出了"治未病"的理念，强调预防疾病和保健养生，同时也包含了一些康复治疗的方法，如针灸、推拿、气功等治疗瘫痪、麻木、肌肉挛缩等病症的康复方法。汉代名医华佗创编的"五禽戏"，既能防病健身，又能促使患者康复，影响甚远。古希腊医生希波克拉底和古罗马医学家盖伦等人在其著作中提到了对患者的护理和康复方法，包括按摩、水疗、饮食调节等。因此，康复护理的发展历程可以追溯到古代，那时已经有了关于康复护理的初步理念和实践。

然而，康复护理真正作为一门独立的医疗领域得到发展主要是在 20 世纪初期。20 世纪是现代康复医学形成和发展的时期。由于战争、疾病和其他原因，大批伤病员的出现促进了康复医学和康复护理学的产生和发展。为了帮助他们重新融入社会，一些早期的康复医生和护士开始探索针对性的护理方法。这些早期的实践为康复护理的发展奠定了基础。英、美等国家把战争时期的康复经验运用到和平时期，成立了许多康复中心。1922 年，国际康复医学委员会成立，于 1969 年更名为康复国际。

1952 年，"国际物理医学与康复联盟"成立。1960 年，在意大利召开了首届世界康复医学大会。随后，许多国家相继建立了康复医学（物理医学与康复专科），标志着康复医学学科的成熟，使康复医学开始成为一门独立的医学学科。

在我国，20 世纪 80 年代开始引进现代康复医学的理论和方法，并与我国传统康复医学结合，促进了康复医学事业的蓬勃发展。我国先后成立了荣军疗养院、荣军康复医院，各地区也成立了疗养院、福利院、盲人学校、聋哑学校及残疾人工厂，为残疾人提供了康复治疗和工作学习的一系列场所。1983 年，我国成立了"中国康复医学研究会"，1988 年更名为"中国康复医学会"。

康复护理学与康复医学密不可分，康复护理学伴随康复医学的发展而发展。我国于 1987 年 6 月正式成立了中国康复护理研究会（后改名为中国康复医学会康复护理专业委员会），为普及和提高康复护理教育起到了极大的推动作用。随着医学技术的不断进步和人们对健康和康复需求的不断增长，康复护理逐渐发展成为一个涵盖多种领域的综合性医疗学科。在过去的几十年中，医疗机构、社区和家庭康复服务的普及，以及康复科技的不断进步，都为患者提供了更加全面和个性化的康复护理服务。康复护理作为康复医学的重要组成部分，也逐渐得到了更多的关注和发展。康复护士的基本职能包括保存生命、减轻病痛和促进康复三个方面，他们通过专业的护理技术和方法，为患者的康复和生活质量的提高做出了重要贡献。

总的来说，康复护理学是护理学专业中的一个新领域，近年来逐渐被社会和人们所重视。康复护理的发展历程是一个不断探索、发展和完善的过程，它随着医学技术的进步和社会需求的变化而不断发展。在未来，随着医疗科技的进一步创新和人们对健康需求的不断提高，康复护理将继续发挥更加重要的作用。

目标检测

答案解析

A1／A2 型题

1. 康复的终极目标是（　　）

　　A. 使功能障碍者最大限度地恢复功能并重返社会

　　B. 运动功能的恢复

　　C. 缓解患者疼痛

　　D. 语言障碍的恢复

　　E. 日常生活活动能力的恢复

2. 康复医学日益被社会倡导和重视的原因是（　　）

　　A. 人类疾病谱已经发生了深刻的变化

　　B. 人均寿命延长，人口老龄化

　　C. 全社会的生存质量意识不断提高

　　D. 是应对自然灾害的必要储备

　　E. 以上都是

3. 康复护理的基本内容有（　　）

　　A. 观察和记录残疾状况　　　C. 训练患者自我护理　　　B. 预防继发性残疾及并发症

　　D. 做好一般护理工作　　　E. 以上都是

4. 有关康复护理人员在康复中的角色，不正确的是（　　）

　　A. 观察者　　　　　　　B. 教育者　　　　　　　C. 治疗者

D. 实施者　　　　　　E. 病房管理者

5. 康复的领域包括（　　）

A. 社会康复　　　　　B. 教育康复　　　　　C. 康复工程

D. 职业康复　　　　　E. 以上都是

（邓媛英）

书网融合……

重点小结

习题

第二章 康复护理评定技术

学习目标

知识目标：通过本章的学习，掌握肌力评定、肌张力评定、关节活动度评定、平衡功能评定、协调功能评定、感觉功能评定、吞咽障碍评定、日常生活活动能力评定的内容和方法；熟悉步态分析、心肺功能评定、认知功能评定、言语功能评定、独立生活能力评定的内容和方法。

能力目标：能熟练地进行徒手肌力评定、肌张力评定、关节活动度测量、平衡和协调功能评定、认知功能评定、感觉功能评定、言语功能评定、日常生活活动能力评定；能阐述步态观察要点，并能在护理工作中加以应用。

素质目标：通过本章的学习，树立严谨求实、勤俭奋斗的康复护理评定工作作风。

情境导入

情境：王某，男，58岁。15天前无明显诱因出现左侧肢体活动不能伴随言语不清，饮水呛咳、吞咽费力，当地医院诊断为"急性期脑梗死"，经对症治疗病情平稳后康复出院。现患者意识清楚，言语不清，查体合作。定时、定向准确，记忆力及计算力显著减退，双侧额纹对称，左侧鼻唇沟变浅，伸舌居中，示齿右偏。左侧咽反射迟钝。左侧肢体肌力2级，右侧肢体肌力正常，四肢肌张力正常。Brunnstrom分期：左上肢2期，左手1期，左下肢3期；Fugl-Meyer评分：8分，Barthel指数评分：10分，深浅感觉未见明显异常，MMSE评分：18分。

思考：1. 患者目前存在哪些功能障碍？

2. 针对患者的功能障碍，如何进行康复护理评定？

3. 根据上述评定结果，试分析患者的康复护理计划。

第一节 概 述

PPT

康复评定是对病、伤、残患者的功能状况及水平进行定性和（或）定量描述，并对其结果做出合理解释的过程。它是通过收集患者的病史和相关信息，使用客观的方法有效和准确地评定功能障碍的种类、性质、部位、范围、严重程度、预后，以及制订康复计划和评定疗效的过程。评定内容主要包括：躯体功能评定（运动功能评定、日常生活活动能力评定、心肺功能评定等）、神经肌肉电生理评定、精神心理功能评定（认知功能评定、心理功能评定）、言语功能评定以及社会功能评定（社会生活能力评定、生活质量评定、就业能力评定等）。

一、康复护理评定的作用

（一）明确护理诊断

常见康复护理诊断通过对康复对象及其家庭进行全面系统的评估，对资料整理和分析，即了解患者存在哪些功能障碍，程度如何，找出患者所需要解决的护理问题，然后确立护理诊断。

（二）制订护理目标

一旦确立了护理诊断后，便开始制订康复护理计划，其主要过程包括目标的制订和护理措施拟订两个部分。康复护理目标是护理活动预期的结果和护理干预措施的指南，护理目标分为近期目标和远期目标。近期目标一般指 1 个月内能达到的目标。远期目标是指经过康复治疗和护理后希望达到的目标，实现目标往往需要更长时间。

（三）评定治疗效果

通过对前一阶段康复治疗后康复目标的实现情况进行评估，为康复疗效提供客观评价指标。

（四）判断预后

通过对患者各种情况的评价，了解患者的预后及转归，为进一步制订治疗方案提供依据。

二、康复护理评定的方法

评定方法包括以下 4 种。

（一）系统观察

观察是进行科学工作的基本方法，护士与患者的初次见面就是观察的开始。如患者的姿势、肢体情况、外貌、步态、精神状况、情绪反应情况等；而患者住院期间，护理人员的评估及实施措施后效果的评估都依赖于系统的、连续的、细致的观察。因此，护士要有敏锐的观察力，善于捕捉患者每一个细微的变化，从中选择性地收集与患者健康问题有关的资料。

（二）交谈

通过与患者及其家属的直接接触，了解患者功能障碍发生的时间、持续的时间、发展的过程以及对日常生活、工作、学习的影响等大量的第一手资料，也可以向患者周围的人了解其他有关的信息，如通常交往的人群、朋友和同事等。交谈可分为正式交谈和非正式交谈。正式交谈是指预先通知患者，有目的、有计划地交谈。例如入院后询问病史，就是按照预先确定的项目和内容收集资料。非正式交谈是指护士在日常的查房、治疗、护理过程中与患者之间的交谈，此时患者感到很自然、轻松，可能认为是一种闲聊，但是护士能从这样的交谈中收集患者较为真实的资料。通过交谈，还可将治疗方案和注意事项告诉患者及其家属，赢得他们的信赖，争取他们对治疗的积极支持和配合。

（三）护理查体

在视、触、叩、听、嗅等检查技巧的基础上，运用这些体检技巧进行体格检查，以收集与护理有关的生理资料为主，而与病理生理学的诊断有关的体检应由医师去做。

（四）查阅记录

查阅记录包括患者的病历、各种护理记录以及有关文献等。

三、康复护理评定的过程

康复护理评定的过程一般分为收集资料、分析整理资料及确立康复护理目标、制定康复护理计划 3 个阶段。

（一）收集资料

收集资料的目的是为做出康复护理诊断、制订康复护理计划、评价康复护理效果提供依据。同时，为康复护理科研积累资料。

（二）分析整理资料及确立康复护理目标

整理分析资料就是将所收集的全部资料加以选择，去除对患者健康无意义或无关的部分，找出要解决的康复问题，确立近期康复目标和远期康复目标。

（三）制定康复护理计划

制定康复护理计划根据要解决的康复问题及确立的康复目标，确定康复护理的先后顺序和康复护理的具体措施。

四、康复护理评定的要求

（一）选择合适的方法

在临床康复护理中，目前有许多用于评定功能障得的方法和设备，但不同的方法和设备评定的目的各有侧重，在选择使用时应注意鉴别，如中枢性瘫痪引起的四肢运动障碍不宜选用徒手肌力检查法，小儿脑性瘫痪儿童的运动功能应重点评定神经反射发育和运动发育。

（二）掌握恰当的时间

无论是急性期还是恢复期患者，都应尽快进行功能评定。为确保准确性，评定常由个人自始至终地进行，但需注意的是，每次评定时间要尽量短，不要引起患者的疲劳。在康复过程中，应反复多次地进行康复评定，及时掌握患者的功能状态，不断地完善、修正康复计划。

（三）争取患者和家属的配合

尽管康复评定手段绝大多数是无创性的，但为了最大限度地获得患者和家属的协作和支持，评定前要向患者及其家属说明评定的目的和方法，消除不安，取得他们的积极配合。

（四）防止意外情况的发生

康复护理的对象多为老年人或其他功能残疾者，常合并多种疾病。在进行评定的过程中，患者可能会出现不适或其他并发症，此时应及时终止评定，积极查找原因，给予相应的处理。

第二节 运动功能评定

PPT

一、肌力评定 💶 微课

（一）概述

肌力是指肌肉随意收缩时产生的最大力量，分为静态肌力和动态肌力，广义的肌力包括肌肉爆发力和耐力。肌力的评定是在肌力明显减弱或功能活动受到影响时，检测相关肌群或肌肉的最大收缩力量。

1. 评定目的 判断有无肌力低下，确定肌力减弱的部位与程度；分析导致肌力下降的原因；为制订康复治疗方案提供依据；评价肌力增强训练的效果。

2. 适应证和禁忌证

（1）适应证 各种原因导致的肌力下降，包括失用性肌萎缩、肌源性肌萎缩、神经源性肌萎缩和关节源性肌萎缩等。

（2）禁忌证 急性扭伤、关节不稳、严重疼痛、骨折未愈合、关节脱位、急性渗出性滑膜炎及各种原因导致的骨关节破坏等。

3. 影响肌力的因素 包括肌肉生理横断面、肌肉的初长度、运动单位参与的数量（运动单位的募集）和神经冲动发放的频率及各运动单位兴奋时间的一致性、肌纤维类型、肌肉收缩速度和肌肉收缩形式、杠杆效率、年龄和性别等。

（二）徒手肌力检查

徒手肌力检查（manual muscle testing，MMT）是不借助任何器材，根据受检者自身重力和检查者用手施加阻力而产生的主动运动来评定肌肉或肌群的力量和功能的方法。检查者根据受检肌肉或肌群的解剖与功能，让受检者处于不同的受检位置，嘱其在减重、抗重力或抗阻力状态下做规定的最大活动范围动作，根据肌肉活动范围、抗阻力或抗重力情况，按肌力分级标准来评定肌力级别。

1. 徒手肌力评定的程序

（1）正确摆放患者的体位及检测部位的位置。

（2）充分暴露患者的受测试部位，固定好检测肌肉肢体近端。

（3）检查受测试部位的肌肉轮廓，比较两侧肢体同名肌肉的对称性，触摸肌腹，必要时测量两侧肢体的周径大小。

（4）让受试肌肉做标准的测试动作。观察该肌肉完成测试动作的能力，必要时由测试者用手施加阻力，判断该肌肉的收缩力量。

2. 徒手肌力评定的分级标准 徒手肌力评定的肌力分级多采用 Lovett 分级法（表 2-1），分 0~5 级，每级根据受试肌肉收缩时所产生的肌肉活动、带动的关节活动范围、抵抗重力和阻力的情况而定。

表 2-1 Lovett 分级法评定标准

级别	名称	标准
0	零	未触及或未观察或触及肌肉收缩
1	微缩	可触及肌肉收缩，但不能引起关节活动
2	差	解除重力的影响能完成全关节活动范围的运动
3	好	能抗重力完成全关节活动范围的运动，但不能抗阻力
4	良好	能抗重力和中等阻力，完成全关节活动范围的运动
5	正常	能抗重力和最大阻力，完成全关节活动范围的运动

注：根据完成关节运动的难易程度，可用"+""-"标注，如 2+级、3-级。

3. 徒手肌力评定的特点

（1）优点 ①不需要特殊的检查仪器，因此不受检查场所的限制；②患者自身机体重量作为评价标准，能够反映个体体格相对应的力量，比测力计测量更有实用价值。

（2）缺点 ①定量分级标准比较粗略；②难以排除测试者主观评价的误差，手法检查只能表明肌力的大小，不能表明肌肉收缩的耐力；③一般不适合用于上运动神经元损伤引起的痉挛的患者。

4. 徒手肌力评定的注意事项 检查时应充分考虑受检者年龄、性别、疼痛、疲劳、恐惧、对检查的理解等可能影响检查结果的因素，需要注意以下事项。

（1）解释说明 检查前应向患者说明检查目的、步骤、方法和感受，消除患者的紧张情绪，必要时给予示范，让受检者了解正确的动作，加以配合，以避免产生不准确的结果。

（2）体位 选择动作应标准化、方向正确，近端肢体应固定于适当体位，防止代偿动作，同时注意尽量减少受试者体位的变化。

（3）阻力情况 施加阻力点应在肌肉附着处的远端部位上，阻力大小根据个体与检查部位而定，避免手法粗暴造成损伤。测试时应做左右两侧对比，尤其在 4 级和 5 级肌力难以鉴别时，更应做健侧对比观察。

（4）测试时机　重复检查同块肌的最大肌力时，间隔 2 分钟；在锻炼后疲劳时或饱餐后不做肌力测试。

（5）其他　有心血管疾病者进行肌力测试时，应注意避免用力憋气，中枢神经系统疾病和损伤所致的痉挛性瘫痪不宜进行徒手肌力检查，检查中如有疼痛、肿胀或痉挛，应在结果记录中注明。检查者应熟悉肌肉的起止点，肌肉所通过关节的位置及肌纤维的走行方向，正常肌肉收缩时所产生的肢体运动方向，产生某一运动时主动肌、固定肌、拮抗肌和协同肌的关系，特别应了解协同肌可能产生的作用。

5. 主要肌肉徒手肌力评定方法

（1）躯干主要肌肉徒手肌力评定方法

1）颈前屈

①主动肌：胸锁乳突肌、斜角肌、颈长肌、头长肌。

②运动范围：颈椎伸直后再稍向前方屈曲。

③检查方法：仰卧位，肩部放松。检查者固定受检者胸廓下部，在前额部施加阻力，嘱受检者做颈椎屈曲运动。两侧胸锁乳突肌不对称者，使其头部向侧方旋转，完成屈颈动作，阻力施于耳部。

④肌力评级：能对抗前额部较大的阻力，完成颈椎屈曲全关节活动范围运动者为 5 级，仅能对抗轻度阻力完成以上动作者为 4 级。不能抗阻力但能克服重力完成全范围活动的为 3 级，仅能部分完成者为 2 级。没有关节运动，仅能触及胸锁乳突肌的收缩为 1 级，触不到收缩者为 0 级。

2）颈后伸

①主动肌：斜方肌、骶棘肌。

②运动范围：头与躯干背部肌群接触。

③检查方法：俯卧位。检查者一手固定受检者上胸廓及肩胛骨，另一手置于被检者的后头部，向下方施加阻力，嘱受检者做颈后伸动作。

④肌力评级：能对抗施于头部的阻力，完成颈椎后伸的全关节活动范围的运动者为 5 级，仅能对抗轻度阻力完成以上动作者为 4 级。不能抗阻力但能克服重力完成全范围活动的为 3 级，仅能部分完成的为 2 级。检查者用手支撑被检者头部，令其完成后伸动作，另一手触摸第 7 颈椎与枕骨间的肌群，有收缩者为 1 级，无收缩者为 0 级。

3）躯干前屈

①主动肌：腹直肌

②运动范围：仰卧位，肩胛骨离开床面。

③检查方法：仰卧位。检查者固定受检者双侧下肢，嘱受检者用力抬起肩、胸部。

④肌力评级：被检者双手交叉置于脑后，尽力前屈抬起胸廓，双肩均可完全离开床面为 5 级。双侧上肢置于躯干两侧，尽力抬起上身，双肩均可完全离开床面为 4 级。双侧上肢置于躯干两侧，尽力抬起上身，只能达到双侧肩胛骨上缘离开床面，肩胛骨下角仍着床面者为 3 级。双侧上肢置于躯干两侧，颈椎前屈，检查者按压胸廓下部使腰椎前屈消失骨盆前倾，触摸腹肌，如有正常收缩为 2 级。仰卧位，令其咳嗽，同时触诊腹壁，如有轻微的收缩为 1 级，无收缩为 0 级。

4）躯干后伸

①主动肌：骶棘肌、腰方肌。

②运护范围：胸椎能基本垂直，腰椎自然伸展。

③检查方法：俯卧位。检查者固定受检者骨盆，嘱受检者先将上肢及双肩离开床面，再将腰椎挺

起，使胸廓下部离开台面。

④肌力评级：于抬起的胸廓下或上部施以阻力，能对抗较大阻力者为 5 级，仅能对抗轻度阻力者为 4 级。检查者控制住体位，令其完成胸椎与腰椎的后伸，能完成抗重力的充分后伸动作者为 3 级，如仅能部分完成后伸动作（不能达到正常范围）则为 2 级。令受检者完成以上动作的同时触诊其脊柱两侧伸肌，可触及收缩者为 1 级，无收缩者为 0 级。

5）骨盆上提（骨盆前倾）

①主动肌：腰方肌、腰髂肋肌。

②运动范围：立位时一侧骨盆提升，该侧足可完全离开地面。

③检查方法：仰卧位，腰部适当伸展，双手扶持诊查台面以固定胸廓，如伴有肩、臂无力者，由助手协助固定胸廓。检查者握住受检者踝关节，给予向下的阻力，嘱受检者上提一侧骨盆。

④肌力评级：如能对抗较大阻力者为 5 级，能对抗较轻阻力者为 4 级。受检者取立位，检查者协助固定胸廓，令其完成上提骨盆动作，能克服肢体重力影响完成动作者为 3 级。取仰卧位，在解除阻力及肢体重力的影响下，能完成上提骨盆动作者为 2 级。仰卧位，令其上提骨盆，同时触诊骶棘肌外侧缘腰部深层，如腰方肌出现收缩则为 1 级，不能触及收缩者为 0 级。

（2）上肢主要肌肉徒手肌力评定方法

1）肩胛骨外展

①主动肌：前锯肌。

②运动范围：0°~30°。

③检查方法：仰卧位，肩关节屈曲90°，肘关节伸展。检查者一手扶持肘关节，一手握前臂向相反方向（床面）施以阻力，嘱受检查完成向上伸出的动作。

④肌力评级：如能对抗较大阻力保持肩胛骨外展姿势，且肩胛骨不出现翼状突起为 5 级，能对抗一定阻力达到以上标准者为 4 级。不加阻力，能完成上述动作为 3 级。受检者坐于桌前，肩关节屈曲 90°，将上肢置于桌面，检查者固定受检者胸廓，如能完成为 2 级。检查者一手扶持被检侧上肢呈肩关节屈曲90°，另一手触摸前锯肌锯齿处，轻轻向肩胛骨方向推，观察是否出现翼状肩胛，并感觉前锯肌锯齿有无收缩，如无翼状肩胛并有收缩者为 1 级，反之为 0 级。

2）肩胛骨上提

①主动肌：斜方肌上部纤维、肩胛提肌。

②运动范围：10~12cm。

③检查方法：坐位，双上肢放松，自然下垂。检查者双手置于肩上，向下施加压力，嘱受检者尽力上提肩胛骨。

④肌力评级：能对抗较大阻力充分上提肩胛骨为 5 级，能对抗一定阻力充分上提肩胛骨为 4 级。仅能克服肢体重力影响，充分完成肩胛骨上提者为 3 级。俯卧位，前额部触床面，检查者双手上托双肩，解除肢体重力的影响，令其完成上提肩胛骨的动作，能充分完成者为 2 级。俯卧位，令受检者上提肩胛骨，同时触摸斜方肌上部纤维，有收缩者为 1 级，无收缩者为 0 级。

3）肩关节屈曲

①主动肌：三角肌前部纤维、喙肱肌。

②运动范围：0°~90°。

③检查方法：坐位，上肢自然下垂，肘关节轻度屈曲，前臂呈旋前位（手掌面向下）。检查者一手固定受检者肩胛骨，另一手在其肘关节处施加阻力，嘱受检者做肩关节屈曲运动。

④肌力评级：能克服较大阻力完成全范围运动为 5 级，能对抗轻度阻力完成动作者为 4 级。不能抗阻力但能克服重力完成全范围运动为 3 级，仅能完成部分活动者为 2 级（亦可采用侧卧位，在解除

重力下完成全范围运动者为 2 级）。仰卧位，令受检者完成屈曲动作，同时触摸三角肌前部纤维及喙肱肌，有收缩者为 1 级，无收缩者为 0 级。

4）肩关节后伸

①主动肌：三角肌后部纤维、背阔肌、大圆肌。

②运动范围：0°~50°。

③检查方法：俯卧位，上肢内收、内旋（手掌向上）。检查者一手固定受检者肩胛骨，另一手于肘关节处施加阻力，嘱受检者做肩关节后伸运动

④肌力评级：能克服较大阻力完成全范围运动为 5 级，能对抗轻度阻力完成全范围运动为 4 级。不能抗阻力但能克服重力完成全范围运动为 3 级，仅能部分完成为 2 级（亦可采用侧卧位，腋下置一平板，在解除肢体重力影响下完成全范围运动为 2 级）。俯卧位，令受检者完成上肢后伸，同时触摸大圆肌、背阔肌或三角肌后部纤维，有收缩为 1 级，无收缩者为 0 级。

5）肩关节外展

①主动肌：三角肌中部纤维，冈上肌。

②运动范围：0°~90°。

③检查方法：坐位，上肢自然下垂，肘关节轻度屈曲，掌心向下。检查者一手固定受检者肩胛骨，另一手于其肘关节附近施以阻力，嘱受检者做外展运动。

④肌力评级：能对抗较大阻力完成全范围运动为 5 级，仅能对抗较轻阻力者为 4 级。不能抗阻力但能克服重力完成全范围运动者为 3 级，检查者要注意防止躯干倾斜及耸肩等代偿动作。仰卧位，解除重力的影响，检查者上托肩部，被检者上肢能沿床面滑动完成 90° 外展者为 2 级。令受检者做肩关节外展动作，同时触摸三角肌中部或冈上肌，有收缩者为 1 级，无收缩者为 0 级。

6）肩关节外旋

①主动肌：冈下肌、小圆肌。

②运动范围：0°~90°。

③检查方法：俯卧位，肩关节外展 90°，上臂置于台面，前臂于床边自然下垂。检查者一手固定受检者肩胛骨，另一手握住其腕关节上方施加阻力，嘱受检者前臂用力上抬（肩关节外旋）。

④肌力评级：能对抗较大阻力完成全范围运动为 5 级，仅能对抗轻度阻力的为 4 级。不能抗阻力但能克服肢体重力完成全范围运动为 3 级。俯卧位，整个上肢在床边自然下垂，能完成全范围运动为 2 级。令受检者做肩关节外旋动作，检查者同时触摸小圆肌及冈下肌，有收缩为 1 级，无收缩为 0 级。

7）肩关节内旋

①主动肌：胸大肌、大圆肌。

②运动范围：0°~70°。

③检查方法：俯卧位，上臂外展 90° 置于床面上，前臂在台边自然下垂。检查者一手固定其肩胛骨，一手握其腕关节近端施以阻力，嘱受检者向后摆动完成肩关节的内旋。

④肌力评级：能对抗较大阻力完成全范围运动为 5 级，仅能对抗较轻阻力的为 4 级。不能抗阻力但能对抗重力完成全范围运动为 3 级。俯卧位，整个上肢于床边自然下垂，能完成全范围运动为 2 级，检查者要注意防止前臂旋前的代偿动作。令受检者做肩关节内旋运动，检查者同时触摸肩胛下肌，可触及收缩者为 1 级，无收缩者为 0 级。

8）肘关节屈曲

①主动肌：肱二头肌。

②运动范围：0°~150°。

③检查方法：坐位，两上肢自然下垂于体侧，检查肱二头肌时前臂旋后，检查肱肌时前臂旋前，检查肱桡肌时前臂于中间位。检查者一手固定受检者上臂，另一手于其腕关节近端施以阻力。嘱受检者做肘关节屈曲运动。

④肌力评级：能对抗较大阻力完成全范围运动为 5 级，仅能对抗轻度阻力的为 4 级。不能抗阻力但能克服重力完成全范围运动为 3 级。仰卧位，臂外展 90°，置于外旋位，能完成全范围运动者为 2 级。令受检者做肘关节屈曲运动，同时检查者触摸肱二头肌腱、肱肌或肱桡肌，有收缩者为 1 级，无收缩者为 0 级。

9）肘关节伸展

①主动肌：肱三头肌。

②运动范围：0°~150°。

③检查方法：仰卧位，肩关节屈曲 90°，肘关节屈曲。检查者固定受检者臂部，于其腕关节近端施加阻力，嘱受检者尽力伸肘。

④肌力评级：能对抗较大阻力完成全范围运动为 5 级，仅能对抗轻度阻力为 4 级。不能抗阻力但能克服重力完成全范围运动为 3 级。仰卧位，臂 90° 外展，外旋，肘关节屈曲，能在床面完成全范围运动为 2 级。令受检者做肘关节伸展，同时检查者触摸肱三头肌，有收缩者为 1 级，无收缩者为 0 级。

10）前臂旋后

①主动肌：肱二头肌、旋后肌。

②运动范围：0°~90°。

③检查方法：坐位，上肢于体侧自然下垂，肘关节屈曲 90° 前臂置于旋前位，手指自然放松，检查者固定受检者臂部，阻力施于其桡骨背侧及尺骨掌侧，嘱受检者用力做前臂旋后运动。

④肌力评级：能对抗较大阻力完成全范围运动为 5 级，仅能对抗轻度阻力为 4 级。解除阻力，能完成全范围运动的为 3 级，仅能完成部分的为 2 级。令受检者做前臂旋后运动，同时检查者触摸旋后肌、肱二头肌腱，有收缩者为 1 级，无收缩者为 0 级。

11）前臂旋前

①主动肌：旋前圆肌、旋前方肌。

②运动范围：0°~90°。

③检查方法：坐位，双侧上肢于体侧自然下垂，肘关节屈曲 90°，前臂置于旋后位，手指放松，检查者一手固定受检者臂，另一手对桡骨远端掌侧及尺骨掌侧施以阻力，嘱受检者用力做前臂旋前运动。

④肌力评级：能对抗较大阻力完成全范围运动为 5 级，仅能对抗轻度阻力为 4 级。解除阻力，能完成全范围运动为 3 级，仅能完成部分的为 2 级。令受检者做前臂旋前运动，同时检查者触摸旋前圆肌，有收缩者为 1 级，无收缩者为 0 级。

12）腕关节屈曲

①主动肌：桡侧腕屈肌、尺侧腕屈肌。

②运动范围：0°~90°

③检查方法：置前旋位，手指放松。检查者一手固定受检者前臂，另一手施加阻力，嘱受检者用力做腕关节屈曲运动。检查桡侧腕屈肌时，阻力施于第二掌骨底部，向背侧用力。

④肌力评级：能对抗较大阻力完成全范围活动为 5 级，仅能对抗轻度阻力为 4 级。不能抗阻力但能克服重力完成全范围活动为 3 级，仅能完成部分范围运动为 2 级（亦可前臂呈中立位，令受检者作腕关节屈曲运动，能完成全关节屈腕运动为 2 级）。令受检者做屈腕运动，同时触摸桡侧腕屈肌肌腱

或尺侧腕屈肌肌腱，有收缩者为 1 级，无收缩者为 0 级。

13）腕关节伸展

①主动肌：桡侧腕长伸肌、桡侧腕短伸肌、尺侧腕伸肌。

②运动范围：0°~70°。

③检查方法：前臂旋前，手指肌肉放松。检查者固定受检者前臂，施加阻力，嘱受检者做腕关节背伸运动。检查桡侧伸腕长、短肌时，阻力施于第 2、3 掌骨背侧。检查尺侧腕伸肌时，阻力施于第 5 掌骨背面。

④肌力评级：能对抗较大阻力完成全范围运动为 5 级，仅能对抗轻度阻力为 4 级。不能抗阻力但能克服重力完成全范围运动为 3 级，仅能完成部分范围运动为二级（亦可前臂及手置于桌面上呈中立位，令检查者做腕关节背伸运动，能完成腕关节全关节背伸运动为 2 级）。令受检者做腕关节背伸运动，同时检查者触摸桡侧腕长、短伸肌肌腱、尺侧腕伸肌肌腱，有收缩者为 1 级，无收缩者为 0 级。

（3）下肢主要肌肉徒手肌力评定方法

1）髋关节屈曲

①主动肌：髂腰肌（髂肌、腰大肌）。

②运动范围：0°~90°或 0°~120°。

③检查方法：坐位，双侧小腿自然下垂，两手支撑床面以固定躯干。检查者一手固定受检者骨盆，另一手在其膝关节上方施加阻力，嘱受检者用力屈曲髋关节。

④肌力评级：能对抗较大阻力完成全范围运动为 5 级，仅能对抗较轻阻力为 4 级。不能抗阻力但能克服重力完成全范围运动为 3 级。侧卧位，被检侧下肢在下方并伸直，检查者托起上方的下肢，令受检侧做屈髋屈膝运动，能完成全范围运动为 2 级。仰卧位，检查者托起被检侧小腿，令其用力屈髋，同时触摸髂腰肌，有收缩者为 1 级，无收缩者为 0 级。

2）髋关节伸展

①主动肌：臀大肌、半腱肌、半膜肌、股二头肌（长头）。

②运动范围：0°~15°。

③检查方法：俯卧位，固定受检者骨盆，检查者在膝关节上施以阻力，嘱受检者用力伸髋。单独检查臀大肌肌力时应保持膝关节屈曲位。

④肌力评级：能对抗较大阻力完成全范围运动为 5 级，仅能对抗较轻阻力为 4 级。不能抗阻力但能抵抗重力完成全范围运动为 3 级。侧卧位，被检侧下肢在下方，检查者一手托住上方下肢，一手固定受检者骨盆，令其下肢在床面上做髋关节伸展运动，能完成全范围运动为 2 级。俯卧位，令受检者作伸髋运动，同时检查者触摸臀大肌（应仔细触诊臀大肌上、下两部分），有收缩为 1 级，无收缩为 0 级。

3）髋关节外展

①主动肌：臀中肌。

②运动范围：0°~45°。

③检查方法：侧卧位，被检侧下肢在上方，髋关节呈稍过伸位。下方下肢膝关节呈屈曲位。检查者一手固定受检者骨盆，另一手在膝关节外施加阻力，嘱受检者做髋关节外展运动。

④肌力评级：能对抗较大阻力完成全范围运动为 5 级，仅能对抗较轻阻力为 4 级。不能抗阻力但能克服重力完成全范围运动为 3 级。仰卧位，在无重力下做髋关节外展运动，能完成全范围运动为 2 级。仰卧位，做髋关节外展运动，同时触摸臀中肌，有收缩者为 1 级，无收缩者为 0 级。

4）髋关节外旋

①主要动作肌：梨状肌、股方肌、臀大肌。

②运动范围：0°～45°。

③检查方法：坐位，双侧小腿下垂，双手支撑床面，以固定骨盆。检查者一手按压被检侧膝关节上方，防止髋关节外展、屈曲等代偿动作，另一手在踝关节上方施加阻力，嘱受检者将小腿向内摆动，髋关节向外旋转。

④肌力评级：能对抗较大阻力完成全范围运动为5级，仅能对抗较轻阻力为4级。不能抗阻力但能克服重力完成全范围运动为3级。仰卧位，消除重力影响，能完成全范围运动为2级。仰卧位，令受检者做髋关节外旋运动，同时触摸大转子后方深部，有肌肉收缩者为1级，无收缩者为0级。

5）髋关节内旋

①主动肌：臀小肌、阔筋膜张肌。

②运动范围：0°～45°。

③检查方法：受检者坐位，双侧小腿自然下垂，双手支撑床面以固定骨盆。检查者一手固定受检者髋关节上方，防止髋关节内收，另一手在踝关节上方施加阻力。嘱受检者将小腿向外摆动，做髋关节内旋运动。

④肌力评级：能对抗较大阻力完成全范围运动为5级，仅能对抗较轻阻力为4级。不能抗阻力但能克服重力完成全范围运动为3级。仰卧位，髋关节置于外旋位，检查者固定受检者骨盆，令受检者做髋关节内旋运动，能完成全范围运动为2级。令受检者做髋关节内旋运动，同时在髂前上棘的后方及下方触摸，有收缩者为1级，无收缩者为0级。

6）膝关节屈曲

①主动肌：股二头肌、半腱肌、半膜肌。

②运动范围：0°～150°。

③检查方法：俯卧位，双侧下肢伸直。检查者一手固定受检者骨盆，一手握住其踝关节上方施加阻力，嘱受检者做膝关节屈曲运动。检查股二头肌时应使小腿外旋。检查半腱肌、半膜肌时应使小腿内旋。要注意防止髋关节屈曲、外旋的缝匠肌代偿动作，髋关节内收的股薄肌代偿动作，及腓肠肌代偿动作。

④肌力评级：能对抗较大阻力完成全范围运动为5级，仅能对抗轻度阻力为4级。不能抗阻力但能抵抗重力完成全范围运动为3级。侧卧位，被检查下肢在下，检查者托起上方下肢，令受检者做膝关节屈曲运动，可完成全范围运动为2级。俯卧位，检查者一手支撑被检侧小腿，使膝关节屈曲，另一手触摸大腿后群肌，令受检者做屈膝运动，有收缩为1级，无收缩为0级。

7）膝关节伸展

①主动肌：股四头肌。

②运动范围：0°～150°。

③检查方法：坐位，双侧小腿自然下垂，双手支撑床面以固定躯干，身体稍后倾。检查者一手固定受检者大腿，另一手握住其踝关节以施加阻力，嘱受检者用力做伸膝运动。

④肌力评级：能对抗较大阻力完成全范围运动为5级，仅能对抗轻度阻力为4级。不能抗阻力但能克服重力完成全范围运动为3级。侧卧位，被检查下肢在下并屈曲，检查者托起上方的下肢，令受检者做伸膝运动，能完成全范围运动为2级。仰卧位，膝关节屈曲位，并给予支持，令其完成伸膝运动，同时触摸髌韧带或股四头肌，有收缩则为1级，无收缩者为0级。

8）踝关节跖屈

①主动肌：腓肠肌、比目鱼肌。

②运动范围：0°～45°。

③检查方法：立位，被检侧下肢单腿支撑，膝关节伸展，足尖着地，足跟离开地面。

④肌力评级：足尖着地，然后全足掌着地，能反复完成全范围活动 4~5 次者为 5 级，仅能完成 2~3 次为 4 级。只能完成 1 次足跟抬起动作者为 3 级。侧卧位，被检下肢在下方，膝关节伸直，踝关节呈中立位，检查者固定受检者小腿，能完成踝关节全范围运动为 2 级。侧卧位，令其完成跖屈动作，同时检查者触摸腓肠肌、比目鱼肌或跟腱，有收缩为 1 级，无收缩为 0 级。

9）踝关节背屈与内翻

①主动肌：胫骨前肌。

②运动范围：0°~20°。

③检查方法：坐位，小腿自然下垂，做踝关节背屈内翻运动。检查者一手握受检者踝关节上方，另一手在其足内侧及底侧施加阻力（足趾不得用力）。

④肌力评级：能对抗较大阻力完成全范围运动为 5 级，仅能对抗轻度阻力为 4 级。不能抗阻力但能完成全范围运动为 3 级，完成动作不充分者为 2 级。令其完成踝关节背屈及内翻动作，同时触摸踝前内侧胫前肌肌腱或小腿胫骨外缘的胫前肌，有收缩者为 1 级，无收缩为 0 级。

10）足内翻

①主动肌：胫骨后肌。

②运动范围：0°~35°。

③检查方法：侧卧位，被检侧在下，踝跖屈或背屈。检查者一手握受检者小腿，另一手在前足部施以阻力（足趾屈肌不得用力），嘱受检者做踝关节内翻运动。

④肌力评级：能对抗较大阻力完成全范围运动为 5 级，仅能对抗轻度阻力为 4 级。不能抗阻力但能完成全范围运动为 3 级。仰卧位，踝关节轻度跖屈，能完成全范围运动为 2 级。仰卧位，受检者做踝关节内翻运动，同时在内踝与舟骨之间触摸胫骨后肌腱，有收缩为 1 级，无收缩为零级。

11）足外翻

①主动肌：腓骨长肌、腓骨短肌。

②运动范围：0°~20°。

③检查方法：侧卧位，被检侧在上，踝关节 0°，做踝关节外翻运动。检查者一手固定受检者小腿，另一手施加阻力，嘱受检者做足外翻运动。评定腓骨短肌时，对足外缘施以阻力；评定腓骨长肌时，对第一跖骨头跖面施以阻力；同时评定，则于第五跖骨施向下、向内的压力，于第一跖骨底施以向上、向内的压力。

④肌力评定：能对抗较大阻力完成全范围运动为 5 级，仅能对抗轻度阻力为 4 级。不能抗阻力但能克服重力完成全范围运动为 3 级。仰卧位，踝关节 0°，令受检者做踝关节外翻运动，能完成全范围运动为 2 级。令受检者做踝关节外翻运动，同时在第五跖骨近端底外侧缘或小腿外侧触摸腓骨短肌肌腱或腓骨长肌，有收缩者为 1 级，无收缩者为 0 级。

■ 知识链接

危重症患者肌力评定方法

危重症患者肌肉受损机制主要包括微循环障碍、细胞与代谢变化、炎症、肌萎缩肌蛋白分解增加以及离子通道失活等。徒手肌力测定法是危重症患者肌力评定最常用的方法，其操作简便、经济成本低，但主观意识强，用来评估患者肌肉衰弱情况不准确，灵敏度低，不能用来评价远端肢体功能。神经电生理检测安全无创、简便、客观，但它需要专门的设备以及培训合格的专业人员，医疗成本高，耗时耗力，缺乏特异度。测力计法是一种简易、客观、方便和价廉的评定方法，在危重症患者中的应用具有较好的信度和效度。

（三）等长肌力测试

等长肌力测试适合 3 级以上肌力的检查，可以进行比较准确的定量评定，常用的有握力和捏力测试、背伸力测试。

1. 握力和捏力测试 通常使用握力和捏力计测定 3 次，取其平均值。测试时将把手调至适当的宽度，上肢自然下垂，肘关节伸直，拇指和其他手指相对捏压握力计或提力计，握力参考值为体重的 50%。捏力测参考值约为握力的 30%。

$$握力指数 = 握力（kg）/体重 \times 100\%$$

2. 四肢肌力测试 使用手提测力计，患者用力牵拉测力计的一端，另一端固定。测 3 次取平均值。

3. 背伸力测试 用背拉力计测定，测试时患者双脚自然分开。双膝关节伸直将把手调到膝高，然后用力伸腰向上拉把手。可测 3 次，取平均值。男性正常值为体重的 105%~200%，女性为体重的 100% ~ 150%，背拉力测定容易引起腰痛，因此不适合用于腰痛患者以及老年人，可用背肌等长耐力试验代替。

$$拉力指数 = 拉力（kg）/体重（kg）\times 100\%$$

（四）等张肌力测试

此法用于测定肌肉等张收缩使关节做全范围活动时，能克服的最大阻力，它只适用于 3 级以上的肌力，测定肌肉抗阻能力的水平。只能完成 1 次运动的阻力称 1 次最大阻力（1RM），能完成 10 次连续运动的阻力称 10 次最大阻力（10RM）。此法适用于大强度肌力训练。

（五）等速肌力测试

等速测试采用等速测力装置测定肌肉做等速运动时肌力大小和肌肉功能，测定并记录、分析各种力学的参数。等速运动又称恒定角速度运动，在设定角速度的前提下，利用专门设备，根据关节活动范围中的肌力进行阻力的相应调整，使阻力和肌力保持相等，而不改变运动时角速度的大小。

二、肌张力评定

肌张力是指肌肉在静息状态下的一种不随意的、持续的、微小的收缩，是被动牵拉肌肉时肌肉对牵拉所产生的阻力，是维持身体各种姿势和正常活动的基础。

（一）正常肌张力

正常肌张力有赖于完整的神经系统调节以及肌肉本身的物理特性。正常的肌张力可分为静止性肌张力、姿势性肌张力、运动性肌张力。

正常肌张力具有如下特征：①近端关节周围的主动肌和拮抗肌可以同时进行有效的收缩，以固定关节；②具有完全抵抗肢体重力和外来阻力的能力；③具有维持主动肌和拮抗肌间的平衡的能力；④将肢体被动地放置于空间某一位置时，突然松手后，肢体有保持该肢位不变的能力；⑤具有随意使肢体由静止状态到运动状态或由运动状态到静止状态的能力；⑥被动运动时肢体有一定的弹性和轻度抵抗性；⑦具有根据实际需要选择地完成某肌群的协同动作或某一肌肉独立运动的能力。

> **知识链接**
>
> **正常肌张力分类**
>
> **1. 静止性肌张力** 在安静状态下观察肌肉的外观、触摸肌肉的硬度，根据被动牵拉肌肉时的阻力及关节活动受限的程度来判断，如卧位、坐位、站位等安静状态下的肌张力特征。

2. 姿势性肌张力　在患者变换各种体位的过程中，通过观察肌肉的抗阻以及肌肉的调整状态来判断，如翻身、从仰卧位到坐位、从坐位到站位时的肌张力。

3. 运动性肌张力　通过患者完成某一动作过程中检查相应关节被动运动阻抗来进行判断。

（二）异常肌张力

肌张力可因神经系统的病损和肌肉自身的状态异常而发生变化。异常肌张力可分为肌张力低下、肌张力增高和肌张力障碍三种情况。

1. 肌张力低下　是肌张力低于正常肌张力的一种状态，又称肌张力迟缓。常见于下运动神经元损伤或周围神经损伤，也可见于中枢神经系统损伤的早期，如脊髓损伤早期的脊髓休克期，脑卒中、脑外伤早期。肌张力低下表现为：①被动运动关节时阻力感减弱或消失；②肢体抗重力能力减弱或消失；③主动肌与拮抗肌肌力减弱或消失；④触诊肌肉变软；⑤牵张反射、腱反射减弱或消失；⑥关节被动运动时关节活动范围扩大。

2. 肌张力增高　是指肌张力高于正常肌张力的一种状态，由上运动神经元损伤所致。根据状态不同可分为肌痉挛和肌强直两种。

（1）肌痉挛　是上运动神经元受损牵张反射高兴奋性导致的具有速度依赖特点的紧张性牵张反射增强，并伴有以腱反射亢进为特征的运动障碍。其特征为：①被动运动诱发牵张反射，对患者关节进行快速被动活动时，检查者能明显地感觉到来自肌肉的阻抗，其中阻抗在起始时最大，当运动至某一点时，阻抗突然减小称为折刀现象；②主动肌与拮抗肌的肌张力平衡破坏；③关节主动活动范围减少；④伴有腱反射亢进、病理反射阳性，如膝反射亢进，巴宾斯基征阳性，甚至表现为去脑强直、去皮质强直。

（2）肌强直　又称肌僵硬，是一种主动肌和拮抗肌肌张力同时增加，使得关节活动不便或固定不动的现象。无论对关节做哪个方向的被动活动，无论运动是在起始时还是终末时阻抗感是相同的称为铅管样强直。还有一种从运动起始到终末的阻抗感表现为断续有无的情况，似齿轮运动的感觉称为齿轮样强直。肌强直常由锥体外系的障碍所致，如帕金森病等。

3. 肌张力障碍　是一种以肌张力损害、持续和扭曲的不自主运动为特征的运动功能亢进性障碍。表现为肌肉张力紊乱，或高或低，无规律地交替出现。肌肉收缩可快可慢，且表现为重复、模式化的动作，身体可呈扭转畸形。肌张力障碍的原因可由中枢神经系统缺陷所致，如手足徐动型脑性瘫痪；也可由遗传因素所致，如原发性肌张力障碍；还可见于神经退行性疾病及代谢性疾病，如肝豆状核变性、脂质代谢障碍。

（三）肌张力评定方法

1. 肌张力的手法检查

（1）视诊　观察肢体或躯体的异常姿态。

（2）触诊　触摸肌肉的软硬，肌张力高，触之硬；肌张力低，触之软。

（3）反射　肌张力低下，腱反射、病理反射减弱或消失；肌张力增高，腱反射亢进，病理反射阳性，甚至表现为去脑强直、去皮质强直。

（4）关节被动运动　肌张力低下，被动运动关节时阻力感减弱或消失，关节活动范围扩大。肌张力增高，被动运动关节时出现阻力增高，关节活动范围减小。

2. 肌张力量表评定法　肌张力临床分级是根据关节被运动时所感受的阻力来进行分级评估。临床上改良 Ashworth 分级法（表2-2）是评定肌张力的常用方法。

表 2 – 2 改良 Ashworth 痉挛评定量表

级别	痉挛程度	标准
0	无肌痉挛	无肌张力升高
1	轻微增加	被动伸屈肢体时有卡住或突然释放感，或在关节活动范围之末出现最小的阻力
1 +	轻度增加	在关节活动范围后 50% 出现突然卡住并伴有较小的阻力
2	明显增加	在关节活动的大部分范围内有明显的阻力，但受累部位仍能比较容易进行被动活动
3	严重增加	被动运动有困难
4	僵直	僵硬肢体呈现屈曲或伸展位，不能活动

（四）评定注意事项

1. 评定前应向患者说明检查目的、方法、步骤和感受，使患者了解评定的全过程，消除紧张。

2. 检查评定时，患者应处于舒适体位，一般采用仰卧位，充分暴露检查部位，先检查健侧同名肌，再检查患侧，对双侧进行比较。

3. 避免在运动后、疲劳时、情绪激动及服用影响肌张力的药物时进行检查。

4. 检查时室温应保持在 22 ~ 25℃。

5. 重复评定时还应注意选择尽可能相同的时间段和其他评定条件。

6. 在记录评定结果时，应注明测试的体位、是否存在影响肌张力的外在因素（如环境温度、评定时间等）、是否存在异常反射、肌痉挛分布的部位、对患者 ADL 的影响等。

三、关节活动度评定

关节活动度（ROM）又称关节活动范围，是指关节运动时所通过的运动弧（或转动的角度）。关节活动有主动与被动之分，前者主要由肌肉的主动收缩产生，后者则由外力产生。

（一）测量工具

常用的测量工具有通用量角器、方盘量角器、电子量角器和尺子等，智能手机安装量角器软件后，也具有测量关节活动范围的功能。

1. 通用量角器 又称半圆规角度计，是临床上最常用的测量工具，由金属或塑料制成。量角器由一个带有半圆形或圆形角度计的固定臂和一个移动臂（刻有长度刻度、角度计端有指针）组成，两臂在半圆形或圆形角度计圆心位置用铆钉固定，称为轴心。固定臂与移动臂以轴心为轴，可自由转动。主要用于四肢关节活动度的测量。一般出售的量角器长度由 7.5 ~ 40cm 不等，检查者应根据所测关节的大小选择适合的量角器。

使用方法：先测量中立位的角度，中立位即解剖位，规定为 0°，测量时，将量角器的轴心放置于代表关节活动中心的骨性标志点上并加以固定，固定臂与关节近端骨的长轴平行，移动臂与关节远端骨的长轴平行，读出两臂之间夹角的度数。然后充分地主动或被动移动关节远端，将移动臂与关节远端骨的长轴平行，读出两臂之间夹角的度数。将前后两个角度度数相减，即为某关节的关节活动度。

2. 指关节量角器 由两个半圆金属或塑料片制成，在圆心处以铆钉固定，称为轴心。底片上刻为 0° ~ 180° 角度标记，上片随指掌或指间关节运动而转动，在上片边缘处看见下片刻度。

3. 方盘量角器 为一正方形、中央有圆形分角刻度盘，其刻度自 0° 点向左右各为 180°，中心安装一个可旋转的指针，指针由于重力始终自动指向正上方。测量时要求关节两端肢体处于同一垂直面上，并使一端肢体处于水平位或垂直位，以方盘的一条边紧贴另一端肢体，使其刻度面与肢体处于同一垂直面上，即可读得关节所处的角度。

4. 电子量角器 其固定臂和移动臂由 2 个电子压力传感器构成，度数可以显示出来，重复性好，使用方便，精确度优于其他的量角器。

（二）主要关节活动范围测量方法

四肢关节活动度测定方法见表 2 - 3。

表 2 - 3　四肢关节活动度测定方法

关节	运动	正常范围	量角器放置		
			轴心	固定臂	移动臂
肩关节	屈 伸	0°～180° 0°～50°	肩峰	与腋中线平行	与肱骨纵轴平行
	外展	0°～180°	肩峰	与身体中线（脊柱）平行	与肱骨纵轴平行
	内旋 外旋	0°～90° 0°～90°	鹰嘴	与腋中线平行	与桡骨纵轴平行
肘关节	屈 伸	0°～150° 0°	肱骨外上髁	与肱骨纵轴平行	与桡骨纵轴平行
前臂	旋前 旋后	0°～90° 0°～90°	尺骨茎突	与地面垂直	腕关节背面 腕关节掌面
腕关节	屈 伸	0°～90° 0°～70°	尺骨茎突	与前臂纵轴平行	平行第二掌骨纵轴
	尺偏 桡偏	0°～25° 0°～55°	腕背侧中点	前臂背侧中线	第三掌骨纵轴
髋关节	屈 伸	0°～120° 0°～15°	股骨大转子	与身体纵轴平行	与股骨纵轴平行
	内收 外展	0°～45° 0°～45°	髂前上棘	髂前上棘连线	髂前上棘至髌骨中心连线
	内旋 外旋	0°～45° 0°～45°	髌骨下端	与地面垂直	与胫骨纵轴平行
膝关节	屈 伸	0°～150° 0°	股骨外上髁	与股骨纵轴平行	与胫骨纵轴平行
踝关节	背伸	0°～20°	腓骨纵轴线与足外缘交叉处	与腓骨纵轴平行	与胫骨纵轴平行
	跖屈	0°～45°	腓骨纵轴线与足外缘交叉处	与腓骨纵轴平行	与胫骨纵轴平行

（三）注意事项

1. 测量前做好解释工作，以便取得理解和合作，尽可能暴露测试关节。

2. 采取正确的测试体位，严格按操作规范进行测试，避免邻近关节替代动作。

3. 先测量主动活动范围，后查被动活动范围。每次测量应取相同位置，两侧对比。

4. 避免在按摩、运动及其他康复治疗后立即进行检查。

5. 不同器械、不同方法测得的关节活动度有一定差异，不宜互相比较。

知识链接

颈椎活动度的测量

颈椎上方紧邻颅底，下接胸椎，是脊柱中活动最大的部分，具有很好的灵活性，不仅可以屈伸、侧屈、旋转，还能进行环转运动；不仅可以在单一平面上运动，还能进行不同平面的耦合运动。由于颈椎解剖结构及运动方式的复杂性使得准确的颈椎活动度测量较为困难。随着研究者对颈椎活动度认识的加深，不断出现了各种各样的颈椎活动度的测量方法或是测量工具，如目测测量、皮尺测量、倾斜仪测量、颈椎活动度测量仪、电磁式动作分析仪、超声运动分析仪、照相分析法、CT 三维重建测量等。

四、平衡功能评定

（一）基本概念

平衡（balance）是指身体重心偏离稳定位置时，通过自发的、无意识的或反射性的活动，以恢复重心稳定的能力。通过平衡功能评定可以了解平衡功能是否存在障碍，分析其障碍的原因，判断治疗手段是否有效以及预测患者可能发生跌倒的危险性等。人体的平衡分为静态平衡、自动态平衡、他动态平衡。

1. 静态平衡　指身体静止不动时维持身体于某种姿势的能力，如坐、站立、单腿站立、倒立、站在平衡木上维持不动。静态平衡又称Ⅰ级平衡。

2. 自动态平衡　是指运动过程中调整和控制身体姿势稳定性的能力，反映了人体随意运动控制的水平。自动态平衡又称Ⅱ级平衡。

3. 他动态平衡（反应性平衡）　身体受到外力干扰而失去平衡时，人体做出保护性调整反应以维持或建立新的平衡的能力，如保护性伸展反应、跨步反应等。他动态平衡又称Ⅲ级平衡。人体为维持平衡或建立新的平衡做出的反应，称平衡反应。

正常儿童形成平衡反应的时间是：俯卧，6 个月；仰卧，7~8 个月；坐，7~8 个月；蹲起，9~12 个月；站立，12~21 个月。形成跨步及跳跃反应的时间是 15~18 个月。

（二）影响人体平衡的因素

平衡与重心位置、支撑面大小、稳定极限、摆动频率等因素有关。一般来说，重心位置越低、支撑面越大、稳定极限越大、摆动频率越底，越易保持平衡；反之，重心位置越高、支撑面越小、稳定极限越小、摆动频率越高，越易失衡。

（三）评定方法

平衡功能的评定方法包括定性评定和定量评定。定性评定主要运用观察法和量表法，定量评定主要运用平衡测试仪进行评定。

1. 观察法　简单易操作，可以作为平衡功能障碍量表法之前的粗选方法和平衡训练过程中疗效观察方法，包括平衡反应评定、静态平衡评定、自动态平衡评定、他动态平衡评定。

（1）平衡反应评定　内容包括静止状态下不同体位均能保持平衡；运动状态下能精确地完成运动并能保持新的平衡；姿势反射；当支撑面发生移动时能保持平衡。

1）坐位平衡反应　患者坐在椅子上，评定者将患者上肢向一侧牵拉。阳性反应为头部和胸廓出现向中线的调整，被牵拉的一侧出现保护性反应，另一侧上、下肢伸展并外展。阴性反应为头部和胸廓未出现向中线的调整，被牵拉的一侧和另一侧上、下肢未出现上述反应或仅身体的某一部分出现阳性反应。

2）跪位平衡反应　患者取跪位，评定者将患者上肢向一侧牵拉，使之倾斜。阳性反应为头部和胸廓出现向中线的调整，被牵拉的一侧出现保护性反应，对侧上、下肢伸展并外展。阴性反应为头部和胸廓未出现向中线的调整，被牵拉的一侧和另一侧上、下肢未出现上述反应或仅身体的某一部分出现阳性反应。

3）站立位平衡反应　①Romberg征（闭目直立检查法）：受检者双足并拢直立，观察在睁、闭眼时身体摇摆的情况。②单腿直立检查法：受检者单腿直立，观察其睁、闭眼情况下维持平衡的时间长短，维持时间为30秒。③强化Romberg检查法：受检者两足一前一后、足尖接足跟直立，观察其睁、闭眼时身体的摇摆，维持时间为60秒。④跨步反应：评定者向左、右、前、后方向推动患者身体。阳性反应为受检者脚快速向侧方、前方、后方跨出一步，头部和胸廓出现调整。阴性反应为不能为维持平衡而快速跨出一步，头部和胸廓不出现调整。

（2）静态平衡评定　在静止（坐位或站立）状态下，观察受检者能否做到以下几点：能否独自维持体位；在一定时间内能否对外界变化发生反应并做出必要的调整；能否具备正常的平衡反应。

（3）自动态平衡评定　观察受检者运动状态下能否做到以下几点：能否精确完成动作；能否回到原位或维持新的体位；能否完成不同速度的运动，包括加速和减速，突然停下和开始。

（4）他动态平衡评定　观察受检查者在动态支撑面上能否做到以下几点：能否用力维持平衡；能否在睁眼、闭眼时能控制姿势。

2. 量表法　临床常用的量表有Fugl-Meyer平衡量表、Berg平衡量表和上田敏平衡反应试验。Fugl-Meyer平衡量表是Fugl-Meyer评定量表的组成部分，主要适用于脑卒中患者的平衡功能评定。它包括从坐位到站位的平衡评定，内容较全面（表2-4），最高分14分，最低分0分，少于14分说明平衡功能有障碍，评分越低，表示平衡功能障碍越严重。

表2-4　Fugl-Meyer平衡量表

项目	分值及标准
Ⅰ无支撑坐位	0分：不能保持坐位 1分：能坐，但少于5分钟 2分：能坚持坐5分钟以上
Ⅱ健侧"展翅"反应	0分：肩部无外展或肘关节无伸展 1分：反应减弱 2分：反应正常
Ⅲ患侧"展翅"反应	评分同第Ⅱ项
Ⅳ支撑下站立	0分：不能站立 1分：在他人的最大支撑下可站立 2分：由他人稍给支撑即能站立1分钟
Ⅴ无支撑站立	0分：不能站立 1分：不能站立1分钟以上 2分：能平衡站立1分钟以上
Ⅵ健侧站立	0分：不能维持1~2秒 1分：平衡站稳4~9秒 2分：平衡站立超过10秒
Ⅶ患侧站立	评分同第Ⅵ项

3. 平衡测试仪测定法　是采用高精度的压力传感器和电子计算机技术，定量评定平衡能力的一种测试方法，又称计算机动态姿势图检查法。它记录人体在不同刺激条件下（视觉、本体觉、前庭位置觉）重心运动的轨迹，经过计算机处理分析，将人体重心的细微运动以数字和图像的形式表现。该测试将平衡功能（姿势反射、运动控制能力等）予以量化，十分直观，是目前评估平衡功能的重要方法。应用该方法可以解决目前平衡功能评估中的定量问题，但难以对夸大甚至伪装者进行识别。

知识链接

四方格移步测试

四方格移步测试（four square step test，FFST）是由 Ditew 等于 2002 年开发的一个新型评定量表，用于评定具有站立平衡能力的患者在临床环境下快速越过障碍物与改变前进方向的能力。

测试前准备：要求场地地面平整，准备计时器 1 个，自制 4 根长 90cm，直径 2.5cm 的 T 形 PVC 水管，将四条 T 形水管按两两垂直的方向顺序摆放，T 形朝向外侧，末端接触，确保水管完全贴合于地面，以免患者在测试过程中踢到水管，导致患者摔倒。以末端接触的交叉点为中心点，分别在水管外侧 60cm 处做垂直标记线，画出边长为 120cm 的正方形定位线，并按顺序标记为第 1～4 格。

实施测试：患者起始位置站在第一格的脚印处，面向第二格方向按顺时针方向（1 - 2 - 3 - 4 - 1），沿标记线依次通过四个格，到达脚印处站稳后立刻转身，并按逆时针方向（1 - 4 - 3 - 2 - 1）立即返回到原始站立位。记录患者完成全部动作所用的最快时间。要求患者在脚不触碰水管的前提下，每个格子内都要有两只脚同时着地站立，目视前方尽可能快地完成整个过程。

测试记录：从测试者发出指令，患者一只脚抬离第 1 格地面开始计时，完成全部行走路线，回到第 1 格两只脚站稳时结束计时。

五、协调功能评定

（一）基本概念

协调是指在中枢神经系统的控制下，与特定运动或动作相关的肌群按一定的时空关系共同作用，从而产生平滑、准确、有控制的运动。它要求有适当的速度、距离、方向、节奏和力量进行运动。

（二）协调障碍的表现

不协调运动是指不平衡、不准确且笨拙的运动，还包括不随意运动以及由于肌肉的痉挛、肌肉肌腱的挛缩造成的运动异常。中枢神经系统由三个领域控制协调运动的产生，它们是小脑、基底节和脊髓后索。小脑功能不全造成的协调障碍常表现为：辨距不良、意向性震颤、姿势性震颤、轮替运动障碍、运动分律。基底神经节功能不全造成的协调障碍主要表现为：运动不正常和肌张力的改变，如静止性震颤、运动启动困难、手足徐动、偏身舞蹈症、张力障碍。脊髓后索功能不全造成的协调障碍主要表现为闭目难立、步幅步宽不等、辨距不良等。

（三）协调障碍评定方法

在评定时应注意观察运动是否直接、精确、容易反向做；完成动作的时间是否正常；增加速度是否影响运动质量；进行活动时有无身体无关的运动；是否有身体的近侧、远侧或另一侧更多地参与活动；患者是否易感疲劳等。协调试验包括非平衡性协调试验和平衡性协调试验，前者是评估身体不在直立位时静止和运动的成分，后者是评估身体在直立位时的姿势、平衡以及静和动的成分。

1. 非平衡性协调试验

（1）评定内容与方法　见表2-5。

表2-5　非平衡性协调试验表

试验名称	具体方法
指鼻试验	患者肩外展90°，肘伸直，用示指指尖指鼻尖
指向他人手指的试验	患者和检查者相对而坐，检查者的示指举在患者面前，同时让患者用其示指指尖去指检查者的示指尖。检查者可变化其示指的位置来评定患者对改变方向、距离和速度而做出反应的能力
手指对手指试验	两肩外展90°，两肘伸直。让患者将两示指指尖在中线相触
交替指鼻和手指试验	让患者用示指交替指鼻尖和检查者的示指尖。检查者可变换位置来测验其对变换距离的应变能力
对指	让患者用拇指尖连续触及该手的其他指尖，可逐渐加快速度
旋前、旋后	肘屈曲90°，患者手掌朝下和朝上交替翻转，可逐渐加快速度
轻叩手	屈肘，前臂旋前，让患者用手拍膝
轻叩足	让患者用一足掌在地板上拍打，膝不能抬起，其足跟不能离地
指示准确	检查者和患者相对而坐，两者水平屈肩90°，伴肘伸展，示指相触。并让患者完全屈肩（手指指向天花板），然后再回到水平位与检查者示指对准。异常时偏低或偏高
交替地足跟至膝，足跟至趾	患者仰卧，让患者同时对侧足跟交替触膝和大踇趾
足趾触检查者的手指	患者仰卧用大踇趾触检查者的手指，检查者可变换手指的位置以评定患者变换方向和判断距离的能力
足跟至胫	患者仰卧一侧的足跟沿对侧下肢胫前上下滑动

（2）评分标准　正常完成活动，5分。轻度障碍，能完成指定的活动，但速度和熟练程度比正常稍差，4分。中度障碍，通无成指定的活动，但协调缺陷极明显，动作慢、笨拙和不稳定，3分。重度障碍，只能发起运动，不能完成运动，2分。不能活动，1分。

2. 平衡性协调试验

（1）评定内容与方法　通过观察以下动作的完成情况来评定：①在一个正常、舒适的姿势下站立；②两足并拢站立（窄的支撑面）；③一足在另一足前面站立（即一足的趾触另一足的足跟）；④单足站立；⑤站立位时上臂的位置交替放在身旁、头上方、腰部等；⑥突然地打破平衡（在保护患者的情况下）；⑦站立位，躯干在前屈和还原至直立位之间变换；⑧站立位，向两侧侧屈躯干；⑨直线行走，将一侧足跟直接置于对侧足趾前；⑩沿直线行走或沿地上的标记走；⑪侧向走和退步走；⑫原地踏步；⑬变换步行活动的速度（增加速度会加重协调缺陷）；⑭步行时突然停下和突然起步；⑮沿圆圈和变换方向步行；⑯用足趾和足跟步行。在观察时，先观察睁眼下平衡，然后闭眼。闭眼下平衡丧失，表明本体感觉缺乏。

（2）平衡性协调障碍评分标准　能完成活动，4分。能完成活动，但为保持平衡需要较少的身体接触加以防护，3分。能完成活动，但为保持平衡需要大量的身体接触加以防护，2分。不能活动，1分。

六、步态分析

步态是人行走时的姿态，是人体结构、功能、运动调节、行为以及心理活动在行走时的外在表现。步态分析是利用生物力学的分析方法和已经掌握的人体解剖、生理学知识对人体的行走功能进行对比分析的一种研究方法。通过步态分析，可以揭示患者步态是否异常以及异常步态发生的原因，并为矫正异常步态目标与方案的制定提供必要的依据，步态分析可及时监测康复治疗的效果。

（一）步态分析常用术语

1. 步态参数

（1）步长 行走时，一侧足跟着地到紧接着的对侧足跟着地所行进的距离称为步长，又称单步长。健康人平地行走时，一般步长为 50~80cm。

（2）步幅 行走时，由一侧足跟着地到该侧足跟再次着地所进行的距离称为步幅，又称跨步长，是步长的两倍。

（3）步宽 行走中，左、右两足间的距离称为步宽。通常以足跟中点为测量参考点，健康人约为 8cm±3.5cm。

（4）足角 行走中，前进的方向与足的长轴所形成的夹角称为足角，健全人约为 6.75°。

（5）步频 指单位时间内行走的步数，一般在 95~125 步/分。

（6）步速 指单位时间内行走的距离。一般平均自然步速约为 1.3m/s。

步长、步幅、步宽、足角等（图 2-1）。

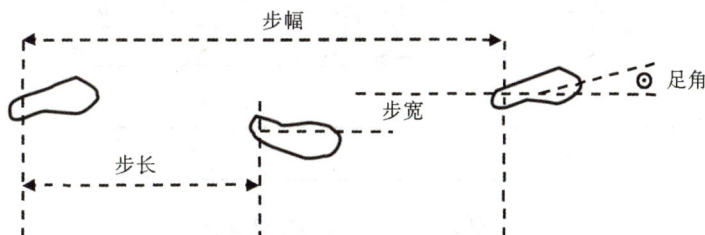

图 2-1 步长、步幅、步宽、足角等示意图

2. 步行周期 从一侧足跟着地起到同侧足跟再次着地所用的时间称为一个步行周期。一个步行周期包括支撑相、摆动相两个步行时相。

（1）支撑相 通常指一侧下肢足跟着地到同侧足尖离地的过程，一般占一个步行周期的 60%。支撑相又可分为支撑相早期、支撑相中期、支撑相末期（图 2-2）。

支撑相	（60%）	
支撑相早期	支撑相中期	支撑相末期

图 2-2 步行周期支撑相

1）支撑相早期 指进入支撑相开始阶段的时间，包括首次触地期和承重反应期，占步行周期 10%~12%。首次触地期指足跟接触地面的瞬间，使下肢前向运动减速，落实足在支撑相的位置。首次触地的正常部位为足跟，参与的肌肉主要包括胫前肌、臀大肌、腘绳肌。承重反应期指首次触地之后重心由足跟向全足转移的过程。骨盆运动在此期间趋向稳定，参与的肌肉包括股四头肌、臀中肌、腓肠肌。

2）支撑相中期 支撑足全部着地，对侧足处于摆动相，是唯一单足支撑全部重力的时相。正常步速时为步态周期的 38%~40%。主要功能是保持膝关节稳定，控制胫骨前向惯性运动，为下肢向前推进做准备。参与的肌肉主要为腓肠肌和比目鱼肌。

3）支撑相末期　指下肢主动加速蹬离的阶段，开始于足跟抬起，结束于足离地。为步态周期的10%~12%。踝关节保持跖屈，髋关节主动屈曲，参与的肌肉主要为腓肠肌和比目鱼肌（等长收缩）、股四头肌和髂腰肌（向心性收缩）。此阶段身体重心向对侧下肢转移，又称为摆动前期。在缓慢步行时可以没有蹬离，而只是足趾离开地面，称之为足趾离地。

（2）摆动相　足在空中向前摆动的时相，占步态周期的40%。摆动相又可分为摆动相早期、中期、末期（图2-3）。

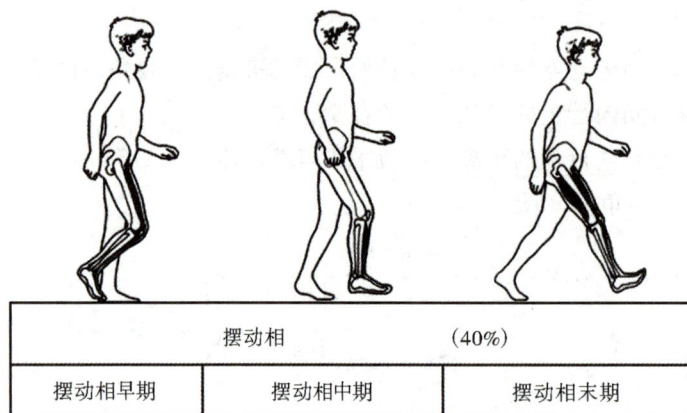

摆动相	（40%）	
摆动相早期	摆动相中期	摆动相末期

图2-3　步行周期摆动相

1）摆动相早期　主要的动作为足廓清地面和屈髋带动屈膝，加速肢体前向摆动，占步态周期的15%。参与的肌肉主要为胫前肌、髂腰肌、股四头肌。

2）摆动相中期　足廓清仍然是主要任务，占步态周期的10%。参与的肌肉主要为胫前肌，保持踝关节背屈。

3）摆动相末期　主要的动作为下肢前向运动减速，准备足着地的姿势，占步态周期的15%。参与的肌肉包括腘绳肌、臀大肌、胫前肌、股四头肌。

支撑足首次触地期及承重反应期相当于对侧足的减重反应和足离地，由于此时双足均在地面，又称之为双支撑相。双支撑相的时间与步行速度成反比。跑步时双支撑相消失，表现为双足腾空。

（二）步态分析方法

1. 定性分析法　又称目测步态分析。该方法不借助任何仪器，用肉眼对患者行走过程进行逐项观察，通过分析得出步态正常与否的结论。

（1）临床分析

1）病史　步态分析前必须详细询问现病史、损伤史、手术史、康复治疗措施等基本情况，了解既往有无影响步态的疾病，如骨折、肌肉或神经疾病、肿瘤等。

2）体格检查　是判断步态正常与否的依据，重点是神经系统和运动系统的检查，如浅深反射、病理反射、肌力、肌张力、浅深感觉、协调性、关节活动度、疼痛、皮肤的完整性等。

（2）步行与步态观察

1）步行要求　先观察自由步行，即没有特殊指示的步行，受检者没有意识到被人观测的步行，往返数次。然后嘱受检者分别做如下步行：加速步行→足尖步行→足跟步行→走一字→跨障碍物→上下阶梯→走斜坡。

2）步态观察　先进行正侧面观察，即先站在侧面观察受检者矢状面步行特征，再从正面观察受检者的冠状面行走特征。再进行局部观察，由远端到近端，即从足、踝关节观察开始，依次评定膝关节、髋关节、骨盆及躯干。在观察一个具体关节或部位时，应将首次着地作为评定的起点，按照步行周期发生的顺序进行仔细观察。还要进行全身步行姿势观察，包括身体的对称性，两上肢的摆动，两肩高低，脊柱有无侧弯，骨盆左右的高低旋转是否对称，重心有无偏移，步行节律是否均匀及速率是否合理，步态是否稳定和流畅，步行中有无受疼痛的影响，步行中受检查的神态与表情等。步态观察要点见表2-6。

表 2-6 步态观察要点

观察内容	观察要点
步行周期	时相是否合理，左右是否对称，行进是否稳定和流畅
步行节律	节奏是否匀称，速率是否合理，时相是否流畅
疼痛	是否干扰步行，部位、性质、程度，与步行障碍的关系，发作时间与步行障碍的关系
肩、臂	塌陷或抬高，前后退缩，肩活动过度或不足
躯干	前屈或侧屈，扭转，摆动过度或不足
骨盆	前、后倾斜，左、右抬高，旋转或扭转
膝关节	摆动相是否可屈曲，支撑相是否可伸直，关节是否稳定
踝关节	摆动相是否可背屈和跖屈，是否足下垂、足内翻或足外翻，关节是否稳定
足	是否为足跟着地，是否为足趾离地，是否稳定
足接触面	足是否全部着地，两足间距是否合理，是否稳定

（3）注意事项 ①选择合适的环境测试场地，内光线要充足，面积至少6m×8m，易于观察到患者的全貌，地板要防滑；②受检者尽可能少穿衣服，以便作清晰的观察；③如果拍照，相机应放在能看到患者下肢、脚以及从矢状面和冠状面都能看到头和躯干的地方；④要集中注意力连续观察步态周期的各分节段，不能从一个节段跳到另一个节段；⑤要两侧对比，如偏瘫患者虽然只有一侧受累，但身体另一侧也可能会受到影响，因此需与健侧对照。

2. 定量分析法 定量分析步态常用的仪器和设备有秒表、量角器、肌电图、测力板、三维步态分析系统等。如足印法，即用滑石粉或墨水让测试者行走在规定的走道上留下足印，然后进行测量，将获得的左右两侧的步态参数进行分析。

知识链接

可穿戴惯性传感器在步态分析中的应用

可穿戴惯性传感器（wearable inertial measurement unit，WIMU）利用一个或多个传感器（如加速度计、陀螺仪、磁强计）来进行步态分析，通过将其安全地附着在身体的各个部位，可以获得与光学系统相媲美的各种生物力学信息。因WIMU具有小型化和低成本的特点，可以对患者进行频繁的实时监测，临床上将其作为传统的临床评分的补充，从而提供额外的诊断价值或结果支持。此外，WIMU还可以识别引起运动和补偿策略改变的疾病特异性机制。

（三）异常步态

1. 中枢神经损伤所致异常步态

（1）偏瘫步态 又称划圈步态，多见于脑血管病变。其典型特征为偏瘫侧上肢呈内收旋前屈曲姿势，同侧下肢因伸肌肌张力高而膝僵硬、伸直无力，迈步时患侧足下垂内翻。产生的原因有痉挛、肌肉控制不足或不适当、挛缩、感觉丧失等。

（2）剪刀步态　大脑弥漫性损害（脑性瘫痪）所致的异常步态。因严重痉挛，内收肌群肌张力增高，摆动期膝关节内收，致使步行时两腿向内侧交叉，步宽或支撑面缩小如剪刀。

（3）蹒跚步态　又称醉汉步态，小脑损害或疾患所致异常步态。行走时身体摇晃不稳，不能走直线，状如醉汉。

（4）慌张步态　又称前冲步态，是帕金森病的典型步态。表现为起步困难，行走时上肢摆动幅度小，步幅短小，步频快且不能随意停止或转向。

2. 周围神经损伤所致异常步态

（1）臀大肌无力步态　又称鹅步。由于伸髋关节无力，患者躯干在整个站立相始终保持后倾，双侧肩关节后撤，从而形成挺胸凸腹的姿态，类似鹅行走步态。

（2）臀中肌无力步态　又称鸭步。一侧臀中肌无力行走时上身向患侧弯曲，防止对侧髋部下沉并带动对侧下肢提前及摆动；两侧臀中肌无力行走时，躯干出现左右摇摆显著增加，类似鸭子行走的姿态。

（3）股四头肌无力步态　又称扶膝步态。由于伸髋关节无力，髋关节被动伸直，并使躯干向前倾斜。如果同时合并伸髋肌无力，患者常需俯身用手按压大腿以助膝关节伸展。

（4）胫前肌无力步态　由于踝背伸无力，踝关节不能控制跖屈，所以支撑期早期缩短，迅速进入支撑期中期。胫前肌麻痹时，下肢在摆动期出现足下垂，患者往往通过增加屈髋屈膝防止足尖拖地，呈现跨栏步，多见于腓总神经麻痹患者。

第三节　日常生活活动和独立生活能力评定

PPT

日常生活活动能力（ADL）是用特定的方法，准确地了解患者日常生活的各项基本功能状况，是康复护理中功能评定的重要内容。

一、日常生活活动能力评定

（一）概述

日常生活活动能力概念有狭义广义之分，狭义的是指人们为了维持生存及适应生存环境而进行的一系列最基本的具有共性的活动，包括衣、食、住、行、个人卫生等基本动作和技巧。广义的指一个人在家庭、工作机构及社区里自己管理自己的活动，除了最基本的生活活动以外，还包括与他人的交往，以及在经济上、社会上和职业上合理安排生活方式等。日常生活活动能力评定是确立康复目标、制定康复计划和评估康复效果的重要依据。

ADL 包括两大类，一是基本日常生活活动能力，是指日常生活活动中最基本的、共性的活动，包括穿衣、进食、个人卫生和坐、立、行等；二是工具性日常生活活动能力，是指人们在家庭和社区独立生活所需的较高级的关键性技能，如交流和家务劳动等，常需使用各种工具完成。

（二）评定方法

有直接观察法和间接观察法。直接观察法是在患者实际生活环境中进行或者是直接在 ADL 功能室中进行评定，逐项观察患者进行各项动作的能力及完成情况，并做好评估与记录。间接观察法则是有些不便完成的动作或者是不易完成的动作，可通过询问患者或家属（尽量让患者本人回答）进行间接地了解。多采用提问、问卷或电话的方式收集资料进行评价。

（三）常用的评定工具

常用的标准化 ADL 评定有 Barthel 指数评定、Katz 指数评定等，其中 Barthel 指数（表 2 - 7）应用最广。因该评定方法简单、可信度高、灵敏度也高，其既可以用来评定治疗前后的功能状况，又对预测治疗效果、住院时间有一定的实用价值。

表 2 - 7 Barthel 指数评分标准

项目	自理程度分类	评分
Ⅰ. 进食	自理	10
	需要部分帮助（夹菜、搅拌等）	5
	依赖	0
Ⅱ. 穿衣	自理	10
	需要部分帮助	5
	依赖	0
Ⅲ. 转移	自理	15
	需要少量帮助（1 人）或指导	10
	需要大量帮助（2 人）或指导	5
	依赖不能坐	0
Ⅳ. 步行（平地 45m）	独立步行（可用辅助具）	15
	需要少量帮助（1 人）或指导	10
	使用轮椅行走	5
	依赖不能动	0
Ⅴ. 大便控制	能控制	10
	偶尔失禁（每周 <1 次）	5
	失禁（或没有失禁但昏迷）	0
Ⅵ. 小便控制	能控制	10
	偶尔失禁（每 24 小时 <1 次，每周 >1 次）	5
	失禁（或昏迷需由他人导尿）	0
Ⅶ. 用厕	自理（用便盆能自己清洗）	10
	需部分帮助	5
	依赖	0
Ⅷ. 上楼梯	自理（包括使用辅助具）	10
	需要部分帮助（1 人）或指导	5
	依赖	0
Ⅸ. 修饰（洗脸、梳头、刮脸等）	独立完成	5
	需帮助	0
Ⅹ. 洗澡	自理	5
	依赖	0

结果分析：Barthel 指数评定总分为 100 分，得分越高，患者生活的自理能力就越强。小于 20 分为完全残疾，生活完全依赖他人帮助；20～40 分为重度残疾，生活需要很大帮助；40～60 分为中度功能障碍，生活需要帮助，此分数段内患者的康复效果最明显；60 分以上为良，表示有轻度功能障碍，生活基本自理。

（四）注意事项

为了提高评估的准确性，在评估时要注意以下几点：①评估前应该常规与患者及其家属进行交谈，告知患者评估的目的以便取得理解和配合；还应了解患者的生活习惯作为评估的参考依据。②评估应尽量直接观察患者的实际完成情况而不是推测患者应该或预期可能完成的情况；不便于完成的项目，可以询问其家人或患者本人以便取得结果（如洗澡、控制大小便等）。③评定的环境应该尽量接近实际的生活环境以便于患者操作（如运动和移动方面的评定）。在不同的环境下评估可能有一定的差别，这样的状况一般记录最低评分。④在分析评定结果时，应考虑患者生活习惯、文化素养、职业、社会环境、评定时候的状态和合作态度等。

二、独立生活能力评定

独立生活能力评定是近年来提出的一种全面评定患者日常自我照顾和在社区中生存能力的方法，被广泛地应用于康复机构，用以确定患者入院、出院和随访时的功能评分。常用的方法是功能独立性测量（FIM），指的是评定患者的独立生活活动能力。独立生活活动即除去基础性日常生活活动外还需要工具进行的日常生活活动（IADL），如家务杂事、炊事、采购、骑车或驾车等。

（一）概述

功能独立性测量（FIM）广泛应用于评定颅脑损伤、脊髓损伤、脑卒中、骨科以及其他神经损伤疾病。此评定不仅评定了躯体功能，还对言语、认知和社交能力等方面进行评定，一直被认为是判断是否能够回归社会一项较为客观的指标。

（二）功能独立性评定内容

FIM 主要包括六方面的功能：自我料理、括约肌控制（大小便的控制）、转移能力、行走能力、交流和社会认知。详细评定内容共 18 项（表 2 - 8），每项 7 级，每项最高得 7 分，最低得 1 分，总积分 126 分，最低 18 分，在入院、出院、随访时进行多次评定。

表 2 - 8　功能独立性评定表（FIM）

评定项目	评定内容	得分		
		入院	出院	随访
自我料理	1. 进食 2. 梳洗 3. 洗澡 4. 穿上衣 5. 穿下衣 6. 如厕			
括约肌控制	7. 小便控制 8. 大便控制			
体位转移	9. 床、椅（轮椅）转换 10. 进出厕所 11. 进出浴盆和淋浴间			
行走	12. 步行/轮椅 13. 上下楼梯			
交流	14. 理解（听觉和视觉理解） 15. 表达（言语和非言语）			
社会认知	16. 社会交往 17. 解决问题 18. 记忆			

（三）FIM 的评分标准及结果意义

FIM 根据患者独立程度、他人帮助的程度或者辅助设备的需求为依据评分，因此得分越高说明独立程度越高，反之越低。

7 分：完全独立，能在合理的时间内规范而安全的完成所有的活动，无需对活动进行修改或者使用辅助器具。

6分：有条件的独立，即在活动中有一种或者一种以上的下述情况：①活动中需要辅助设备或用品；②活动需要比正常的时间长；③有安全方面的顾虑。

5分：需要帮助或者准备，有人在旁边监护提示或者做些准备，帮助者与患者没有直接的身体接触（如可以帮助患者把矫形器戴上）。

4分：最小量的身体接触的帮助，所需要的帮助仅限制于轻轻地接触，患者自己完成整个活动的付出 >75%。

3分：中等帮助，患者所需要的帮助超过轻触，或者其完成整个活动时付出的努力只有50%~75%。

2分：最大量的帮助，患者付出的努力在25%~50%。

1分：完全辅助，患者付出的努力 <25%。

结果判断上，得到126分为完全独立；108~125分，基本独立；90~107分，轻度依赖或有条件的独立；72~89分，轻度依赖；54~71分，中度依赖；36~53分，重度依赖；19~35分，极重度依赖；18分，完全依赖。

（四）注意事项

评定前应该告知患者评定的目的以取得其主动配合和理解，同时了解患者现阶段的情况以确定是否需要专门的设备等。评定时尽量采用直接观察法，尽量安排在患者熟悉的、专业的评定室进行，以便评定的标准一致。评定项目的顺序一般采用从易到难的顺序，但是在此过程中要将指令详细、具体，或者是示范帮助患者明确指令。在多次评定时标准应保持一致。

> **知识链接**
>
> **日常生活能力评定与长期护理失能等级评估标准**
>
> 2021年6月，民政部办公厅印发《长期护理失能等级评估标准（试行）》，作为全国首个统一的长期护理失能等级评估标准，标志着我国长期护理保险制度建设迈出了关键一步。长期护理失能等级评估标准是用来评估失能人员失能状况的关键工具，失能状况评估结果是确定失能人员能否享受长期护理保险待遇的基本依据。长期护理失能等级评估标准指标分3个一级指标和17个二级指标，一级指标为日常生活活动能力、认知能力、感知觉与沟通能力，二级指标包含进食、穿衣、时间定向、沟通能力等17项。失能等级划分为0~5级。

第四节 感觉功能评定

PPT

感觉是人脑对直接作用于感受器的客观事物个别属性的反映。个别属性有大小、形状、颜色、坚实度、湿度、味道、气味、声音等。人体的感觉功能包括浅感觉、深感觉和复合感觉。通过感觉功能评定，能分析出感觉障碍的原因，分析出感觉障碍对日常生活、工作及使用辅助具的影响，以便采取安全措施可防止患者由于感觉上的变化而再受损伤。

一、概述

（一）感觉的分类

人体感觉分为一般感觉（躯体感觉）和特殊感觉。躯体感觉是由脊髓神经及某些颅神经的皮肤、肌肉分支所传导的浅层感觉和深部感觉。根据感受器对于刺激的反应或感受器所在的部位不同，躯体感觉分为浅感觉、深感觉和复合感觉。浅感觉是受外在环境的理化刺激而产生的，感受器大多在表浅，位于皮肤内。浅感觉包括皮肤和黏膜的触觉、痛觉、温度觉和压觉。深感觉是深部组织的感觉，包括关节觉、震动觉、深部触觉，又名本体感觉。它是由于体内的肌肉收缩，刺激了在肌、腱、关节和骨膜等处本体感受器（肌梭、腱梭等）而产生的感觉。复合感觉包括皮肤定位觉、两点辨别感觉、体表图形觉、实体觉、重量觉等，这些感觉是大脑综合、分析、判断的结果。特殊感觉包括视觉、听觉、嗅觉、味觉。

（二）感觉障碍的临床分类

1. 刺激性症状

（1）感觉过敏　用较弱的刺激即产生较为强烈的反应，多见痛觉过敏。如带状疱疹和多发性神经炎的疼痛。

（2）感觉倒错　对刺激性质判断错误。如冷触觉出现热感觉，将痛觉误认为触觉等。

（3）感觉分离　指在同一区域内有单独或几种感觉障碍，其他感觉正常。如脊髓空洞症致肢体及躯干上部疼痛、温觉障碍，而触、压及深感觉均正常。

（4）对位感觉　刺激一侧肢体，对侧相应部位也能感受到刺激。

（5）感觉异常　在没有任何外界刺激的情况下，患者在某些部位出现不正常感觉，如麻木感、冷热感、震动感、蚁走感、肿胀感等。如颈椎退变或椎管狭窄时常出现上述异常感觉。

（6）疼痛共感　给予疼痛刺激时，在身体的非刺激部位也出现疼痛。如刺激手指时前臂感到疼痛。

2. 抑制性症状

（1）感觉迟钝　是感觉不完全丧失或减弱。指患者在意识清晰的情况下对刺激不能感知或感受力低下。如腰椎间盘退变时小腿外侧或足背感觉减退。

（2）感觉消失　指某种感觉丧失或深、浅感觉全部消失。外伤性截瘫下肢感觉可全部消失。

二、一般感觉评定方法

（一）浅感觉评定

1. 触觉　嘱受检者闭目，检查者用棉花或软毛笔对其体表的不同部位依次接触，询问患者有无感觉，并且在两侧对称的部位进行比较。刺激的动作要轻，刺激不应过频。检查四肢时刺激的方向应与长轴平行，检查胸腹部的方向应与肋骨平行。检查顺序为面部、颈部、上肢、躯干、下肢。

2. 痛觉　嘱受检者闭目，检查者用大头针或尖锐的物品（叩诊锤的针尖）轻轻刺激皮肤，询问其有何感觉。先检查面部、上肢、下肢，然后进行上下和左右的比较，确定刺激的强弱。对痛觉减退的患者要从有障碍的部位向正常的部位检查，而对痛觉过敏的患者要从正常的部位向有障碍的部位检查，这样容易确定异常感觉范围的大小。

3. 温度觉　冷觉用装有 5~10℃ 冷水试管，温觉用装有 40~50℃ 温水试管。嘱受检者闭目，检查者冷水试管与温水试管交替接触患者皮肤，让受检者回答"冷"或"热"。选用的试管直径要小。管底面积与皮肤接触面不要过大，接触时间以 2~3 秒为宜，检查时两侧部位要对称。

（二）深感觉检查

1. 位置觉　嘱受检者闭目，检查者将患者手指、脚趾或一侧肢体被动摆在一个位置上，让患者说出肢体所处的位置，或用另一侧肢体模仿出相同的角度。

2. 运动觉　嘱受检者闭目，检查者以手指夹住患者手指或足趾两侧，上下移动5°左右，让受检者辨别是否有运动及移动方向，如不明确可加大幅度或测试较大关节，让患者说出肢体运动的方向，共做4~5次位置的变化。注意检查者的手指要放在移动方向的两侧，动作要缓慢，否则患者可能以压觉间接判断指（趾）移动的方向，造成运动觉无障碍的假象。记录方法：检查的次数作为分母，准确辨别出关节运动方向或模仿出关节位置的次数作为分子，如上肢关节觉4/5。

3. 震动觉　嘱受检者闭目，用每秒震动128次或256次的音叉置于患者骨骼突出部位，询问受检者有无震动感觉及震动持续时间，并做两侧、上下对比。检查时常选择的骨突部位：胸骨，锁骨，肩峰，鹰嘴，桡、尺骨茎突，棘突，髂前上棘，股骨粗隆、腓骨小头，内外踝等。

（三）复合感觉检查

1. 皮肤定位觉　嘱受检查闭目，检查者用手指或棉签轻触一处皮肤，请受检者说出或指出受触部位，测量并记录所指部位与受触部位的距离。正常误差手部小于3.5mm，躯干部小于1cm。

2. 两点辨别觉　嘱患者闭目，用特制的钝角两脚规，将其两脚分开到一定距离，接触患者皮肤，逐渐缩小距离，如患者感到两点时仍再缩小距离，直至缩小到能分辨出两点的最小距离。两点必须同时刺激，用力相等。正常时全身各处敏感程度不同，指尖、手掌、手背分别为2~4mm、8~12mm、20~30mm，前胸和背部、上臂和大腿分别为40~50mm、70~80mm。

3. 实体觉　嘱患者闭目，将物品如钢笔、钥匙、硬币等置患者手中，让其能用单手触摸后说出物品名称。可左右分别测试。

4. 重量识别觉　用重量相差至少一倍的两物体先后放入一侧手中，请患者区别。正常人能辨别出相差10~20g的重量。

（四）一般感觉检查和评定的注意事项

检查感觉功能时，患者必须意识清醒。检查前要向患者说明目的和检查方法以充分取得患者合作。检查时注意两侧对称部位进行比较。先检查浅感觉，然后检查深感觉和皮质感觉。根据感觉神经和它们所支配和分布的皮区去检查。先检查整个部位，如果一旦找到感觉障碍的部位，就要仔细找出那个部位的范围。如有感觉障碍，应注意感觉障碍的类型。

知识链接

上肢机器人在脑卒中上肢本体感觉评估中的应用

本体感觉障碍在脑卒中患者中十分常见但易被忽视，本体感觉障碍可加重患者的上肢运动障碍，并影响运动功能预后。上肢机器人是脑卒中康复治疗中的一种新兴技术，研究结果显示，上肢机器人可以提供大量、重复、有反馈的康复训练，在康复治疗中的应用越来越广泛。近年来随着技术的改进，其在本体感觉中的评估作用也显现出来。根据本体感觉的定义和分类，研究者设计了位置觉匹配任务、运动觉匹配任务以及本体感觉阈值测试对患者上肢本体感觉进行了更为客观、量化、精细的评估。根据规范化的上肢机器人评估结果，可以设定上肢运动目标，增加运动过程的反馈信息，利用机器人本身的优势，使评估和治疗一体化。

第五节　认知功能评定

认知是人类大脑所特有的高级功能，是为了适应环境的需要而获得、组织和应用信息的能力。包括感知觉、记忆、注意、思维、智力、定向等过程。认知功能障碍又称为认知功能衰退或缺损，泛指各种程度的认知功能损害，如患者出现意识改变、记忆障碍、失用症、失认症、智力障碍等。

一、认知障碍分类

（一）感知障碍

如感觉过敏、感觉迟钝、内感不适、感觉变质、感觉剥夺、病理性错觉、幻觉、感知综合障碍。

（二）记忆障碍

如记忆过强、记忆缺损、记忆错误。

（三）思维障碍

如抽象概括过程障碍、联想过程障碍、思维逻辑障碍、妄想等。

引起认知障碍的原因很多，除器质性疾病原因外，大多为精神疾患所致。如神经衰弱、癔症、更年期综合征、抑郁症、强迫症、阿尔茨海默病、精神分裂症、反应性精神病、偏执型精神病、躁狂症等都可能引起认知障碍。

二、认知功能评定方法

认知功能评定主要是对意识状态、智商和记忆能力等功能进行评定，其检测结果与患者交流能力有一定影响。常用以下几种评定方法。

（一）筛查法

筛查法可初步检出患者是否存在认知障碍，是快速的神经功能甄别测验，通过此法可决定是否需要给患者做进一步的检查。常用的认知筛查量表主要是简易智能精神状态检查量表（表2-9）。

表2-9　简易智能精神状态检查量表（MMSE）

项目	评分	
1. 现在是哪一年？	0	1
2. 现在是什么季节？	0	1
3. 现在是几月？	0	1
4. 现在是几号？	0	1
5. 现在是星期几？	0	1
6. 咱们现在是在哪个国家？	0	1
7. 咱们现在是在哪个城市？	0	1
8. 咱们现在是在哪个城区？	0	1
9. 这里是哪家医院？	0	1
10. 这里是第几层楼？	0	1

续表

项目	评分			
11. 我告诉你三种东西，我说完后请你重复一遍这三种东西是什么？树、钟表、汽车。请你记住，过一会儿，我还要让你回忆出他们的名字。	0	1	2	3
12. 请你从 100 开始减去 7，连续减 5 次，说出每次余数。	0	1		
93 − 7 =	0	1		
86 − 7 =	0	1		
79 − 7 =	0	1		
72 − 7 =	0	1		
13. 现在请你说出刚才让你记住的那三样东西。	0	1	2	3
14. （出示手表）这个东西叫什么？	0	1		
15. （出示铅笔）这个东西叫什么？	0	1		
16. 请你跟我说："四十四只石狮子"。	0	1		
17. 我给你一张纸，请按我说的去做，现在开始，"用右手拿着这张纸，用两只手将它对折起来，放在你的左腿上。"	0	1	2	3
18. 请你念一念上面这句话，并按上面的意思去做。	0	1		
19. 请你写一个完整的句子。	0	1		
20. （出示图案）请你照这个样子把它画下来。	0	1		

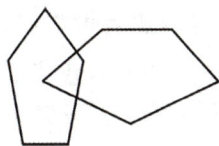

得分

注：每一项不正确扣 1 分，满分 30 分。小于或等于 22 分为痴呆，小于或等于 15 分为严重痴呆。按文化程度区分的评分标准：文盲≤17 分，小学文化程度≤20 分，初中包括中专≤22 分，大学包括大专≤23 分。

（二）特异性检查法

用于评定某种特定类型的认知障碍，是经筛查法后进一步明确功能状况的评定方法。

1. 失认症评定　失认症是由于对视觉、听觉、触觉等途径获得的信息缺乏正确的分析和识别能力，造成对感知对象的认识障碍。多见于脑卒中、脑外伤、脑性瘫痪、中毒性脑病以及老年变性脑病等，可采取以下办法评定。

（1）一侧空间失认　①平分直线：请患者画一垂直短线将白纸上的一条横线平分为左右两段，若所画垂线有明显偏向一侧视为阳性。②绘图测验：画一幅图，若有偏斜或明显缺少对侧部分视为阳性。③删字测验：将一组随机的数字，请其用笔删去指定的数字，如仅删去一侧的数字即为阳性。④阅读测验：若漏读一侧视为阳性。

（2）视觉性失认　①物品失认：可将梳子、牙膏等日常生活用品摆在一起，检查者说出名称让患者挑出相应的物品，不能完成者为阳性。②相貌失认：找一些熟人、知名人士或各种表情的照片请患者辨认，不能完成者为阳性。③颜色失认：给患者一张绘有苹果、橘子、香蕉图形的无色图，请患者用彩色笔画上相应的颜色，不正确者为阳性。④图形失认：将各种形状不同的图片平放在桌面上，请患者按要求挑选相应的图片，不能完成者为阳性。

（3）触觉失认　①手触失认：请患者闭目，用手触摸常见物体，识别其形状和材料，如金属、布、三角形、日常用品等，不能辨认者为阳性。②皮肤描画失认：请患者闭目，用铅笔或火柴杆在患者皮肤上写数字或画图，不能辨认者为阳性。

（4）听觉失认 ①环境声失认：请患者听日常熟悉的声音（如雷声、雨声等），并回答是什么声音，回答不正确者为阳性。②失音乐：要求患者听熟悉的音乐或歌曲，然后指出歌曲名称，或者要求患者随着音乐的节奏打拍子，不能完成者为阳性。

（5）体像障碍 ①双侧空间失认：检查者叫出左侧或右侧身体某部分的名称，嘱患者按要求举起相应的部分，回答不正确者为阳性。②手指失认：检查前先让患者弄清各手指的名称，然后检查者说出不同手指的名称，请患者伸出相应手指，回答不正确者为阳性。以中间三指出现错误多见。③左右失认：身体部位命名测试。

2. 失用症评定 失用症是指脑损伤后大脑高级部位功能失调，运动、感觉、反射均无障碍的情况下，却不能按命令完成患病前能做的动作。可见于脑萎缩、脑部炎症、阿尔茨海默病、脑性瘫痪、老年变性脑病及脑卒中与脑外伤等。

（1）结构性失用症 主要表现为不能描绘简单的图形，不能正确组合不同物体之间的空间关系。①画空心十字：给患者纸和笔，让其照着画一个空心十字的图形，不能完成者为阳性。②用火柴棒拼图：检查者先用火柴棒拼图形，然后让患者照样用火柴棒拼图，不能完成者为阳性。③积木构筑模型：让患者在指定的时间按照模型模仿砌积木块，不能完成者为阳性。

（2）意念性失用症 指患者不能自主地或按指令去完成一套有目的的动作。常用活动逻辑试验进行评定，如给患者茶叶、茶壶、开水瓶（盛温水）和茶杯，请其泡茶。如出现动作次序紊乱即为阳性。

（3）运动性失用症 ①运动记忆丧失：如让患者做扣钮扣、系鞋带、穿针引线等动作，不能完成者即为阳性。②视觉空间失认：患者出现穿衣的方式和动作顺序有误，导致自己不能穿上衣服。此外，在肌张力和反射无异常的情况下出现步行困难，甚至偏瘫患者出现健侧肢体的运动失控造成步行困难的均属于运动性失用症。

3. 注意力评定 注意是心理活动对一定对象的指向和集中，是一种限制性精神活动，可分为听觉注意和视觉注意。其评定可用于脑损伤、老年人、各型痴呆与情绪及人格障碍患者引起的记忆障碍的检查。

（1）视跟踪和辨识测试 ①视跟踪：要求受试者目光跟随光源做左、右、上、下移动。每一方向记1分，正常为4分。②形态辨认：要求受试者临摹画出垂线、圆形、正方形和A字型各一图。每项记1分，正常为4分。③删字母测试：要求受试者用铅笔以最快速度划去字母列中的C和E。100秒内划错多于一个为注意有缺陷。

（2）数或词的辨别测试 ①听认字母测试：在60秒内以每秒1个字的速度念无规则排列的字母给受试者听，其中有10个为指定的同一字母，要求听到此字母时举手，举手10次为正常。②背诵数字：以每秒1个字的速度念一系列数字给受试者听，要求立即背诵。从两位数开始至不能背诵为止。背诵少于5位数为不正常。③词辨认：向受试者播放一段短文录音，其中有10个为指定的同一词，要求听到此词时举手，举手10次为正常。

（3）听跟踪 在闭目的受试者的左、右、前、后及头上方摇铃，要求指出摇铃的位置。每个位置记1分，少于5分为不正常。

（4）声辨认 ①声识认：向受试者播放一段有嗡嗡声、电话铃声、钟表声和号角声的录音，要求听到号角声时举手。号角声出现5次，举手少于5次为不正常。②在杂音背景中辨认词：测验内容及要求同上述词辨别，但录音中有喧闹集市背景等，举手少于8次为不正常。

（三）成套测验

成套测验由各种单项特异性测验组成，每一项具体检查项目都可以视为独立的特异性临床检查方法，可较全面评定主要的脑功能。以洛文斯顿作业疗法用认知成套测验（LOTCA）应用最为广泛。

·知识链接

世界阿尔茨海默病日

9 月 21 日是"世界阿尔茨海默病日"。在这一天，全世界 60 多个国家和地区都将组织一系列活动。在《健康中国行动（2019—2030 年）》提出了"65 岁及以上人群老年期痴呆患病率增速下降"的目标，对于该病提倡"早预防、早发现、早诊断、早治疗、早获益"的五早策略。

第六节 言语吞咽功能评定

PPT

言语功能评定是通过观察交流与评分记录等方法来确定患者有无言语－语言功能障碍及障碍的类型、性质和原因，同时对障碍的程度、恢复的可能性进行评价，为言语－语言康复计划的制订、修改和疗效评估提供客观依据。

一、概述

（一）言语和语言

言语与语言常常被混用，从语言学上看是不同的两概念。言语是口语交流的机械部分，通常是指口语的能力，也就是说话的能力。言语的产生包括呼吸、发声、共振、构音及韵律。语言是口语、书面语、肢体语言等交流符号的集合系统，是一个自然发展起来的语音、词法、句法、语义及语用的规则体系。

（二）发声、构音、共鸣器官

1. 发声器官 呼气时气流通过声门，声带振动，加之甲杓侧肌收缩声门闭合，环杓后肌收缩声门打开，产生不同频率的声音（基音）。

2. 共鸣器官 胸腔、喉腔、咽、口腔、声腔为共鸣器官，将声带振动产生的声音共鸣放大。

3. 构音器官 构音器官包括舌、唇、软腭、颊、咽、下颌，其运动也能产生声音。

二、言语－语言障碍

言语－语言障碍是指个体语言的产生、理解及应用等方面的能力出现困难，是一种表现较为稳定的、在一定时期内持续存在的言语功能异常。包括言语障碍、语言障碍、听力语言障碍等，因吞咽障碍的发生机制及康复训练与言语障碍中的构音障碍有共同的地方，所以吞咽障碍多放在言语疗法学中介绍。

（一）言语障碍

言语障碍主要是由于神经病变，导致发声、共鸣器官、构音等器官肌肉麻痹、运动不协调，使交流受到干扰，听者或说者感到沮丧的一种口语功能障碍。是外部语言形成障碍，包括言语呼吸障碍、嗓音障碍、共鸣障碍、构音障碍、口吃等。本章节主要介绍构音障碍的评定。

（二）语言障碍

语言障碍是由于脑语言中枢发育不全、损伤、病变，影响脑语义形成、语言编码、解码、语言特征提取等环节，导致语言符号的感知、理解、组织运用或表达等某一方面或几个方面的功能障碍。是内部语言形成障碍，包括失语症、言语失用症、儿童语言发育迟缓等。本章节主要介绍失语症的评定。

（三）听力语言障碍

听力语言障碍也属外部语言障碍，是由于外耳、中耳病变影响声波传导到内耳，内耳病变影响声波转化为神经冲动，蜗神经、外侧丘系、听觉中枢病变影响神经冲动传入大脑，导致脑无法学习语言，产生语言功能的一种障碍。

（四）吞咽障碍

吞咽障碍是食物从口腔至胃运送过程中受阻而产生的咽部、食管部的梗阻停滞感觉，同时会伴有吞咽后食物残留口腔、咽部，严重者会将食物误吸入喉、食管的一种功能障碍。吞咽障碍的康复训练是护理工作中一项重要技能，本章将重点介绍其评定。

三、构音障碍评定

（一）口部运动功能评定

1. 主观评估　见表 2 - 10。

表 2 - 10　口部运动功能主观评估

内容	评估内容
颜面	是否对称；有否不随意运动
下颌	自然状态：结构、位置、开合度，判断咬肌肌力、颞下颌关节紧张度、下颌的控制能力 模仿口部运动：下颌向下、上、左、右、前伸、上下连续、左右连续运动
口唇	自然状态：结构、位置、形态，判断唇颊肌张力、控制力 模仿口部运动：面部肌力、展唇、圆唇、唇闭合、圆展交替、唇齿接触
舌	自然状态下：结构、位置、形态，判断舌的肌张力、舌控制力 模仿口部运动：舌肌肌力，舌尖前伸，下舔颌，上舔唇，上舔齿龈，左右舔嘴角，上舔硬腭，右上下交替运动，马蹄形上抬，舌两侧、前部、后部上抬运动舌尖前后左
软腭	形态；对称性 发音时上下运动（正常，运动受限，运动不对称，伴不随意运动） 鼻咽腔闭锁功能（正常，漏气） 刺激时呕吐反射（有或无）
硬腭	对称性；形状（正常、扁平、窄深）
牙齿	牙齿是否缺如；齿列是否异常；咬合是否正常

2. 客观测量

（1）最长发音检查　见表 2 - 11。

表 2 - 11　最长发音检查

最长发音时间（a）	音质				音调		
___秒	正常	气息声	无力声	费力声 粗糙声	正常	异常高调	异常低调

（2）音节重复　见表 2 - 12。

表 2 – 12　音节重复检查

次数持续（4 秒）	清晰度	节奏	共同运动
［pa］			
［ta］			
［ka］			
［pataka］			
pata			
paka			
kata			

（二）构音语音能力评定

1. 单词检查　方法为让患者说出一些常用词（表 2 – 13），并记录下来（表 2 – 14）。

表 2 – 13　构音语音能力评估词表（50 个单词）

序号	靶音	序号	靶音	序号	靶音	序号	靶音	序号	靶音
1	b 包	11	h 河	21	s 四	31	c 刺	41	ia 家
2	p 抛	12	j 河	22	b 杯	32	an 蓝	42	iao 浇
3	m 猫	13	q 鸡	23	p 泡	33	ang 狼	43	u 乌
4	f 飞	14	x 吸	24	d 稻	34	in 心	44	ü 雨
5	d 刀	15	zh 猪	25	g 菇	35	ing 星	45	i 椅
6	t 套	16	ch 出	26	k 哭	36	uan 船	46	i 鼻
7	n 闹	17	sh 书	27	k 壳	37	uang 床	47	wā 蛙
8	l 鹿	18	r 肉	28	zh 纸	38	a 拔	48	wá 娃
9	g 高	19	z 紫	29	sh 室	39	e 鹅	49	wǎ 瓦
10	k 铐	20	c 粗	30	z 自	40	i 一	50	wà 袜

表 2 – 14　构音语音能力评估记录表

表达方式	判断类型	标记	举例	
自述引出，无构音错误	正确	○	dàsuàn ○	大蒜
自述，由其他音替代	置换	–	dàsuàn t	大蒜
自述，省略，漏掉音	省略	/	d/àsuàn	大蒜
自述，与目的音相似	歪曲	Δ	dàsuàn Δ	大蒜
歪曲严重，很难判定是哪些音，歪曲	无法判断	×	dàsuàn ×	大蒜
复述引出		（ ）	（dàsuàn）	大蒜

2. 音节复述检查　共 140 个常用和较常用的音节。检查方法为治疗师说一个音节，患者复述（表 2 – 15、表 2 – 16）。记录方法同单词检查。

表 2-15 音节复述检查一

	不送气	送气	鼻音（边音）
上唇下唇	Ba bo bi bu beibiao bai bing	Pa po pi pu pen pingpan	Ma mo mi mu men mao
舌尖上齿龈	Da di dai duan din dang	Ta ty ti tu tai tung tuo tou	Na ni nu ny nao nai
舌根软腭	Ga gu guai ge gua	Ka ke ku kuai kai	La le lu lian liao luo
舌尖上齿背	Za ze zu zi	Ca ce cu cao cai	Sa se su sao suan
舌尖前硬腭	Zha zhe zhao zhuo zhi	Cha chu chuan chang che	Sha she shu shou shui shoa sh
舌面前硬腭	Ji ju jin jia jie jun	Qi qu qiu quan qing	Xi xu xin xie xing xiang

表 2-16 音节复述检查二

	上齿下唇	舌尖前硬腭	舌根软腭
擦音	Fa fu fan feng fang	Re ru ren	Ha he hu hai huo hua huang hong
母音	a o i u yu yue ia uan　an iang ie er ian ing ong		

3. 文章水平检查 通过限定连续的言语活动，观察患者的音调、音量、韵律、呼吸运用。
文章：一二三四五，上山打老虎，老虎打不到，打到小松鼠。

四、失语症评定

失语症评定的目的在于判定患者是否存在失语症及严重程度，对进行失语症的分类，了解各种影响患者交流能力的因素，精确评价患者残留交流能力，评价语言训练效果，确定治疗目标，设计合理的治疗方案，促进患者最大限度地恢复交流能力。

（一）概述

1. 失语症的临床表现

（1）听语理解障碍 是患者对声音语言的理解障碍，包括语音辨认障碍、词义理解障碍、语句和语篇理解障碍。

（2）口语表达障碍

1）找词和命名困难 指患者在交谈过程中，话到嘴边但说不出来，患者常用迂回的方法和让别人提示的方法来表达。多见于名词、动词、形容词。

2）错语 包括错义、错音、新语。错音是音素之间的置换，如将香蕉说成香猫。错义是词与词之间的置换，如将"桌子"说成"椅子"。新词是用无意义的词或新创造的词代替说不出的词，如将"铅笔"说成"磨小"。

3）杂乱语 患者能说流利语言，但混有大量错语新语，缺乏实词，令人难理解。

4）语法障碍 指不能按照语法规则完整表达意思，包括无语法与错语法。无语法表达时多是名词和动词的罗列，缺乏语法结构，不能很完整的表达意思，类似电报文体，称电报式言语。错语法指句子中的实意词，虚词等存在，但用词错误，结构及关系紊乱。

5）刻板语言 表现为固定、重复使用特定语言。可以是单音节刻板重复，如"嗒、嗒""八、八"；也可是多音节重复，如"妈妈、妈妈""人啊、人啊""不啊，不啊"。常见于重症患者。

6）持续性语言 是患者语言表达残存的现象，表现为持续重复同样的音节、词组或句子。如有的患者被检查时，已更换了图片，但仍不停地说前面的内容。

7）复述障碍 患者不能快速准确重复检查者所说的内容。

8）模仿性语言 患者机械重复检查者的话。如检查者询问患者"你多大岁数了"，患者重复

"你多大岁数了"。多数有模仿语言的患者还有语言的补充现象，例如：检查者说"1、2、3、4"，患者可接着数"5、6、7"，检查者说："白日依山尽"，患者接下去说："黄河入海流"。补充现象只是自动反应，实际患者并不一定了解内容。

（3）阅读障碍　表现为文字理解障碍、朗读障碍和音义脱离。

1）视觉性失读　患者既不能正确朗读文字，也不能理解文字的意义。检查时表现为词与图匹配错误，词与实物匹配错误。

2）深层性失读　患者不能正确朗读文字，但却能理解文字的意义。检查时表现为可以按字词与图或实物配对。可出现语义取代现象，如将目标词"狗"读成语义相关的"猫"，将"桌子"读成"沙发"等。

（4）书写障碍　包括书写不能、构字障碍、象形书写、镜像书写、惰性书写、书写过多、语法错误等。

2. 失语症的分类及临床特点　见表 2 – 17。

表 2 – 17　失语症主要临床特点

失语症类型	病灶部位	表现方面	表现特征
Brocs 失语	左额下回后部	自发口语	语词贫乏刻板，呈电报式，发音语调障碍，非流畅，说话费力
		口语理解	相对好，对语法句、词序名理解差
		复述	发音启动困难，错误主要为辅音错误
		命名	障碍，可接受语音提示
		阅读（朗读）	常有障碍，比谈话好
		阅读（理解）	相对好
		书写	有字形破坏，语法错误
Wernicke 失语	左颞上回后部	自发口语	表达流畅，但存在大量的错语、混杂语和语法错误
		口语理解	严重障碍
		复述	不能复述
		命名	障碍，难接受提示
		阅读（朗读）	严重障碍
		阅读（理解）	不正常
		书写	形态保持，书写错误
传导性失语	左弓状束及缘上回	自发口语	基本流畅，常有错语
		口语理解	相对好，含语法结构词句困难
		复述	发音不准，辅、元音均可错误
		命名	障碍，找词困难，可接受选词提示
		阅读（朗读）	不正常
		阅读（理解）	不正常
		书写	不正常

续表

失语症类型	病灶部位	表现方面	表现特征
经皮质运动性失语	在 Brocs 区上部	自发口语	自发语言少
		口语理解	多正常
		复述	正常
		命名	部分障碍
		阅读（朗读）	有缺陷
		阅读（理解）	有缺陷
		书写	严重缺陷
经皮质感觉 性失语	左颞顶分水岭区	自发口语	自发语流畅，但错语和模仿语较多
		口语理解	严重障碍
		复述	相对好
		命名	有缺陷
		阅读（朗读）	有缺陷
		阅读（理解）	有缺陷
		书写	有缺陷
经皮质混合性失语	左分水岭区	自发口语	自发语少，伴模仿语言
		口语理解	严重障碍
		复述	相对好
		命名	严重缺陷
		阅读（朗读）	缺陷
		阅读（理解）	缺陷
		书写	缺陷
完全性失语	左额顶颞叶大病灶	自发口语	严重缺陷，偶尔可说个别无意义的单词，或重复无意义的音节，或部分系列语
		口语理解	严重缺陷、刻板言语
		复述	严重缺陷、刻板言语
		命名	严重缺陷、刻板言语
		阅读（朗读）	严重缺陷、刻板言语
		阅读（理解）	严重缺陷、刻板言语
		书写	严重缺陷、刻板言语
命名性失语	左颞顶枕结合区	自发口语	流畅，有空话
		口语理解	正常或轻度缺陷
		复述	正常
		命名	有缺陷
		阅读（朗读）	好或有缺陷
		阅读（理解）	好或有缺陷
		书写	好或有缺陷

续表

失语症类型	病灶部位	表现方面	表现特征
基底节性失语	基底节	自发口语	口语流畅性差，说话费力
		口语理解	有缺陷，特别是复合句
		复述	相对好
		命名	可有障碍
		阅读（朗读）	好或有缺陷
		阅读（理解）	好或有缺陷
		书写	明显障碍
丘脑性失语	背侧丘脑	自发口语	声音小，可有语音错语
		口语理解	有障碍
		复述	相对好
		命名	有缺陷
		阅读（朗读）	相对好
		阅读（理解）	有障碍
		书写	大多有障碍

（二）失语症评定方法

1. 一般资料的收集

（1）临床资料　病史、实验检查、临床诊断等。

（2）个人生活史、工作环境资料　个人兴趣爱好、语言习惯、性格、受教育情况、职业、经济状况、家庭环境、利手。

（3）患者心理状况。

2. 失语症的筛查　对于初诊的患者和急性病患者，采用的方法简单明确，在尽量短的时间内掌握患者言语障碍类型和程度。检查时间一般为数分钟至十几分钟。失语症筛查从自发语评定、理解评定（口语理解、书面语言理解、手语的理解）、表达评定（口语表达、书面语表达、手语的表达）三个方面对是否患有失语症和失语程度进行评估。

3. 失语症评估方法　有波士顿诊断性失语症检查法（b‑oston diagnostic aphasia examination，BDAE），西方失语症成套测验（western aphasia battery，WAB），汉语标准失语症检查亦称中国康复研究中心失语症检查法（CRRCAE）和汉语失语成套测验（aphasia battery of chinese，ABC）等。国际常用前两种，国内常用后两种。

五、吞咽障碍评定

（一）概述

1. 评定目的　通过吞咽障碍的评定，可发现误吸、误咽的危险因素，诊断是否存在吞咽障碍及严重程度，为康复训练方法的制定及训练效果的估计提供依据。

2. 概念

（1）喉部渗入　食物进入喉前庭，但并未低于声带水平。

（2）误吸　口咽部或胃内食物误吸入喉前庭并达到声门下腔以下。

（3）无症状性误吸　食物误吸入声门下腔以下，但患者并无自发反应。

3. 吞咽的生理过程 吞咽的生理过程可分为三个时间，即口腔期、咽部期、食管期。其中，口腔期又可分为口腔准备期和口腔转运期。

（1）口腔准备期 食物进入口中，进行咀嚼，形成食团。这一过程，需要唇、颊、腭、颞下颌关节共同协调运动才能完成。

（2）口腔转运期 将食团送入咽部。这一过程是由舌尖到舌根呈波浪状先后上抬来完成。

（3）咽部期 食团由咽部转移至食管。这一过程，先是软腭上抬封闭鼻咽与口咽，舌根上抬封闭口咽与口腔，会厌随舌根上抬封闭喉咽与喉腔，然后上、中、下环缩肌先后收缩，将食团挤入食管。

（4）食管期 食团由食管转移到胃。这一过程由食管的蠕动来完成。

4. 吞咽障碍的临床表现

（1）口腔准备期功能障碍临床表现 口轮匝肌无力，食物从口角流出、流涎。颊肌无力，食团形成障碍，口内食物残留。软腭张力低，容易发生提前误吸。

（2）口腔转运期功能障碍临床表现 舌功能障碍可导致食团形成障碍、食团推进障碍、分次吞咽、仰头吞咽、吞咽启动不能、吞咽延迟、口内食物残留。

（3）咽部期功能障碍临床表现 ①喉结构上提前旋不能或不充分或延迟导致无效吞咽。②环咽肌开放不全可导致食物梗阻感、用力吞咽、咽部食物滞留、重复吞咽。③会厌返折：喉口关闭可导致误吸，声门关闭不全可导致音质变化。④软腭与咽后壁封闭障碍可导致鼻反流。

（4）食管期功能障碍临床表现 食管蠕动延迟或蠕动不协调可导致食管梗阻感。

5. 吞咽障碍的分类 根据吞咽障碍发生在吞咽过程的不同时期，将吞咽障碍分为口期吞咽障碍、咽期吞咽障碍、口咽期混合吞咽障碍、食管期吞咽障碍。

> **知识链接**
>
> **窒息征兆**
>
> ①突然不能说话；②欲用力咳嗽而咳嗽不出；③呼吸困难；④呼吸带有杂声，像被人扼住脖子；⑤皮肤、嘴唇和指甲发绀；⑥瞳孔散大，意识丧失；⑦大小便失禁等。

（二）吞咽功能障碍的评定

1. 口面咽喉检查 主要是评估面、唇、舌、软腭、喉、咽的结构、功能、感觉及反射。

（1）唇（口轮匝肌） ①对称性。②活动及活动范围：示齿（微笑）、噘嘴（吹口哨）、唇歪向侧面。③力量：用力缩拢双唇，沿着唇的全长用压舌板尽力抬起。④协调性：交替发 i 音与 u 音。⑤感觉灵敏度：闭上双眼，用棉签轻刷、压唇；或用锐物轻压唇部。

（2）颊肌 鼓腮、颊部回缩。

（3）下颌骨（舌骨肌群） ①对称性。②活动及活动范围：尽力张口，观察下颌是否对称，测量张开的宽度（正常成人门齿之间距离 45～50mm）。③力度：张口时给阻力；闭口时给阻力。④协调性。

（4）舌 ①对称性。②活动及活动范围：前伸、回缩、左右抵颊部、上抵硬腭、舌后部隆起、用舌尖沿着上下颌的齿颊沟舔一圈，舌根上抬，连续发 k 音。③力度：用压舌板，在舌运动时给予阻力。④协调性。⑤感觉灵敏度：患者闭眼，用棉签轻轻触舌部。

（5）软腭 ①对称性。②活动及活动范围：张口发 a 音，观察软腭抬高。③协调性张口发 a 音，观察软腭抬高回落。④感觉灵敏度：轻触软腭，是否引起腭反射及呕吐反射。

（6）咽 ①对称性。②活动及活动范围。③协调性。④感觉灵敏度：发 a 音，观察咽扩张收缩对称性、活动范围，协调性能；棉签轻触咽后壁观察呕吐反射及咽的活动范围。

（7）喉　①呼吸状态：一是主动咳嗽或连续发 h 音；二是数数时维持呼气状态；三是吸气后发 s 音、z 音，如果 s 音明显长于 z 音，说明存在声门闭合不全。②喉上抬。观察或用手触摸喉结运动、上抬幅度、上抬速度。③音质：声音嘶哑、湿性嘶哑发音、音调过低、声强下降、失音、鼻音过重。

（8）用手挤压鼓起的颊部观察气流是否从鼻孔中流出（正常时气体应从唇间漏出）。

2. 观察患者的进食　观察内容包括患者进食的反应，咀嚼能力，推动食团的能力，进食时患者是否有咳嗽和清嗓表现，进食的时间，进食总量，呼吸能力。

3. 吞咽床前检查四指法　让患者取坐位或仰卧位。检查者四指分开，示指放在下颌下缘，中指放在舌骨体，无名指放在甲状软骨上缘，小指放在甲状软骨下缘，感觉进食动作时间的长短。示指到其他三指的时间间隔长于 1 秒，为咽期延长。

4. 吞咽后发 a 音　在进食结束后，让患者发几秒的 a 音，如果听到湿啰音，应怀疑有误吸。让患者喘息几秒后，发 a 音，头转向两侧发 a 音，抬下颏发 a 音。在整个过程中如患者出现咳嗽、吐痰、发咯咯音等情况，应怀疑有误吸。

5. 简单饮水试验　让患者取坐位，饮 30ml 温水，观察所需时间、呛咳情况、是否有水从口角流出（表 2 – 18）。

表 2 – 18　简单饮水试验

分级	表现	程度
Ⅰ级	能一次饮完，无呛咳及停顿	正常
Ⅱ级	分二次饮完，无呛咳及停顿	可疑
Ⅲ级	能一次饮完，有呛咳	轻
Ⅳ级	分二次饮完，有呛咳	中
Ⅴ级	有呛咳，全部饮完有困难	重

6. 吞咽器械检查　改良吞钡试验（VFSS）、内镜检查、压力计检查。

第七节　心肺功能评定

PPT

心功能主要为泵血，肺功能主要为通气、换气，心肺功能直接影响全身器官功能活动。心肺功能评定目前常用于慢性心肺疾病、代谢性疾病评定，不仅是慢性心肺疾病诊断、治疗、预后的重要依据，还是慢性心肺疾病、代谢性疾病确立康复目标、制定康复措施、评估康复效果的重要依据；也是其他疾病如运动神经元病、肌营养不良、T_5 以上脊髓损伤、脊柱侧弯等疾病康复治疗的重要依据。心功能评定以临床心脏专科检查为基础，心功能评定方法包括对体力活动的主观感觉分级（心脏功能分级、自觉用力程度分级）、超声心动图、心脏负荷试验（如心电运动试验、超声心动图运动试验、核素运动试验、6 分钟步行试验）等，康复心功能评定侧重于心脏负荷试验，以心电运动试验最为常用。

一、心电运动试验

（一）评定目的

1. 为制定运动处方提供依据　通过评定了解受试者可耐受的运动负荷，制定运动处方，以确保康复训练的有效性和安全性，指导日常生活活动和工作强度。

2. 作为冠心病的早期诊断依据。

3. 判定冠状动脉病变的严重程度及预后 运动中发生心肌缺血的运动负荷越低、心肌耗氧水平越低（即心率、血压越低）、ST 段下移的程度越大，冠心病的严重程度就越重，预后也越差。

4. 发现潜在的心律失常和鉴别良性及器质性心律失常 如运动诱发或加剧的心律失常则提示为器质性心脏病，应该避免运动或调整运动量；如运动使心律失常减轻、甚至消失多提示为良性心律失常，日常生活活动和运动不必限制。

5. 评定康复治疗的效果 在康复治疗过程中，重复进行运动试验，可检测受检者对运动耐受程度的变化，评定运动锻炼和康复治疗的效果。

（二）心电运动试验前准备

1. 消除可能的影响因素 运动试验前应禁食和禁烟 3 小时，12 小时内需避免剧烈体力活动等。尽可能地在试验前停用可能影响试验结果的药物，注意 β 受体阻滞剂骤停后的反弹现象。

2. 详查病史 测基础心率、血压，做 12 导联心电图和 3 通道监测导联心电图检查，确定是否有运动试验禁忌证。

（1）绝对禁忌证 急性心肌梗死（2 天内）；药物未控制的不稳定型心绞痛；引起症状和血流动力学障碍的未控制心律失常；严重动脉狭窄；未控制的症状明显的心力衰竭；急性肺动脉栓塞和肺梗死；急性心肌炎或心包炎；急性主动脉夹层。

（2）相对禁忌证 左右冠状动脉主干狭窄和同等病变；中度瓣膜狭窄性心脏病；明显的心动过速或过缓；肥厚型心肌病或其他原因所致的流出道梗阻性病变；电解质紊乱；高度房室传导阻滞及高度窦房传导阻滞；严重动脉压升高；精神障碍或肢体活动障碍，不能配合进行运动。

3. 选择试验设备 根据试验目的及受检者的个体情况不同，选择最恰当的试验设备。常用的设备有跑台（活动平板）、坐位和卧位踏车（功率自行车）、臂功率计、台阶（二级梯）、便携式运动负荷仪等，以前两种最为常用。

4. 确定心电运动试验的运动强度

（1）极量运动试验 可按性别和年龄推算的预计最大心率（220 - 年龄）作为终止试验的标准。适用于运动员及健康的青年人。

（2）亚（次）极量运动试验 运动至亚极量心率，即预计最大心率（220 - 年龄）的 85% 或达到参照值（195 - 年龄）时结束试验。适用于非心脏病患者的心功能和运动能力测试。

（3）症状限制运动试验 即运动至出现必须停止运动的指征（症状、体征、心率、血压或心电图改变等）时结束试验。此为临床上最常用的方法，适用于冠心病诊断，病情稳定的心脏病患者的心功能和运动能力测定，非心脏病患者运动能力测试。

停止运动的指征包括：①出现呼吸急促或困难、胸闷、胸痛、心绞痛、极度疲劳、下肢痉挛、严重跛行、身体摇晃、步态不稳、头晕、耳鸣、恶心、意识不清、面部有痛苦表情、面色苍白、发绀、出冷汗等症状和体征；②运动负荷增加时收缩压不升高反而下降，低于安静时收缩压 1.33kPa 以上（>10mmHg）；运动负荷增加时收缩压上升，超过 29.33 ～ 33.33kPa（220 ～ 250mmHg）；运动负荷增加时舒张压上升，超过 14.7 ～ 16.0kPa（110 ～ 120mmHg）；或舒张压上升，超过安静时 2.00 ～ 2.67kPa（15 ～ 20mmHg）；③运动负荷不变或增加时，心率不增加，甚至下降超过 10 次/分；④心电图显示 ST 段下降或上升 =1mV；出现严重心律失常，如异位心动过速、频发、多源或成对出现的期前收缩、R - ON - T、房颤、房扑、室扑、室颤、Ⅱ度以上房室传导阻滞或窦房阻滞、完全性束支传导阻滞等；⑤患者要求停止运动。

（4）低水平运动试验　运动至特定的、低水平的靶心率、血压和运动强度结束试验。即运动至最高心率达到130～140次/分，或与安静时比增加20次/分；最高血压达160mmHg，或与安静时比增加20～40mmHg；运动强度达3～4METs作为终止试验的标准。低水平运动试验也是临床上常用的方法，适用于急性心肌梗死后或心脏术后早期康复病例，以及其他病情较重者，作为出院评价、决定运动处方、预告危险及用药的参考。

（三）心电运动试验

运动试验的起始负荷必须低于受试者的最大承受能力，方案难易适度，每级运动负荷最好持续2～3分钟，运动试验总时间以8～12分钟为宜。

1. 平板运动试验　根据负荷递增方式变速变斜率、恒速变斜率、恒斜率变速的不同，平板运动试验有三种方案：Bruce方案、Naughton方案、Balke方案。国内最常用的是Bruce方案（表2-19）。Bruce方案为变速变斜率试验，其优点是较易达到预设心率，但心功能差或病重患者不易耐受，也不宜精确测定缺血阈值，对此类患者可采用改良Bruce方案（增加0级、坡度为0以及0.5级、坡度为5%）。操作方法如下。

表 2-19　改良 Bruce 方案

级别	速度		坡度（%）	持续时间（分钟）	耗氧量[ml/（kg·min）]	METs
	mph	km/h				
0	1.7	2.7	0	3	5.0	1.7
1/2	1.7	2.7	5	3	10.2	2.9
1	1.7	2.7	10	3	16.5	4.7
2	2.5	4.0	12	3	24.8	7.1
3	3.4	5.5	14	3	35.7	10.2
4	4.2	6.8	16	3	47.3	13.5
5	5.0	8.0	18	3	60.5	17.3
6	5.5	8.8	20	3	71.4	20.4
7	6.0	9.7	22	3	83.3	23.8

（1）受试者站在跑台上，测心率、血压和心电图。连接并检查12导联心电图和3通道监测导联心电图，测量体位应与试验体位一致，12导联心电图的肢体导联均移至胸部，并避开肌肉和关节活动部位。连接监测导联后，做过度通气试验，方法是大口呼吸30秒或1分钟后立即描记监测导联心电图，出现ST段下移为阳性，但没有病理意义，提示运动中诱发的ST段改变不一定是心肌缺血的结果。测量血压时被测手臂应暂时离开车把或扶手，以避免干扰。

（2）运动试验过程中要密切观察和详细记录心率、血压、心电图及受试者的各种症状和体征。每级运动结束前30秒测量并记录血压，试验过程中除用心电示波器连续监测心电图变化外，每级运动结束前15秒记录心电图。如果没有终止试验的指征，在被试者同意继续增加运动强度的前提下，将负荷加大至下一级，直至到达运动终点。如出现终止试验的指征，应及时中止试验，并密切观察和处置。

（3）达到预定的运动终点或出现终止试验的指征时，应逐渐降低跑台或功率自行车速度，被试者继续行走或蹬车。异常情况常常会发生在运动终止后的恢复过程中，因此，终止运动后，要于坐位或卧位描记即刻（30秒以内）、2分钟、4分钟、6分钟的心电图并同时测量血压。以后每5分钟测定一次，直至各项指标接近试验前的水平或患者的症状或其他严重异常表现消失为止。运动试验终点必须严格把握，极量运动试验的终点为达到生理极限或预计最大心率；亚极量运动试验的终点为达到亚极量心率；症状限制运动试验的终点为出现必须停止运动的指征；低水平运动试验的终点为达到特定的靶心率、血压和运动强度。

2. 踏车运动试验 受试者坐在或卧在有功率计的踏车做心电运试验，负荷递增方案（表 2 - 20），其余要求与平板运动试验相同。

表 2 - 20 WHO 推荐踏车运动试验方案

分级	运动负荷（kg·m/min）		运动时间（分钟）
	男	女	
1	300	200	3
2	600	200	3
3	900	600	3
4	1200	800	3
5	1500	1000	3
6	1800	1200	3
7	2100	1400	3

3. 手摇功率计试验方案 根据患者情况选择，负荷递增方案为：手摇速度不变，一般可选择 40 ~ 70r/min；运动起始负荷一般为 12.5W，每级负荷增量为 12.5W，每级持续时间为 2 分钟，直至疲劳至极。其余要求与平板运动试验相同。

（四）试验阳性评定标准

在试验中符合下列条件之一者为阳性：①在 R 波为主的导联，运动中或运动后出现 ST 段下移 = 0.1mV，持续 2 分钟以上；运动前原有 ST 段下移者，应在原基础上再下移 = 0.1mV，持续 2 分钟以上；②无病理性 Q 波导联，在运动中或运动后出现 ST 段弓背向上抬高 = 0.1mV，持续时间达 1 分钟以上；③运动中出现典型心绞痛；④运动中血压下降超过 10mmHg，或有全身反应，如低血压休克者。

知识链接

冠心病运动疗法与传统治疗方法比较

①有氧运动能增加心脏对氧的摄取和利用，增加心肌的氧供应量，改善心肌的血液循环，促进心肌侧支循环的形成，因而能改善患者的心脏功能，递转冠心病的发展；②运动可降低血脂，使血脂代谢平衡稳定，延缓、阻止冠脉粥样斑块形成，使潜在动脉粥样硬化消退；③运动后体重与血压下降，心率减慢，减轻了心脏负荷与耗氧量；④运动可使周身循环改善，免疫力提高，感染性疾病发生率明显减少，有利改善患者身体状况。

二、有氧运动能力测定

临床上肺功能评定包括基本肺容积（潮气量、补吸气量、补呼气量和残气量）、肺活量的测定与肺通气功能（静息通气量、最大通气量、用力肺活量）评定和有氧、无氧代谢能力评定。有氧运动有增强肺活量与增强心脏功能两大效能，本节主要描述有氧运动能力测定。

（一）定义

有氧运动是指人体在氧气充分供应的情况下进行的体育锻炼。即在运动过程中，人体吸入的氧气与需求相等，达到生理上的平衡状态。有氧运动能力也是人体运动能力的基础，任何运动都离不开有氧运动能力的支撑。有氧运动能力的测定具有重要的评价意义。

（二）测定方法

检测有氧运动能力目前常采用直接测定、间接测定两种方法。前者通常使用功率计做功，通过气体代谢仪测定出吸入和呼出氧气和二氧化碳的浓度，不同的运动项目可以使用不同的功率计，如跑台、功率自行车、划船功率计、游泳槽等。直接测定需要精密仪器，花费也高。后者主要用于健康评估（包括大众健身），此法一般通过亚极限强度下测定心率，推测有氧运动能力，常用的方法有Bruce法、Cooper十二分钟跑、台阶试验等。

1. Bruce 法　通过跑台和心率监测仪，当心率达到180次/分时记录运动时间。

2. Cooper 十二分钟跑　测试12分钟内跑出的最大距离，然后与标准值对比评判心肺功能。需要指出的是，只有在12分钟跑后3秒内的心率小于"180 – 年龄"时，跑出的距离才有效。

3. 台阶试验　是受试者做3分钟上、下台阶的持续运动后立刻静坐，分别测量运动后第1、第2、第3分钟末的心率。

（三）测定内容与计算方法

反映有氧代谢能力的常用指标为最大摄氧量（VO_{2max}）和无氧阈（AT）。VO_{2max}是指人体在运动时单位时间所能摄取的最大氧量，是综合反映心肺功能状态和体力活动能力的最好指标。其大小取决于心排血量、动静脉氧分压差、氧弥散能力和肺通气量，可直接测定或间接推算。无氧阈是指人体在递增负荷强度时，由有氧代谢开始向无氧代谢转变的临界点，一般为最大摄氧量的50%~60%。

1. 直接测定法

（1）心血管测定法　有损伤，实际应用较少。计算方法为VO_{2max} = 心排血量 × 动静脉氧分压差，其中心排血量 = 每搏量 × 心率。

（2）呼吸测定法　计算方法为VO_{2max} = 吸气量 × 动静脉氧分压差。

2. 间接测定法　通过运动时的心率和运动完成的功率推测受试者的最大摄氧量。

（1）Bruce法　通过跑台和心率监测仪，当心率出现180次/分时记录运动时间。计算方法为VO_{2max} = 6.70 – 2.82 × 性别（男 = 1，女 = 2）+ 0.056 × 运动时间（秒）。

（2）Cooper十二分钟跑法　受试者竭尽全力的跑12分钟，记录完成的距离。计算方法为VO_{2max} = 35.97 × 距离（里）– 1.29。

（四）影响因素

最大摄氧量测定结果主要受年龄、性别、遗传、环境、训练等与测试误差和体脂率（体内脂肪占体重的百分比）等因素影响。

第八节　护理健康评估

PPT

一、一般状态评估

（一）生命体征

生命体征是评价生命活动存在与否及其质量的指标，包括体温、脉搏、呼吸、血压，为护理评估时必须检查的项目之一。

1. 体温

（1）体温测量及正常范围

1）口测法　将消毒后的体温计置于患者舌下，让其紧闭口唇，5 分钟后读数。正常值为 36.3 ~ 37.2℃。使用该法时应嘱患者不用口腔呼吸，以免影响测量结果。该法结果较为准确，但不能用于神志不清者。

2）肛测法　让患者取侧卧位，将肛门体温计头端涂布润滑剂后，徐徐插入肛门内达体温计长度的一半为止，5 分钟后读数。正常值为 36.5 ~ 37.7℃。该法测量值稳定，多用于神志不清者。

3）腋测法　将体温计头端置于患者腋窝深处，嘱患者用上臂将体温计夹紧，10 分钟后读数。正常值 36 ~ 37℃。使用该法时，应将腋窝汗液擦干，以免影响测定结果。该法简便、安全，且不易发生交叉感染，为最常用的体温测定方法。

4）额测法　是用红外线测温计，测量额头皮肤温度，仅用于体温筛查。

生理情况下，体温有一定的波动。早晨体温略低，下午略高，在 24 小时内波动幅度一般不超过 1℃；运动或进食后体温略高；老年人体温略低，月经期前或妊娠期妇女体温略高。

（2）体温异常及其临床意义

1）体温高于正常　称为发热，见于感染、创伤、恶性肿瘤、脑血管意外及各种体腔内出血等。

2）体温低于正常　称为体温过低，见于休克、严重营养不良、甲状腺功能低下及过久暴露于低温环境下。

2. 脉搏

是指动脉的搏动。最常采用触诊桡动脉的搏动，评估时注意脉率、节律、强弱及管壁弹性。

（1）评估方法　一般多选择桡动脉为测量部位，在某些特殊情况下也可选择颈动脉、肱动脉、股动脉、足背动脉等。协助被评估者取仰卧位或坐位，手臂放于舒适位置，腕部伸展。评估者以示指、中指和环指的指腹平放于被评估者桡动脉搏动处，压力大小以清楚触到脉搏为宜，计数 1 分钟。

（2）正常状态　正常成年人安静状态下脉率为 60 ~ 100 次/分，节律规则。3 岁以下儿童多在 100 次/分以上，老年人偏慢。

（3）常见异常脉搏及其临床意义

1）速脉　指成年人安静状态下脉率每分钟超过 100 次，又称为脉速、心动过速。见于发热、甲状腺功能亢进症、贫血、心力衰竭等。

2）缓脉　指成年人安静状态下脉率每分钟少于 60 次，又称为脉缓、心动过缓。常见于颅内压增高、房室传导阻滞、甲状腺功能减退症、阻塞性黄疸等。

3）水冲脉　指脉搏骤起骤降，犹如潮水涨落。因脉压增大所致，见于主动脉瓣关闭不全、甲状腺功能亢进症及严重贫血等。评估时，紧握被评估者手腕掌面桡动脉处，将其前臂抬举过头，可明显感知犹如水冲的脉搏。

4）交替脉　指节律规则而强弱交替的脉搏。一般认为系左心室收缩力强弱交替所致，是左心衰竭的重要体征之一，见于高血压性心脏病、急性心肌梗死等导致的心力衰竭。

5）奇脉　指吸气时脉搏明显减弱或消失，又称"吸停脉"。在心包填塞时，吸气时右心舒张受限，回心血量减少，右心排血量不能补偿吸气时肺循环血容量增加，使肺静脉回流入左心房血量减少，左心室排血减少，形成脉搏减弱，甚至不能摸及。见于心包积液和缩窄性心包炎。

6）脉搏短绌　指在同一单位时间内，脉率少于心率，又称为绌脉。其特点为心律完全不规则，心率快慢不一，心音强弱不等。其发生是因为有的时候心脏的射血准备不充分，那么射出的力量小，射出的血量很少，不足以引起外周血管的搏动，常见于心房颤动。由两名护士一人测脉搏，一人测心率，测心率护士看表叫开始测一分钟结束，以分数式记录（心率/脉率）。

3. 呼吸

（1）评估方法 静息状态下观察胸壁或腹壁的起伏，一吸一呼为一次，测 1 分钟记数。危重患者呼吸微弱时，可用棉花纤维放于患者鼻孔前，观察棉花纤维吹动次数，测 1 分钟记数。测量时要注意呼吸频率、深度、节律，并注意呼吸气味的改变。

（2）正常状态 正常成年人静息状态下，呼吸节律规整，深浅适度，男性、儿童以腹式呼吸为主，女性也胸式呼吸为主，频率为 16～20 次/分，呼吸与脉搏之比为 1∶4。新生儿呼吸频率较快，约 44 次/分，随年龄增长而逐渐减慢。

（3）呼吸气味

1）烂苹果味 见于糖尿病酮症酸中毒。

2）肝腥味 见于肝性脑病患者。

3）氨臭味 见于尿毒症患者。

4）刺激性蒜味 见于有机磷农药中毒患者。

5）恶臭味 见于支气管扩张或肺脓肿患者。

（4）常见异常呼吸及其临床意义

1）呼吸过速 指呼吸频率超过 20 次/分，见于高热、贫血、甲状腺功能亢进症等。一般体温升高 1℃，呼吸约增加 4 次/分。

2）呼吸过缓 指呼吸频率低于 12 次/分，见于麻醉剂或镇静剂过量、颅内压增高等。

3）呼吸浅快 见于肺炎、胸膜炎、胸腔积液、呼吸肌麻痹、腹腔积液、肥胖等。

4）呼吸深快 见于剧烈运动、情绪激动等。严重代谢性酸中毒时，亦出现深而快的呼吸，称为库斯莫尔（Kussmaul）呼吸或酸中毒大呼吸，见于尿毒症酸中毒、糖尿病酮症酸中毒等，为严重的代谢性酸中毒时，机体为排除过多的二氧化碳而进行的代偿调节。

5）潮式呼吸 又称陈-施（Cheyne-Stokes）呼吸，表现为呼吸由浅慢逐渐变为深快，再由深快转为浅慢，随后呼吸暂停，如此周而复始。

6）间停呼吸 又称比奥（Biot）呼吸，表现为有规律的呼吸几次后，突然停止一段时间，后又开始规律呼吸，周而复始。

潮式呼吸和间停呼吸都是因呼吸中枢的兴奋性降低，使调节呼吸的反馈系统失常所致。多见于中枢神经系统疾病如脑炎、脑膜炎、颅内压增高、巴比妥类药物中毒所致的呼吸抑制。其中间停呼吸较潮式呼吸更严重，多在临终前出现。

4. 血压
通常指体循环动脉血压，是重要的生命体征。临床上常选择上肢肱动脉。血压主要取决于外周血管阻力、大动脉壁的弹性、心搏出量及心肌收缩力。

（1）测量方法 目前临床上广泛采用间接测量法，即袖带加压法测量血压。常用的血压计有弹簧式和电子血压计，以汞柱式血压计最为常用。测量血压时，被评估者在安静环境下休息 5～10 分钟，取坐位或仰卧位，被测上肢裸露，上臂与心脏在同一水平。将袖带紧贴皮肤缠于上臂，使其下缘距肘窝横纹上方 2～3cm 袖带的中央位于肱动脉表面。将听诊器体件放置在肱动脉搏动处，向袖带内充气，边充气边听诊，充气至肱动脉搏动消失时，再升高 20～30mmHg 后，缓慢放气。当听到第一次声响时，血压计上的读数为收缩压，继续放气，声音逐渐增强，然后突然减弱变为低沉，最终消失，声音消失时的读数为舒张压。收缩压与舒张压之差为脉压。血压记录用收缩压/舒张压表示，单位为毫米汞柱（mmHg）。

（2）血压标准 根据《中国高血压防治指南》（2010 年修订版），18 岁以上成年人血压正常值：收缩压 90～139mmHg，舒张压 60～89mmHg。

（3）血压改变的临床意义

1）高血压　指安静、清醒状态下，至少 3 次非同日测得的血压值，收缩压均≥140mmHg 和（或）舒张压≥90mHg。其中绝大多数患者为原发性高血压，约 5% 继发于肾脏疾病、肾上腺肿瘤等。

2）低血压　血压低于 90/60mmHg 者称为低血压。常见于休克、急性心肌梗死等，亦可见于直立性低血压。

3）脉压的改变　脉压增大（＞40mmHg），结合病史可考虑主动脉瓣关闭不全、甲状腺功能亢进症等；脉压减小（＜30mmHg），见于主动脉瓣狭窄、心包积液、严重心力衰竭等。

（二）意识状态

意识是指中枢神经系统对体内外刺激的应答能力，是人对周围环境及自身状态的识别和觉察能力。

意识清醒表现为觉醒状态正常，有良好的定向力（包括对时间、空间、人物及自身的判断力），意识内容正常（包括认知、记忆、思维、推理、判断、情感等）。正常人意识清晰，定向力正常，反应敏捷精确，思维和情感正常，语言流畅准确。

当颅脑及全身的严重疾病损伤了大脑皮质及上行性网状激活系统，出现对周围环境及自身状态的识别和觉察能力出现障碍的精神状态，为意识障碍。根据患者对刺激的反应，回答问题的准确性、肢体活动情况、痛觉试验、神经反射等判断，可将意识障碍分为以下几种。

1. 嗜睡　是程度最轻的意识障碍。患者处于持续睡眠状态，可唤醒，醒后能正确回答问题及作出各种反应，刺激停止后又很快入睡，属病理性倦睡。

2. 意识模糊　是意识水平轻度下降，较嗜睡为深的意识障碍。患者能保持简单的精神活动，但对时间、地点、人物的定向能力发生障碍。

3. 昏睡　患者处于熟睡状态，不易唤醒。强刺激下（如压迫眶上神经、摇动患者身体等）虽可被唤醒，但很快入睡，醒时答话含糊或答非所问。

4. 昏迷　为意识的持续中断或完全丧失，是最严重的意识障碍。按其程度可分为以下几种。

（1）浅昏迷　意识大部分丧失，无自主运动，对声、光刺激无反应，对疼痛刺激尚可出现痛苦的表情或肢体退缩等防御反应。角膜反射、瞳孔对光反射、眼球运动、吞咽反射等可存在。

（2）深昏迷　对周围事物及各种刺激均无反应，全身肌肉松弛，对各种刺激全无反应。深、浅反射均消失。

此外，还有一种以兴奋性增高为主的高级神经中枢急性活动失调状态，称为谵妄。临床上表现为意识模糊、定向力丧失、感觉错乱（幻觉、错觉）、躁动不安、言语杂乱。谵妄可发生于急性感染的发热期间，也可见于某些药物中毒（如颠茄类药物中毒、急性酒精中毒）、代谢障碍（如肝性脑病）、循环障碍或中枢神经疾患等。由于病因不同，有些患者可以康复，有些患者可发展为昏迷状态。

（三）瞳孔

瞳孔是虹膜中央的孔洞，评估时应注意瞳孔的形状，大小，双侧是否等圆、等大，对光反射及集合反射等。

1. 瞳孔的形状与大小　正常为圆形，直径为 3~4mm，双侧等大、等圆。瞳孔的形状可因疾病而变化，青光眼或眼内肿瘤时，瞳孔可呈椭圆形；虹膜粘连时瞳孔的形状可不规则。

（1）生理情况下，婴幼儿和老年人瞳孔较小，在光亮处瞳孔较小；青少年瞳孔较大，兴奋或在暗处瞳孔扩大。

（2）病理情况下：①瞳孔缩小，见于虹膜炎症、中毒（有机磷类农药、毒蕈中毒）、药物反应（毛果芸香碱、吗啡、氯丙嗪）等；②瞳孔扩大见于外伤、颈交感神经刺激、视神经萎缩、药物影响

（阿托品、可卡因）等；③双侧瞳孔散大并伴有对光反射消失为濒死状态的表现；④双侧瞳孔大小不等，常提示有颅内病变，如脑外伤、脑肿瘤、中枢神经梅毒、脑疝等。

2. 对光反射　包括直接对光反射和间接对光反射。评估时嘱被评估者注视正前方，光源从侧方照入瞳孔，观察其动态反应。正常人用手电筒直接照射一侧瞳孔，该侧瞳孔立即缩小，移开光源后瞳孔迅速复原，称为直接对光反射。用一手隔开两眼（挡住光线），用手电筒照射一侧瞳孔时，对侧瞳孔也立即缩小，移开光线，瞳孔扩大，称为间接对光反射。对光反射迟钝或消失见于昏迷患者。

3. 集合反射　嘱被评估者注视1m以外的目标（通常是评估者的示指尖），然后将目标迅速移近眼球（距眼球5～10cm），正常人此时可见瞳孔逐渐缩小，称为调节反射；再次将目标由1m外缓慢移近眼球，此时双侧眼球向内聚合，称为集合反射。甲状腺功能亢进时集合反射减弱；动眼神经功能损害时，集合反射和调节反射均消失。

（四）面容与表情

健康人面色红润、表情自然、神态安逸。患病后常可出现面容和表情的变化。

1. 急性病容　面色潮红，兴奋不安，鼻翼扇动，口唇疱疹，表情痛苦。多见于急性感染性疾病，如肺炎球菌肺炎、疟疾、流行性脑脊髓膜炎等。

2. 慢性面容　面容憔悴，目光呆滞，面色灰暗，精神萎靡，瘦弱无力，多见于消耗性疾病、如严重肺结核、肝硬化（肝病面容）等。

3. 甲状腺功能亢进症面容　眼裂增大，眼球凸出，目光有神，瞬目减少，惊愕兴奋，烦躁易怒。

4. 二尖瓣面容　面容晦暗，两颊淤血性发红，口唇发绀，见于风湿性心脏病二尖瓣狭窄患者。

5. 肢端肥大症面容　头颅增大，面部变长，下颌增大向前伸，眉及两颧隆起，鼻及颏部肥大，口唇肥厚，牙缝增宽。

6. 满月面容　面圆如满月，皮肤发红，常伴有痤疮和毛发增多，见于柯兴综合征及长期应用肾上腺皮质激素者。

7. 面具脸　面部呆板，无表情，因面部表情肌活动受抑制所致，多见于帕金森。

8. 苦笑面容　面肌痉挛，牙关紧闭，呈苦笑状，见于破伤风。

9. 贫血面容　面色苍白，唇舌色淡，表情疲惫，见于各种贫血。

（五）发育与体型

发育的正常与否，通常以年龄、智力和体格发长状态（身高、体重及第二性征）之间的关系来判断。发育正常时，年龄和体格成长状态之间的关系是均衡的。一般判断成年人正常发育的指标为：胸围等于身高的一半；两上肢展开的长度等于身高；坐高等于下肢的长度。体型是指身体各部分发育的外观表现，包括骨骼、肌肉的成长与脂肪分布的状态等。临床上把成年人的体型分为三种。

1. 无力型（瘦长型）　体高肌瘦、颈细长、肩窄下垂、胸廓扁平、腹上角小于90°。

2. 超力型（矮胖型）　体格粗壮、颈粗短、面红、肩宽平、胸围大、腹上角常大于90°。

3. 正力型（匀称型）　身体的各部分结构匀称适中，一般正常人多为此型。

临床上常见的病态发育和内分泌的关系最为密切，幼年期的营养状况也可影响发育。

（六）营养状态

机体的营养状态与食物的摄入、消化吸收和代谢等因素密切相关，可作为鉴定健康和疾病的指标之一。营养过度和营养不良均为营养状态异常，营养过度引起肥胖，营养不良引起消瘦。营养状态可通过皮肤、毛发、皮下脂肪、肌肉的发育情况等进行评估。

1. 营养状态评估

（1）体重与身高　应于清晨、空腹、排便后，使用体重计进行测量。

1）标准体重 标准体重（kg）＝身高（cm）－105。±10%范围内属于正常；超过标准体重20%为肥胖；低于标准体重的10%为消瘦，极度消瘦称为恶病质。

2）体重指数（body mass index，BMI） 体重指数（BMI）＝体重（kg）／身高^2（m^2）。我国成人BMI正常范围为18.5～23.9kg/m^2，BMI＜18.5kg/m^{2}为消瘦，BMI 24～27.9kg/m^{2}为超重，BMI≥28kg/m^{2}为肥胖。

（2）皮褶厚度 临床上通过测量皮下脂肪厚度来评估脂肪的贮存情况，常用的测量部位有肱二头肌，肩胛骨下和脐部。以三头肌皮褶厚度（triceps skinfold，TSF）测量最常用。评估方法：被评估者取立位，双上肢自然下垂，掌心对着大腿侧面，评估者站在被评估者背面，用拇指和示指在肩峰至尺骨鹰嘴连线中点的上方2cm处捏起皮褶，捏时两指间的距离为3cm，用皮脂卡测量被捏起的皮肤皱褶的厚度，重复3次取其平均值。中国健康成年人标准厚度：男性为13.1mm±6.6mm，女性为21.5mm±6.9mm。TSF实测值＞90%以上为正常，80%～90%为轻度营养不良，60%～80%为中度营养不良，＜60%为重度营养不良。

2. 营养状态分级 临床上营养状态一般分为良好、中等、不良三个等级。

（1）良好 皮肤黏膜红润、有光泽、弹性好，皮下脂肪丰满，肌肉结实，毛发、指甲润泽，肋间隙及锁骨上窝深浅适中，肩胛部、股部肌肉丰满，皮褶厚度正常或增大。

（2）不良 皮肤黏膜干燥、弹性减低，皮下脂肪菲薄，皮褶厚度低于正常，肌肉松弛无力，毛发稀疏，指甲粗糙无光泽。肋间隙及锁骨上窝凹陷，肩胛部、髂骨嶙峋突出。

（3）中等 介于两者之间。

3. 营养状态异常

（1）营养不良 多表现为消瘦，极度消瘦为恶病质。引起营养不良的主要原因是营养摄入不足和消耗增多。常见于长期或严重的疾病，如消化道疾病所致的摄食障碍或消化吸收不良、活动性结核、肿瘤、糖尿病、甲状腺功能亢进症等。

（2）营养过度 肥胖主要原因为摄食过多，也与内分泌、生活方式、遗传、运动及精神因素等有关。肥胖可分为原发性肥胖和继发性肥胖，临床上以前者多见。原发性肥胖亦称单纯性肥胖，其特点为体内脂肪分布较均匀，多因摄食过多或运动过少所致。继发性肥胖是指由内分泌、代谢疾病等引起，如甲状腺功能减退症、皮质醇增多症等引起的肥胖。

（七）体位

体位指个体身体在卧位时所处的状态，疾病时常可使体位发生改变。常见的体位有自动体位、被动体位、强迫体位三种。

1. 自动体位 健康人、病情较轻或疾病早期，身体活动自如，不受限制。

2. 被动体位 患者不能随意调整体位及移动肢体位置，见于极度衰弱或意识丧失（昏迷、偏瘫等）。

3. 强迫体位 为减轻痛苦，被迫采取某种体位。常见的强迫体位有以下几种。

（1）强迫仰卧位 仰卧，双腿蜷曲以减轻腹肌紧张，见于急性阑尾炎、腹膜炎。

（2）强迫侧卧位 胸膜疾患时，迫使患者侧卧于患侧，以减轻疼痛和有利于健侧代偿呼吸。见于胸腔积液、肺脓肿、大叶性肺炎、气胸等。

（3）强迫坐位 患者坐于床沿，两手置于膝部或床边，此种坐位可使横膈下降，肺换气量增加，下肢回心血量减少，减轻心脏负荷。见于心力衰竭、支气管哮喘等。

（4）强迫蹲位 在活动过程中，由于呼吸困难或心悸而采取蹲踞体或胸膝以缓解症状，见于发绀型先天性心脏病。

（5）强迫停立位　步行时心前区疼痛突然发作，常被迫立刻战立，并以右手按抚心前区。见于心绞痛。

（6）辗转体位　腹痛发作时，患者辗转反侧，坐卧不安。见于胆石症、胆道蛔虫症、肾绞痛。

（7）角弓反张位　头向后仰，胸腹前凸，背过伸，躯干呈弓形。见于破伤风及小儿脑膜炎。

（8）强迫俯卧位　为减轻脊背肌肉的紧张程度而采取的体位，见于脊柱疾病。

二、皮肤、黏膜评估

皮肤、黏膜本身的疾病很多见，许多全身疾病在病程中也可出现皮肤、黏膜的病变反应。皮肤的完整性受损的患者，在护理工作中要特别关心和注意。

（一）皮肤、黏膜颜色

皮肤、黏膜的颜色的变化与毛细血管的分布、血液的充盈度、血色素量的多少、皮下脂肪的厚薄有关。

1. 苍白　皮肤、黏膜苍白多由于血红蛋白减少或末梢毛细血管充盈不足所致，特别是口唇的毛细血管十分丰富，一旦发生虚脱、贫血、休克及主动脉瓣关闭不全等可见皮肤黏膜苍白。此外寒冷和惊恐也可因末梢毛细血管痉挛而变苍白。仅见于肢端苍白，可能与肢体动脉痉挛或阻塞有关。如雷诺病、血栓闭塞性脉管炎。

2. 发红　皮肤、黏膜发红是由于毛细血管扩张充血，血流加速及增多或红细胞量增多所致。

（1）生理性　见于运动和饮酒。

（2）发热性疾病　如急性肺炎、流感，肺结核患者有午后两颊潮红。

（3）中毒　如阿托品中毒，一氧化碳中毒患者黏膜呈樱桃红色。

（4）肾上腺皮质激素增多　皮肤可有持久性发红。

（5）局部皮肤、黏膜发红　见于各部位感染。如眼结膜炎、鼻黏膜炎、咽炎、扁桃体炎、皮肤软组织感染等。

3. 发绀　是皮肤黏膜呈青紫色，主要为血液中还原血红蛋白的绝对量增多（超过50g/L）而引起。少数由于血液中含有异常血红蛋白衍化物所致。发绀在口唇、鼻尖、颊部和甲床容易观察到。

（1）血液中还原血红蛋白增多见于心、肺疾病，如发绀性先天性心脏病、心功能不全、严重的呼吸系统疾病及严重休克。应注意的是严重贫血的患者（血红蛋白 <50g/L）一般不出现发绀。

（2）血液中含有异常血红蛋白的衍化物，如伯氨喹啉、亚硝酸盐（大量食用变质蔬菜可致）、中毒引起高铁血红蛋白症。

4. 黄染　皮肤黏膜发黄称黄染，主要见于黄疸患者，是由于血液中胆红素浓度超过34.2umol/L时，渗入皮肤黏膜使之发黄。早期或轻微黄疸见于巩膜及软腭黏膜，较明显时才出现于皮肤。见于胆道阻塞、肝细胞损害或溶血性疾病。此外，过多食用胡萝卜、南瓜、橘子汁可使皮肤黄染，但发黄部位多在手掌、足底皮肤，一般不发生于巩膜和口腔黏膜。

巩膜检查应在自然光线下，嘱患者眼球向下看，进行观察。正常人巩膜呈瓷白色，黄疸时巩膜呈均匀的黄色。中年以上的部分患者内眦部可出现分布不均匀的黄色脂肪斑块，应与黄疸相鉴别。

5. 色素沉着　由于表皮基底层的黑色素增加，以致部分或全身皮肤色泽加深，好发于身体外露部位，以及乳头、摩擦部位、疤痕等处。见于慢性肾上腺皮质功能减退、肝硬化等疾病。

（二）皮疹

多为全身性疾病的征候之一，是临床诊断某些疾病的重要依据。皮疹的种类很多，可分为斑疹、玫瑰疹、丘疹、斑丘疹、荨麻疹等。常见于皮肤病、传染病、过敏反应等。

（三）紫癜

泛指皮肤或黏膜下出血，其广泛程度与出血面积视病情而异，按其大小不同可分为以下几种。

1. 瘀点　直径不超过2mm。小的出血点容易和红色的皮疹或小红痣相混淆，皮疹在加压时一般可以退色或消失，出血点和小红痣加压皆不褪色，但小红痣于触诊时感到稍高出皮面，并且表面光亮。

2. 紫癜　皮下出血直径在3~5mm。

3. 瘀斑　皮下出血直径在5mm以上者。

4. 血肿　片状出血伴局部皮肤隆起。

皮肤、黏膜下出血，除损伤外，常见于血液系统疾病，如再生障碍性贫血、白血病等，此外在重症感染、工业毒物或药物中毒时也可出现。

（四）蜘蛛痣

蜘蛛痣是皮肤小动脉末端分支性扩张所形成的血管痣，形如蜘蛛，多见于头面、颈、上臂及前胸等上腔静脉分布的区域内。评估时用棉签杆或铅笔尖压迫痣中心（即中央小动脉干部位），其辐射状小血管网即消失，去除压力又有出现。一般认为蜘蛛痣的产生与体内雌激素水平增高有关，常见于慢性肝炎、肝硬化等，也可见于健康妇女的妊娠期。患者手掌大、小鱼际处常发红，加压后褪色称为肝掌，发生机制与蜘蛛痣相同。

（五）弹性

皮肤的弹性与年龄、营养状态及组织间隙含液量多少有关。青年人皮肤弹性较好，老年人皮肤弹性减退。检查方法用示指和拇指将患者手背皮肤捏起，正常情况下，松手后皮肤皱褶迅速平复。弹性减退时皮肤皱褶平复缓慢。见于严重脱水。

（六）湿度与温度

正常生理情况下皮肤的温度、湿度与气温有关，病理情况下，出汗过多和无汗都有诊断意义。

1. 皮肤异常干燥　见于脱水、维生素A缺乏症、黏液性水肿。

2. 汗多　见于甲状腺功能亢进症、风湿热、结核病。

3. 皮肤湿冷　见于虚脱、休克。

（七）水肿

水肿是由于皮下组织的细胞内及组织间隙中液体潴留过多所致。若以手指加压，局部组织出现凹陷，称凹陷性水肿；黏液性水肿经手指加压后局部组织无凹陷，称非凹陷性水肿。

1. 分类　根据凹陷性水肿程度分为轻、中、重三种。

（1）轻度　仅见于眼睑、踝部及胫骨前。指压后可见局部组织轻度凹陷，平复较快。

（2）中度　全身软组织均可见明显的或较深的组织凹陷，平复缓慢。

（3）重度　全身严重水肿，低位部分皮肤紧张、发亮，甚至有液体渗出。此外，胸腔、腹腔亦可见积液。

2. 临床意义

（1）全身性水肿

1）心源性水肿　主要见于右心衰竭。水肿特点是首先出现在身体低垂部位，能起床活动者最早出现于踝内侧及胫骨前，起床活动后水肿明显，休息后减轻或消失；经常卧床者以腰骶部较为明显，随着病情进展水肿由下向上波及全身，严重时发生胸腔积液、腹腔积液等。水肿性质为凹陷性，常伴有右心衰竭的表现，如颈静脉怒张、肝大、肝颈静脉回流征阳性等。

2）肾源性水肿　常见于各型肾炎和肾病综合征患者。水肿特点为首先出现于眼睑、颜面部等疏松组织，由上向下发展为全身性水肿，水肿于晨起时重，以后逐渐减轻，肾炎性水肿多为非凹陷性，肾病性水肿多为凹陷性。患者常伴有尿液检查异常、肾功能损害、肾性高血压等。

3）肝源性水肿　常见于肝硬化失代偿期。水肿特点以腹腔积液为主要表现，也可首先出现踝部水肿，逐渐向上蔓延，而头面部及上肢常无水肿。患者常伴有肝性面容、食欲减退、黄疸等肝硬化表现。

4）营养不良性水肿　见于慢性消耗性疾病长期营养缺乏者。水肿特点先从足部开始逐渐蔓延到全身，常伴有体重减轻的表现。

5）其他原因的水肿　黏液性水肿、药物性水肿等。

（2）局部性水肿　常因局部静脉、淋巴回流受阻或毛细血管通透性增加所致。见于局部炎症或过敏、上腔或下腔静脉阻塞综合征、丝虫病等。

（八）皮肤、黏膜糜烂、破损与溃疡

1. 口腔黏膜　注意有无溃疡及霉菌感染。黏膜溃疡见于口腔炎症；霉菌感染见于重病衰弱患者或长期使用广谱抗生素者。

2. 咽及扁桃体

（1）评估方法　检查者右手执压舌板，左手持手电筒，被检查者头略后仰，口张大并发"啊"音，此时用压舌板置于舌前2/3与后1/3的交界处迅速下压，在照明的配合下可看清咽喉及扁桃体。评估咽部有无充血、肿胀、溃疡、分泌物；扁桃体有无充血、分泌物或脓液等。

（2）临床意义　如咽部黏膜充血红肿，咽痛，考虑急性咽炎；咽部发红，表面粗糙，淋巴滤泡呈簇状增生，考虑慢性咽炎；急性扁桃体炎时，扁桃体增大，表面有黄白色分泌物或渗出物形成苔状假膜，但易于剥离；如假膜不易剥离，强行剥离易出血，则为咽白喉。

扁桃体肿大一般分为三度：扁桃体不超过咽腭弓为Ⅰ度；扁桃体超出咽腭弓为Ⅱ度；扁桃体达到或超出咽后壁中线为Ⅲ度。

3. 皮肤受压部位　有无破损及压疮。

三、淋巴结评估

正常情况下浅表淋巴结很小，不易触及。偶可触及颈淋巴结、颌下淋巴结或腹股沟淋巴结，但一般直径不超过0.5cm，表面光滑，质软而无压痛，可活动，与周围组织无粘连。

（一）淋巴结检查法

淋巴结检查顺序为耳前→耳后→枕下→乳突区→颈后三角、颈前三角→锁骨上下窝→腋窝→滑车上→腹没沟→腘窝等。检查时患者的检查部位皮肤、肌肉应松弛。护士手指紧贴检查部位，由浅入深进行滑行触诊。如触及淋巴结，应注意其大小、数目、硬度、活动度，有无粘连，局部皮肤有无红肿、触痛。

（二）临床意义

1. 非特异性淋巴结炎　一般有压痛、质软、无粘连，可找到附近部位的原发病灶。

2. 淋巴结结核　常发生于颈部血管周围，大小不等，可互相粘连或与周围组织粘连。晚期脓肿破溃后形成瘘管。

3. 恶性肿瘤淋巴结转移　转移淋巴结质地坚硬，一般无压痛。胸部肿瘤如肺癌可向右侧锁骨上窝或腋部淋巴结群转移；胃癌多向左侧锁骨上淋巴结转移。

4. 全身性淋巴结肿大 淋巴结肿大遍及全身，大小不等，无粘连。见于淋巴瘤、白血病、传染性单核细胞增多症。

四、呼吸系统评估

（一）胸廓外形

正常胸廓两侧大致对称，成年人胸廓左右横径与前后径之比约为1.5∶1，小儿和老年人胸廓前后径略小于左右径或相等。

1. 扁平胸 胸廓扁平，前后径短于左右横径的一半。可见于慢性消耗性疾病，如肺结核，也可见于瘦长体型者。

2. 桶状胸 胸廓呈桶形，前后径增大，与左右径几乎相等，肋间隙加宽。多见于慢性阻塞性肺疾病，也可见于年老和矮胖体型者。

3. 佝偻病胸 胸廓前后径略大于左右径，胸部上、下长度较短。胸骨中、下段向前突起，称为鸡胸；沿胸骨两侧各肋软骨与肋骨交界处隆起，形成串珠状，称为佝偻病串珠；下胸部前面的肋骨外翻，沿膈附着的部位其胸壁向内凹陷形成的沟状带，称为肋膈沟；若胸骨下部剑突处显著内陷，形成漏斗胸。

4. 局部异常隆起及凹陷 胸廓单侧膨隆，见于一侧大量胸腔积液、气胸、胸腔肿瘤等患者；胸廓局限性凹陷，见于肺不张、胸膜粘连等患者。

（二）气管、肺和胸膜检查

1. 视诊 注意呼吸运动的改变。

（1）单侧呼吸运动改变 见于一侧肺脏或胸膜病变，患侧呼吸运动减弱或消失，而健侧呼吸运动代偿性增强。

（2）双侧呼吸运动减弱 见于肺气肿患者。

（3）吸气性呼吸困难 表现为吸气费力，严重时可出现"三凹征"，即胸骨上窝、锁骨上窝、肋间隙及腹上角在吸气时有明显凹陷，并有吸气时间延长。见于上呼吸道部分梗阻患者，如喉或气管存在炎症、水肿、异物等情况。

（4）呼气性呼吸困难 表现为呼气费力，并有呼气时间延长。见于下呼吸道部分梗阻患者，如支气管哮喘、阻塞性肺气肿。

2. 触诊

（1）气管触诊

1）评估方法 检查时患者取坐位或仰卧位，护士将右手示指和无名指分别置于两侧胸锁关节处，中指触摸气管。若中指恰在示指与无名指中间，则气管居正中。若两侧距离不等，则表示气管有偏移。

2）临床意义 一侧胸腔积液、积气、纵隔肿瘤及单侧甲状腺肿大可将气管推向健（对）侧；一侧肺不张、肺硬化、肺萎陷及胸膜粘连增厚可将气管拉向患侧。

（2）语颤 被检查者发出的语音声波，沿着气管、支气管及肺泡，传到胸壁引起共鸣的震动，用手掌可触及，称为触觉语颤或语音震颤。

1）评估方法 检查时检查者将两手掌平放于被检查者胸阔两侧对称部位，嘱其发同等强度"一"，手掌能感知震动。顺序为自上而下，由内向外，前壁—侧壁—后背，两手交替对比两侧对应部位的语音震颤是否一致。

2）临床意义 正常人两侧语颤相等，肺实变、压迫性肺不张可致语颤增强，气胸、胸腔积液、肺气肿可致语颤减弱或消失。

3. 叩诊 用间接叩诊法自上而下叩击患者胸部，边叩边做左、右或上、下对比。

（1）正常叩诊音 肺部叩诊音为清音；覆盖有少量含气组织的实质器官叩诊音呈浊音；叩击不含气的实质性脏器如心、肝等呈实音；左侧第 5～6 肋间隙以下为胃泡鼓音区。

（2）异常叩诊音

1）浊音或实音 见于肺炎、肺肿瘤、胸腔积液。

2）鼓音 见于气胸。

3）过清音 见于慢性阻塞性肺气肿。

4. 听诊 肺部听诊时患者宜取坐位，也可取卧位。听诊顺序一般从肺尖开始，自上而下，前胸、侧胸到背部，要上下对比和左右对比。患者微张口做均匀的呼吸，必要时可做较深呼吸或咳嗽几声后进行听诊，这样容易察觉呼吸音的改变及附加音的出现。

（1）正常呼吸音 正常肺部除在气管、大支气管附近可听到呼气长于吸气的支气管呼吸音和呼气、吸气等长的支气管肺泡呼吸音外，绝大部分肺部均可听到似微风吹拂的吸气较呼气长的肺泡呼吸音，两侧大致相等。

（2）异常肺泡呼吸音

1）两侧肺泡呼吸音均降低 见于全身衰弱、肺气肿。

2）病侧肺泡呼吸音降低 见于胸腔积液、气胸、肺不张、胸膜增厚，此时健侧可代偿性增强。

3）呼气音延长 下呼吸道狭窄，肺组织弹性减退等，导致呼气阻力增加、呼气驱动力减弱，见于支气管哮喘、慢性阻塞性肺气肿。

4）呼吸音粗糙 因支气管黏膜轻度水肿或炎症浸润致管壁不光滑或狭窄，使气流进入不畅所致。见于支气管和肺部炎症的早期。

（3）异常支气管呼吸音 在正常肺泡呼吸音部位若出现支气管呼吸音则为异常支气管呼吸音，见于肺实变、肺不张、肺纤维化。

（4）啰音 是正常呼吸音以外的附加音，按其性质及发生原理可分为干啰音和湿啰音。

1）干啰音 是气流通过狭窄的支气管腔或冲击支气管腔的黏稠分泌物使之震动所产生的音响。病变在较大支气管，发生的声音低而粗，称为鼾音；发生于小支气管者，音调高而尖，常伴有呼气音延长，称为哮鸣音。常见于喘息性支气管炎、支气管哮喘等。

2）湿啰音（水泡音） 是由于气流通过支气管或空洞内有较稀薄的分泌物时形成水泡并立即破裂所产生的声音。根据支气管管径大小及管腔内液体量的多少所发出的水泡音可分成四种（表 2-21）。

表 2-21 四种湿啰音比较

名称	部位	特点	时相	疾病
大水泡音（粗湿啰音）	气管、主支气管、空洞	响亮、水泡般	吸气早期	支扩、肺水肿、肺脓肿和肺结核空洞
中水泡音（中湿啰音）	中等支气管	较低调，较多分泌物	吸气中期	支气管炎、支气管肺炎
小水泡音（细湿啰音）	小支气管	稀疏、不连续	吸气后期	细支气管炎、支气管肺炎、肺淤血
捻发音	细支气管、肺泡	极细、均匀一致	吸气终末	肺淤血、肺炎早期、肺纤维化

（5）胸膜摩擦音 当胸膜发生炎症时，表面粗糙，随呼吸运动两层胸膜互相摩擦的声音，称为胸膜摩擦音。好像两手背互相摩擦时所产生的声音，呼气吸气均可听到。屏气时消失，深呼吸时声音可加强，一般在胸下部腋中线处最易听到。多见于结核性胸膜炎、胸膜肿瘤等。

五、循环系统评估

(一)视诊

1. 心前区隆起 儿童时期患心脏病且心脏显著增大,由于胸壁骨骼尚软,可使心前区隆起。成年人有大量心包积液时,心前区可饱满。

2. 心尖搏动 心脏收缩时,心尖冲击心前区,可引起局部搏动,称心尖搏动。正常时位于左侧第五肋间锁骨中线内侧 0.5~1.0cm 处,搏动的直径为 2.0~2.5cm。

心尖搏动的位置主要与体位、体型、妊娠等因素有关。平卧位时心尖搏动略上移;左侧卧位时可向左侧移位 2~3cm;右侧卧位时可向右侧移位 1.0~2.5cm;小儿、肥胖体型、妊娠心脏呈横位,心尖搏动向外上方移位(左锁中外 4 肋间);瘦长体型者心脏呈垂位,心尖搏动向内下移至第 6 肋间。心尖搏动的位置改变的病理因素如下。

(1)心脏疾病 左心室增大时,心尖搏动向左下移位;右心室增大时,心尖搏动向左移位。

(2)胸部疾病 凡能使纵隔及气管移位的胸部疾病,均可使心脏和心尖搏动移位。如一侧胸腔积液或气胸时心尖搏动移向健侧。一侧肺不张或胸膜粘连时心尖搏动移向患侧。

(3)腹部疾病 凡能使腹压增高、膈肌上抬的疾病均可使心尖搏动上移。

3. 颈静脉怒张和肝颈静脉回流征 正常人立位或坐位时颈静脉不显露,卧位时可稍见充盈。如坐位时亦可见颈静脉充盈,称颈静脉怒张,提示静脉压增高,上腔静脉回流障碍。见于右心功能不全,心包积液或纵隔肿瘤等。

用手按压患者肿大的肝脏时,可致颈静脉充盈更为明显,称肝颈静脉回流征阳性。它是右心功能不全重要征象之一。其原因是因为按压肝脏后使回流到右心的血流量增加,便原来已有淤血的右心房压力增高,不能完全接受回流的血量,因而颈静脉充盈更明显。

4. 颈动脉搏动 正常人在安静状态下看不到颈动脉搏动。如在安静状态下出现颈动脉明显搏动,则见于主动脉瓣关闭不全、甲状腺功能亢进及严重贫血。

5. 毛细血管搏动征 用手指轻压患者的指甲末端或用清洁玻璃片轻压患者的口唇黏膜,局部出现发红与苍白交替的节律性毛细血管搏动现象,称为毛细血管搏动征。其原理是由于收缩压增高或心搏出量增加,而舒张压降低或周围血管阻力减少所致。见于主动脉瓣关闭不全、甲状腺功能亢进症和严重贫血。

(二)听诊

心脏听诊是护理体检中比较复杂而又较重要的方法,如在心跳骤停的急救中,护士必须正确判断确无心音,才能抢救。因此,心脏听诊是观察重危患者和心血管患者的主要监测手段。心脏听诊时,患者应尽量采取心脏接近胸壁的体位,如卧位听诊时应取左侧卧位;如坐位听诊时,躯干前倾姿势比较合适。

1. 瓣膜听诊区 心脏各瓣膜开放、关闭时所产生的声音,常沿血流方向传导到前胸壁不同的部位。在体表听诊最清楚的部位即为心脏瓣膜听诊区。心脏瓣膜听诊区与该瓣膜口在胸壁上投影的位置并不完全一致。

(1)二尖瓣区 正常在心尖部(触到心尖搏动最强点),即位于左第五肋间锁骨中线内侧 0.5~1.0cm 处,又称为心尖区。

(2)肺动脉瓣区 在胸骨左缘第 2 肋间处。

(3)主动脉瓣区 在胸骨右缘第 2 肋间处。

(4)主动脉瓣第二听诊区 在胸骨左缘第三肋间处。

（5）三尖瓣区 在胸骨体下端左缘，即胸骨左缘第四、五肋间处。

2. 听诊内容

（1）心率 指每分钟的心跳次数。正常成年人心率为 60～100 次/分。

1）窦性心动过速 是指心率超过 100 次/分。见于剧列运动、过度紧张、发热、心肌炎等。

2）窦性心动过缓 是指心率低于 60 次/分。见于运动员、迷走神经兴奋性增高、心肌炎、冠心病等。

（2）心律 指心跳的节律。正常人心律是规则的。窦性心律不齐表现为随呼吸运动而改变的，吸气时心率增快，呼气时心率减慢。常见于一部分健康的青年人，一般无临床意义。听诊能发现的常见心律失常如下。

1）期前收缩 是在规则心律基础上，突然提前出现一次心脏搏动，其后有一较长间歇。频发者多见于器质性病变或洋地黄中毒。如过早搏动为每隔一个正常心脏搏动后出现，称二联律；如每隔两个正常搏动后出现一个过早搏动或一个正常搏动后出现两个过早搏动，则称为三联律。

2）心房颤动 是临床上常见的心律失常。心房颤动的临床听诊主要特点为：心律极不规则，快慢不一；心音强弱不一；心率与脉率不一，即每分钟心率大于脉率，称脉搏短绌。心房颤动常见于风湿性心脏病二尖瓣狭窄、冠心病和甲状腺功能亢进。

（3）心音 正常人心脏搏动时可听到两个性质不同的心音交替出现，分别称为第一心音和第二心音，部分青少年可闻及第三心音。

（4）心脏杂音 是在心音以外出现的一种具有不同频率、不同强度的夹杂音。是由于心脏疾病引起的瓣膜关闭不全或瓣膜狭窄，心脏内有漂浮物或异常通道，以及血流加速产生涡流等原因引起。杂音如发生在第一心音和第二心音之间，称为收缩期杂音；如发生在第二心音之后，称为舒张期杂音。舒张期杂音无论性质和程度如何，大多为病理性杂音。而收缩期杂音则要加以分析，轻而局限于心尖部（2 级以下），大部分属功能性；杂音较响（3 级以上），且常沿产生杂音的血流方向传导，多为病理性。

六、消化系统评估

（一）腹部分区

一般用九区法，以两条垂直线和两条水平线将腹部分成九个区。由连接两侧第十肋骨下缘及两侧髂前上棘的两条水平线，将腹部分为上、中、下三部；再通过髂前上棘至正中作两条垂直线而将上、中、下腹部各自分为左、中、右部，共九个区域。

（二）视诊

正常人腹部平坦、两侧对称，平卧时稍凹陷，站立时稍隆起。

1. 腹部膨隆 生理情况下见于肥胖、妊娠晚期；病理情况下见于大量腹腔积液、胃肠道胀气、腹部巨大肿瘤等。

2. 腹部凹陷 见于极度消瘦或严重脱水者，腹部凹陷严重时可呈"舟状型"。常见于恶性肿瘤晚期。

3. 腹式呼吸消失 见于腹膜炎症，腹肌和膈肌痉挛强直，如胃穿孔、急性腹膜炎、剧烈腹痛、大量腹腔积液均可使腹式呼吸减弱或消失。

4. 腹壁静脉曲张 正常人的腹壁静脉一般看不清楚，当门静脉循环障碍或上、下腔静脉回流受阻时，由于侧支循环形成，腹壁静脉可显而易见，甚至曲张。正常时，脐以上腹壁静脉血流方向向上，脐以下腹壁静脉血流方向向下。当门静脉高压时，静脉曲张以脐为中心，曲张静脉的血流方向与正常同，见于肝硬化患者。

5. 胃肠蠕动波及肠型　正常人一般不易在腹壁上见到胃肠蠕动波及肠型。只有极度消瘦者才可见到。当胃肠道发生梗阻时，梗阻的上部蠕动增强，可出现蠕动波。如幽门梗阻时，上腹部可见胃蠕动波，自左向右移动。肠梗阻时，在腹壁上可看到肠蠕动波和肠型。

（三）触诊

腹部触诊是观察腹部疾病，特别是消化系统疾病的主要方法，对腹痛的观察，腹痛患者急诊鉴别分科处理均有重要意义。

在一般被检查者采取仰卧位，两腿屈起并稍分开，使腹肌松弛，检查者立于被检查右侧。面对被检查者，态度和蔼、手掌温暖、手指并拢，用指腹及掌指关节部掌面先轻轻抚摸腹壁使被检查适应，然后由浅入深逐渐加压进行触摸。

1. 腹壁紧张度、压痛及反跳痛　正常人腹壁柔软。当腹内有炎症时，腹肌可因反射性痉挛而阻力增大，有明显的抵抗感，称腹肌紧张。如急性阑尾炎引起右下腹肌紧张；胆囊炎引起右上腹肌紧张；胃穿孔或其他原因引起急件弥漫性腹膜炎时，腹肌广泛紧张，硬如木板，称为"板状腹"。

正常人腹部无压痛及反跳痛。检查时应从健康部位开始，逐渐移向病变区域，一般先从左下腹开始，按逆时针方向，由下而上，先左后右，将腹部各区仔细触压，边检查边观察被检查者的反应与表情。对精神紧张或有痛苦表情者，可用谈话转移其注意力，使腹肌放松。压痛点标志着病变部位，如消化性溃疡、胰腺炎等，压痛点在上腹部；右季肋区压痛常见于肝脏病变；全腹弥漫性压痛常见于急性弥漫性腹膜炎。

触诊腹部发现有压痛后，手指可于原处稍停片刻，然后迅速将手抬起，如此时被检查者腹痛明显加重，称为反跳痛。反跳痛一般表示病变累及壁层腹膜。压痛、反跳痛、腹肌紧张是腹膜炎症的三大体征，临床上称腹膜刺激征。

2. 腹部肿块　检查者用双手配合，将左手置于包块后部，并将其推向右手，这样既可起固定作用，又可使被检查肿块更接近右手，以利触诊。腹部触及肿块时，应注意其位置、大小、形状、硬度，有无压痛与搏动，能否移动以及与周围器官和腹壁的关系等。如包块与邻近组织粘连，压痛明显，不易推动，以炎性最为可能；如包块边界清楚、表面光滑、质地不坚、压痛不著、活动较大，可能是良性肿瘤；如包块巨大、边界模糊、表面不平、质地坚硬、移动度差，则可能为恶性肿瘤。

3. 肝脏触诊

（1）评估方法　检查者以左手掌及四指托住患者后腰部（相当于肝脏位置），大拇指固定在患者的右季肋缘上；右手掌平放于患者右侧腹壁上，手指并拢使示指和中指指端或使食指的桡侧缘向肋缘。触诊一般自脐水平开始向上触摸，自下向上，逐渐向右季肋缘移动，嘱患者进行缓慢而自然的腹式呼吸动作。触诊的手应与呼吸运动密切配合。吸气时，肝下缘向下移动，此时下移的肝下缘可碰到右手指。呼气时，腹壁松弛下陷，右手及时向深部加压，如肝脏肿大，则往往可触到自手下滑过的肝下缘。

（2）触诊内容

1）大小　正常成年人的肝脏一般触不到，腹壁松弛或体瘦的人，当深呼吸时可触及肝下缘，在1cm以内；在剑突下触及肝下缘，在3cm以内。

2）质地　肝脏的质地一般以质软、质韧和质硬三级表示。正常肝脏质地柔软（如触口唇）；急性肝炎及脂肪肝时质地稍韧；慢住肝炎质韧（如触鼻尖）；肝硬化质硬，肝癌质更硬（如触前额）。

3）表面光滑度及边缘　表面光滑、边缘规则见于正常肝脏。急性肝炎或肝淤血，表面不光滑，呈较均匀的小结节状；边缘不整且较薄者见于肝硬化；肝表面呈粗大不均匀的结节状，边缘厚薄也不一致，常见于肝癌。

4）压痛　正常肝脏无压痛。肝炎、急性肝淤血、肝脓肿时有压痛。

4. 脾脏触诊

（1）评估方法　检查者左手自患者腹部前方绕过，手掌置于患者左腰部第 7～10 肋处，向前托起脾脏并固定胸壁；右手平放于左腹部，与肋弓大致成垂直方向，以稍弯曲的手指末端随患者腹式呼吸运动，逐渐由下而上，向左肋弓下缘触摸。如脾脏肿大时，右手可触及到脾脏边缘。若脾脏轻度肿大，仰卧不易触及，可让患者改用右侧卧位检查。右下肢伸直，左下肢屈髋屈膝，做腹式呼吸，此时进行检查较易触到。正常脾脏肋下不能触到。脾脏肿大时，常可在内侧摸到切迹。

（2）触诊内容　脾脏肿大的程度可分为以下几种。

1）轻度肿大　深吸气时，脾下缘在肋缘下不超过 3cm。见于慢性肝炎、伤寒、亚急性感染性心内膜炎和系统性红斑狼疮。

2）中度肿大　脾下缘在肋缘下 3cm 至脐平。见于肝硬化、慢性淋巴细胞性白血病、淋巴瘤等。

3）高度肿大　脾下缘超过脐平。见于慢性粒细胞性白血病、慢性疟疾等。

5. 膀胱触诊　对鉴别尿潴留和无尿比较重要，以采取必要的护理措施。检查时，患者仰卧，两腿屈起，护士位于其右侧以右手自脐开始向耻骨方向触摸，触到肿物后，应检查其性质，以便鉴别是否为胀大的膀胱。胀大的膀胱触之有囊性感，不能被推移，呈横置的椭圆形或球形，下界因隐于耻骨后而触不清楚，按压时有尿意。排空膀胱后，肿物缩小或消失。

（四）腹部叩诊

1. 腹部叩诊音　正常腹部叩诊大部分区域呈鼓音，其音响程度与胃肠道充气量有关。高度鼓音见于胃肠道胀气。脐以下腹部叩诊呈浊音，应注意是否膀胱充盈，此浊音有明显界限，排尿后浊音消失。肝浊音上界通常在右锁骨中线第 5～6 肋间，肺气肿时可使肝上界下移；严重腹腔积液，肝脏肿大使肝上界上移；当胃肠穿孔时，气体逸出，进入腹腔，肝浊音可消失。

2. 移动性浊音　当腹腔内含有一定量液体，患者取仰卧位，液体因重力关系积于下部，含气的肠管上浮，因此，腹部中央叩诊呈鼓音，两侧呈浊音。侧卧位时，腹腔积液流向低处，肠管仍上浮，故上侧腹部呈鼓音，下部呈浊音；如再卧向对侧，则原来的鼓音区转为浊音，原来的浊音区又转为鼓音，这种随体位不同而变动的浊音，称移动性浊音。当游离腹腔积液超过 1000ml 时，即可查得移动性浊音。见于肝硬化腹腔积液、结核性腹膜炎等。

3. 叩击痛　以左手掌平放在被检脏器的体表位置上，右手握拳用由轻到中等强度的力量叩左手背，如患者感到疼痛，称叩击痛。正常人各脏器无叩击痛。如肝区或胆囊区有叩击痛，见于肝炎、肝脓肿、胆囊炎等。肾区有叩击痛，见于肾炎、肾盂肾炎、肾结石等疾病。

（五）腹部听诊

腹部听诊是判断腹泻的程度，腹胀、便秘的性质，以及有无消化道梗阻的方法。

1. 肠鸣音　当肠蠕动时，肠腔内液体和气体亦随之流动，产生一种断断续续的咕噜声，称肠鸣音。正常人的肠鸣音每分钟 4～5 次，以脐周最明显。若超过 10 次/分，称肠鸣音亢进，见于急性肠炎。如持续 3～5 分钟以上才听到一次或听不到肠鸣音，称肠鸣音减弱或消失，常见于急性腹膜炎引起的肠麻痹。

2. 振水音　患者取仰卧位，检查者以稍弯曲而并拢的四指，连续迅速地冲击被检查上腹部，若听到胃内气体与液体相撞击而发生的声音，称为振水音。正常人仅在饭后、多饮时出现。如空腹或饭后 6～8 小时以上，胃部仍有振水音，则提示胃排空不良，见于幽门梗阻、胃扩张。

七、脊柱、四肢评估

（一）脊柱

观察被检查者坐位或坐位时脊柱有无异常弯曲及畸形，活动是否受限，脊柱有无压缩，当脊柱有疾病或畸形时，可引起姿势异常。如脊柱结核、类风湿脊柱炎、脊柱退行性变等可导致胸段脊柱后凸；大量腹腔积液、腹腔巨大肿瘤等可致腹部明显向前，臀部明显向后突出；儿童发育期坐立姿势不端正、椎间盘突出症可引起姿势性侧凸，佝偻病、先天性脊柱发育不全可引起器质性侧凸。

（二）四肢

观察被检查上、下肢是否对称，活动是否自如，有无畸形，有无指端肥大，肌肉萎缩。关节有无红肿、变形。远端指（趾）节呈杵状指（趾），特点为末端指节明显增宽、增厚，指甲根部到末端呈弧形隆起。多见于支气管扩张、肺脓肿、支气管肺癌、发绀性先天性心脏病。手指关节梭形肿胀见于类风湿关节炎等。腕下垂、腕伸肌麻痹、伸腕不能、腕关节下垂见于桡神经损伤。腕骨弓和掌弓消失，大鱼际肌萎缩，掌心偏平，拇指伸直与别的手指在同一水平面上，且不能对掌，示指与中指常伸直不能屈曲，形如猿手见于正中神经损伤；大部分手内收肌麻痹，造成握力减弱，持物不稳，动作不灵活等，其典型表现为手指的精细动作消失。屈腕力弱，无名指、小指末节不能屈，小指不能外展见于尺神经损伤；餐叉样畸形，发生在距桡骨下端关节面3cm范围内的骨折，出现错位，见于桡骨下端骨折；正常人双脚并拢直立时，两膝及双踝均能靠拢，如双脚的内踝部靠拢时两膝部因双侧腿骨向外侧弯曲而呈"O"形，称膝内翻或"O"形腿畸形。当两膝关节靠近时，两小腿斜向外方呈"X"形弯曲，使两脚的内踝分离，称为膝外翻或"X"形腿畸形。见于佝偻病和大骨节病；跟骨内旋，前足内收，足纵弓高度增加，站立时足不能踏平，外侧着地为足内翻，见于先天性畸形和小儿麻痹后遗症；跟骨外旋，前足外展，足纵弓塌陷，舟骨突出，跟腱延长线落在跟骨内侧为足外翻，见于胫前、胫后肌麻痹。

八、神经系统评估

（一）脑神经评估

颅神经共12对，检查颅神经对颅脑病变的定位诊断极为重要。检查时应按序进行，以免遗漏，同时注意双侧对比。

1. 嗅神经　系第1对颅神经。检查前先确定患者是否鼻孔通畅、有无鼻黏膜病变。然后嘱患者闭目依次检查双侧鼻孔嗅觉。先压住一侧鼻孔，用患者熟悉的、无刺激性气味的物品（如杏仁、松节油、肉桂油、牙膏、香烟或香皂等）置于另一鼻孔下，让患者辨别嗅到的各种气味。然后，换另一侧鼻孔进行测试，注意双侧比较。根据检查结果可判断患者的一侧或双侧嗅觉状态。嗅觉功能障碍如能排除鼻黏膜病变，常见于同侧嗅神经损害。嗅神经损害可见于颅脑创伤、前颅凹占位性病变和脑膜结核等。

2. 视神经　系第2对颅神经。检查包括视力、视野检查和眼底检查。

（1）视力　分为远视力和近视力，近视力通常指阅读视力。采用通用国际标准视力表进行视力检测。远距离视力表：被检查者在距视力表5m处，能看清"1.0"行视标者为正常视力。达不到的，通过凹透镜可矫正者为近视；凸透镜可矫正者为远视。近距离视力表：在距视力表33cm处，能看清"1.0"行视标者为正常视力，近距离阅读困难为老视（随年龄增长，晶状体弹性降低）。

（2）视野　当眼球向正前方固视不动时所见的空间范围称为视野。采用手试对比检查法可粗略地测定视野。评估方法为被评估者与评估者相对而坐，距离约 1m，两眼分别评估。评估右眼时，嘱其用手遮住左眼，右眼注视评估者的左眼，此时，评估者也应将自己的右眼遮盖；然后，评估者将其手指置于自己与被评估者中间等距离处，分别从上、下、左、右等不同的方位自外周逐渐向眼的中央部移动，嘱被评估者在发现手指时，立即示意。如被评估者能在各方向与评估者同时看到手指，则视野大致正常。如果对比检查法结果异常或凝有视野缺失，可用视野计做精确的视野测定。视野在各方向均缩小，称为向心性视野狭小。视野内的视力缺失地区称为暗点。视野的左或右一半缺失称为偏盲。双眼视野颞侧偏盲，见于视交叉以后的中枢病变；单侧不规则的视野缺损见于视神经和视网膜病变。

（3）眼底检查 需要借助检眼镜才能检查眼底。检查眼底主要观察的项目包括视神经乳头、视网膜血管、黄斑区、视网膜各象限等。

3. 动眼神经、滑车神经、展神经 此三对神经分别为第 3、4、6 对颅神经，共同管理眼球运动，合称眼球运动神经。检查时需注意眼裂外观、眼球运动、瞳孔及对光反射、调节反射等。检查中，如发现眼球运动向内、向上及向下活动受限，以及上睑下垂、调节反射消失均提示有动眼神经麻痹。如眼球向下及向外运动减弱，提示滑车神经有损害。眼球向外转动障碍则为展神经受损。瞳孔反射异常可由动眼神经或视神经受损所致。另外，眼球运动神经的麻痹可出现相应眼外肌的功能障碍导致麻痹性斜视，单侧眼球运动神经的麻痹可导致复视。

4. 三叉神经 系第 5 对颅神经，是混合性神经。感觉神经纤维分布于面部皮肤、眼、鼻、口腔黏膜；运动神经纤维支配咀嚼肌、颈肌和翼状内外肌。

（1）面部感觉 嘱患者闭眼，以针刺检查痛觉、棉絮检在触觉和盛有冷或热水的试管检查温度觉。两侧对比，观察患者的感觉反应是否减退、消失或过敏，同时确定感觉障碍区域。

（2）角膜反射 嘱患者睁眼向内侧注视，以捻成细束的棉絮从患者视野外接近并轻触外侧角膜，避免触及睫毛，正常反应为被刺激侧迅速闭眼，称为直接角膜反射。如刺激一侧角膜，对侧也出现眼睑闭合反应，称为间接角膜反射。直接与间接角膜反射均消失见于三叉神经病变（传入障碍），直接反射消失，间接反射存在，见于患侧面神经瘫痪（传出障碍）。

（3）运动功能 检查者双手触按患者颞肌、咀嚼肌，嘱患者做咀嚼动作，对比双侧肌力强弱；再嘱患者做张口运动，观察张口时下颌有无偏斜。当一侧三叉神经运动纤维受损时，病侧咀嚼肌肌力减弱或出现萎缩，张口时翼状肌瘫痪下颌偏向病侧。

5. 面神经 系第 7 对颅神经，主要支配面部表情肌和具有味觉功能。

（1）运动功能 检查面部表情肌时，首先观察双侧额纹、鼻唇沟、眼裂及口角是否对称。然后，嘱患者做皱额、闭眼、露齿、微笑、鼓腮或吹哨动作。面神经受损可分为周围性和中枢性损害两种，一侧面神经周围性（核或核下性）损害时，病侧额纹减少、眼裂增大、鼻唇沟变浅，不能皱额、闭眼，微笑或露齿时口角歪向健侧，鼓腮及吹口哨时病变侧漏气。中枢性（核上的皮质脑干束或皮质运动区）损害时，由于上半部面肌受双侧皮质运动区的支配，皱额、闭眼无明显影响，只出现病灶对侧下半部面部表情肌的瘫痪。

（2）味觉检查 嘱患者伸舌，将少量不同味感的物质（食糖、食盐、醋或奎宁溶液）以棉签涂于舌面测试味觉，每种味觉试验完成后，用水漱口，再测试下一种味觉。面神经损害者则舌前 2/3 味觉丧失。

6. 位听神经 系第 8 对颅神经，包括前庭及耳蜗两种感觉神经。

（1）听力检查 为测定耳蜗神经的功能。

（2）前庭功能检查 通过询问患者有无眩晕、平衡失调，检查有无自发性眼球震颤。通过旋转试验等，观察有无前庭功能障碍所致的眼球震颤反应减弱或消失。

7. 舌咽神经、迷走神经 系第 9、第 10 对颅神经，因两者在解剖与功能上关系密切，常同时受损。

（1）运动 检查时注意患者有无发音嘶哑或带鼻音，是否呛咳、有无吞咽困难。观察患者张口发"啊"音时悬雍垂是否居中，两侧软腭上抬是否一致，当一侧神经受损时，该侧软腭上抬减弱，悬雍垂偏向健侧。

（2）咽反射 用压舌板轻触左侧或右侧咽后壁，正常者出现咽部肌肉收缩和舌后缩，并有恶心反应，有神经损害者则反射迟钝或消失。

（3）感觉 可用棉签轻触两侧软腭和咽后壁，观察感觉。另外，舌后 1/3 的味觉减退为舌咽神经损害，检查方法同面神经。

8. 副神经 系第 11 对颅神经，支配胸锁乳突肌及斜方肌。检查时注意肌肉有无萎缩，嘱患者做耸肩及转头运动，比较两侧肌力。副神经受损时，可出现一侧肌力下降，或肌肉萎缩。

9. 舌下神经 系第 12 对颅神经。检查时嘱患者伸舌，注意观察有无伸舌偏斜、舌肌萎缩及肌束颤动。单侧舌下神经麻痹时伸舌舌尖偏向病侧，双侧麻痹者则不能伸舌。

（二）运动功能检查

运动是指骨骼肌的活动，包括随意和不随意运动，随意运动受大脑皮层运动区支配，由锥体束管理，不随意运动（不自主运动）由锥体外系和小脑共同支配。运动功能评估一般包括肌力、肌张力、不自主运动和共济运动，其中肌力、肌张力评估详见本章第第二节。

1. 不自主运动 是指患者意识清楚的情况下，随意肌不自主收缩所产生的一些无目的的异常动作，多为锥体外系损害的表现。

（1）震颤 为两组拮抗肌交替收缩引起的不自主动作，可有以下几种类型。①静止性能颤：静止时表现明显，而在运动时减轻，睡眠时消失，常伴肌张力增高，见于震颤麻痹。②意向性震颤：又称动作性震颤，震颤在休息时消失，动作时发生，愈接近目的物愈明显，见于小脑疾患。

（2）舞蹈样运动 为面部肌肉及肢体的快速、不规则、无目的、不对称的不自主运动，表现为做鬼脸、转颈、耸肩、手指间断性伸曲、摆手和伸臂等舞蹈样动作，睡眠时可减轻或消失，多见于儿童期脑风湿性病变。

（3）手足徐动 为手指或足趾的一种缓慢持续的伸展扭曲动作，见于脑性瘫痪、肝豆状核变性和脑基底节变性。

2. 共济失调 机体任一动作的完成均依赖于某组肌群协调一致的运动，称共济运动。这种协调主要靠小脑的功能以协调肌肉活动、维持平衡和帮助控制姿势，也需要运动系统的正常肌力，前庭神经系统的平衡功能，眼睛、头、身体动作的协调，以及感觉系统对位置的感觉共同参与作用。这些部位的任何损伤均可出现共济失调。

（1）指鼻试验 嘱患者手臂外展伸直，再以示指触自己的鼻尖，由慢到快，先睁眼、后闭眼重复进行。小脑半球病变时同侧指鼻不准；如睁眼时指鼻准确，闭眼时出现障碍则为感觉性共济失调。

（2）跟-膝-胫试验 嘱患者仰卧，上抬一侧下肢，将足跟置于另一下肢膝盖下端，再沿胫骨前缘向下移动，先睁眼、后闭眼重复进行。小脑损害时，动作不稳；感觉性共济失调者则闭眼时出现该动作障碍。

3. 其他

（1）轮替动作 嘱患者伸直手掌并以前臂做快速旋前旋后动作，共济失调者动作缓慢、不协调。

（2）闭目难立征　嘱患者足跟并拢站立，闭目，双手向前平伸，若出现身体摇晃或倾斜则为阳性，提示小脑病变。如睁眼时能站稳而闭眼时站立不稳，则为感觉性共济失调。

（三）神经反射

神经反射是由反射弧的形成而完成，反射弧包括感受器、传入神经元、中枢、传出神经元和效应器等。反射弧中任一环节有病变都可影响反射，使其减弱或消失；反射又受高级神经中枢控制，如锥体束以上病变，可使反射活动失去抑制而出现反射亢进。根据刺激的部位，可将反射分为浅反射和深反射两部分。

1. 浅反射　系刺激皮肤或黏膜、角膜等引起肌肉快速收缩的反应。

（1）角膜反射　嘱被评估者眼睛注视内上方，评估者用细棉签毛由角膜外缘处向内轻触其角膜。正常时可见其眼睑迅速闭合，称为直接角膜反射；如刺激一侧角膜，对侧也出现眼睑闭合反应，称为间接角膜反射。直接和间接角膜反射皆消失者为三叉神经病变；直接反射消失，间接反射存在，为同侧面神经病变。深昏迷患者双侧角膜反射均消失。

（2）腹壁反射　患者仰卧，下肢稍屈曲，使腹壁松弛，然后用钝头竹签分别沿肋缘下（胸髓 7~8 节）、脐水平（胸髓 9~10 节）及腹股沟上（胸髓 11~12 节）的方向，由外向内轻划腹壁皮肤。正常反应是局部腹肌收缩。上、中或下部反射消失分别见于上述不同平面的胸髓病损。双侧上、中、下部反射均消失见于昏迷和急性腹膜炎患者。一侧上、中、下部腹壁反射消失见于同侧锥体束病损。肥胖、老年及经产妇由于腹壁过于松弛也会出现腹壁反射减弱或消失，应予以注意。

（3）提睾反射　与检查腹壁反射相同，竹签由下而上轻划股内侧上方皮肤，可引起同侧提睾肌收缩，睾丸上提。双侧反射消失为腰髓 1~2 节病损。一侧反射减弱或消失见于锥体束损害。局部病变如腹股沟疝、阴囊水肿等也可影响提睾反射。

（4）跖反射　患者仰卧、下肢伸直，检查者手持患者踝部，用钝头竹签划足底外侧，由足跟向前至小趾跖关节处转向拇趾侧，正常反应为足跖屈曲（即 Babinski 征阴性）。反射消失为骶髓 1~2 节病损。

（5）肛门反射　用钝头竹签轻划肛门周围皮肤，可引起肛门外括约肌收缩。反射障碍为骶髓 4~5 节、肛尾神经病损。

2. 深反射　刺激骨膜、肌腱经深部感受器完成的反射称深反射，又称腱反射。检查时患者要合作，肢体应放松。检查者叩击力量要均等，两侧要对比。

（1）肱二头肌反射　患者前臂屈曲，检查者以左拇指置于患者肘部肱二头肌腱上，然后右手持叩诊锤叩击左拇指，可使肱二头肌收缩，前臂快速屈曲。反射中枢为颈髓 5~6 节。

（2）肱三头肌反射　患者外展上臂，半屈肘关节，检查者用左手托住其上臂，右手用叩诊锤直接叩击鹰嘴上方的肱三头肌腱，可使肱三头肌收缩，引起前臂伸展。反射中枢为颈髓 6~7 节。

（3）桡骨骨膜反射　被检者前臂置于半屈半旋前位，检查者以左手托住其腕部，并使腕关节自然下垂，随即以叩诊锤叩桡骨茎突，可引起肱桡肌收缩，发生屈肘和前臂旋前动作。反射中枢在颈髓 5~6 节。

（4）膝反射　坐位检查时，患者小腿完全松弛下垂，卧位检查则患者仰卧，检查者以左手托起其膝关节使之屈曲约 120°，用右手持叩诊锤叩击膝盖髌骨下方股四头肌腱，可引起小腿伸展。反射中枢在腰髓 2~4 节。

（5）跟腱反射　又称踝反射。患者仰卧，髋及膝关节稍屈曲，下肢取外旋外展位。检查者左手将患者足部背屈成直角，以叩诊锤叩击跟腱，反应为腓肠肌收缩，向跖面屈曲。反射中枢为骶髓 1~2 节。

3. 病理反射 病理反射指锥体束病损时，大脑失去了对脑干和脊髓的抑制作用而出现的异常反射。1岁半以内的婴幼儿由于神经系统发育未完善，也可出现这种反射，但不属于病理性。

（1）巴宾斯基（Babinski）征 是最典型的病理反射，检查者用竹签沿被检查者足底外侧缘，由后向前至小趾跟部并转向内侧，阳性反应为拇趾背伸，余趾呈扇形展开。

（2）奥本海姆（Oppenheim）征 检查者用拇指及示指沿患者胫骨前缘用力由上向下滑压，阳性表现同 Babinski 征。

（3）戈登（Gordon）征 检查时用手以一定力量捏压腓肠肌，阳性表现同 Babinski 征。

（4）霍夫曼（Hoffmann）征 检查者左手持被检查者腕部，然后以右手中指与示指夹住患者中指并稍向上提，使腕部处于轻度过伸位。以拇指迅速弹刮患者的中指指甲，引起其余四指轻度掌屈反应则为阳性，反射中枢为颈髓7节~胸髓1节。

4. 脑膜刺激征 为脑膜受激惹的体征，见于脑膜炎、蛛网膜下腔出血和颅压增高等。

（1）颈强直 被检查者仰卧，检查者以一手托其枕部，另一只手置于胸前作屈颈动作。如这一被动屈颈检查时感觉到抵抗力增强，即为颈部阻力增高或颈强直。在排除颈椎或颈部肌肉局部病变后即可认为有脑膜刺激征。

（2）凯尔尼格（Kernig）征 被检查者仰卧，一侧下肢髋、膝关节屈曲成直角，检查者将患者小腿抬高伸膝。正常人膝关节可伸达135°以上。如伸膝受阻且伴疼痛与屈肌痉挛，则为阳性。

（3）布鲁津斯基（Brudzinski）征 被检查者仰卧，下肢伸直，检查者一手托，另一手按于其胸前。当头部前屈时，双髋与膝关节同时屈曲则为阳性。

•••• 目标检测

答案解析

A1/A2 型题

1. 在减重状态下能做全范围的关节活动，抗重力做关节全运动范围50%以下关节活动，肌力为（ ）

   A. 2⁻级　　　　　　　B. 2级　　　　　　　C. 2⁺级

   D. 3⁻级　　　　　　　E. 3级

2. 肌张力增高常见于（ ）

   A. 帕金森病　　　　　B. 臂丛神经损伤　　　C. 脑瘫

   D. 小儿麻痹后遗症　　E. 迟缓性瘫痪

3. 测定肘关节的屈、伸时，关于通用量角器放置位置，下列正确的是（ ）

   A. 轴心：鹰嘴；固定臂：前臂纵轴；移动臂：桡骨纵轴

   B. 轴心：肱骨外上髁；固定臂：肱骨纵轴；移动臂：桡骨纵轴

   C. 轴心：肱骨外上髁；固定臂：桡骨纵轴；移动臂：肱骨纵轴

   D. 轴心：鹰嘴；固定臂：肱骨纵轴；移动臂：桡骨纵轴

   E. 轴心：肱骨外上髁；固定臂：腋中线；移动臂：桡骨纵轴

4. 平衡反应评定内容主要是评定个体能否做到以下几点，除（ ）

   A. 静止状态下不同体位均能保持平衡

   B. 运动状态下能精确地完成运动并能保持新的平衡

   C. 对外界的变化能迅速作出反应

   D. 姿势反射

   E. 当支撑面发生移动时能保持平衡

5. 偏瘫步态的特点有（ ）

A. 划圈步态   B. 剪刀步态   C. 鸭子步

D. 醉汉步态   E. 以上都不是

（李为华 王 卉）

书网融合……

重点小结

微课

习题

第三章 运动治疗技术

PPT

学习目标

知识目标：通过本章的学习，掌握运动治疗技术的分类及治疗机制和原则，关节活动术、肌力训练、牵引牵伸技术、平衡与协调训练、步行功能训练、心肺功能训练、Bobath 技术、体位转移技术的康复训练方法；熟悉上述各项康复技术的临床应用及注意事项；了解常用的运动治疗器械的原理及使用方法。

能力目标：具备熟练运用各种运动治疗技术，根据疾病选择合理的运动治疗技术进行康复护理及运动训练的能力。

素质目标：通过本章的学习，树立良好的职业道德理念，将全心全意为人民服务的思想贯彻到康复治疗工作中；有正确的人生观、价值观和强烈的社会责任感。

情境导入

情境：李某，男，55 岁，1 个月前无明显诱因出现左手不利，左腿无力，持物不稳，站立、行走不能，无头痛、恶心、呕吐等，目前左侧肢体无力减轻，但左上肢及左踝肌肉僵硬，活动不利，平衡功能欠佳，言语流利、欠清晰，听理解正常，左侧偏身皮肤痛觉下降，右侧鼻唇沟稍浅，伸舌无偏斜。左上肢肌张力增高、关节主动屈伸不充分、肱二头肌反射及膝反射活跃，霍夫曼征及巴宾斯基征阳性、踝关节僵硬。

思考：1. 该患者所处阶段的治疗目标是什么？

2. 针对患者病情制定一套完整的康复运动训练方案。

知识链接

康复治疗技术

现代康复治疗技术包括物理治疗、作业治疗、言语治疗、心理治疗和康复工程等。根据中国国情，我国把传统中医药疗法中的有关内容也运用到了临床康复治疗中，形成了具有中国特色的康复治疗方法。我们习惯把物理治疗分成运动疗法和物理因子疗法两类，简称为体疗和理疗，而实际上这两部分内容同属于物理治疗的范畴。

第一节 概 述

随着脑功能等基础理论研究的逐步深入和神经生理学理论的引入，运动治疗技术的理论和实践得到了很大的发展，形成了独特的科学治疗体系，在临床康复治疗中也越来越显现出它的治疗价值。运动治疗技术归属，人们习惯把物理治疗分成运动疗法和物理因子疗法，简称为体疗和理疗，而实际上这两部分的内容同属于物理治疗的范畴。

一、基本概念

（一）物理治疗

物理治疗（physical therapy，PT）是应用力、电、光、声、水和温度等物理因素来促进人体健康、预防和治疗患者疾患、改善功能的方法。又称物理疗法，是康复治疗师备的基本技能。

（二）物理治疗师

物理治疗师（physiotherapist）指实施物理治疗的临床医务工作者，是康复医疗逐渐发展成熟后形成的专业治疗人员。属于医学相关类人才。

（三）运动治疗

运动治疗（therapeutic exercise）指以运动学、生物力学和神经发育学为基本原理，以徒手及应用器械进行运动训练来治疗病、伤残患者，通过改善、代偿和替代的途径，恢复或纠正人体功能障碍的方法。又称之为运动疗法，是物理疗法的重要组成部分。

（四）运动治疗的特点

1. 是一种主动积极的治疗方法 要求患者积极主动参与治疗的全过程，促进患者身心功能得到全面恢复。

2. 局部和全身治疗相结合 肌肉关节的活动可以锻炼局部器官功能，可通过神经反射和体液调节来改善全身功能的恢复。

3. 防病和治病相结合 能够促进疾病的临床治愈和功能恢复，能防止并发症或不良后果，能强身健体，锻炼意志品质。

二、运动疗法的分类

运动疗法可分别按运动方式，肌肉收缩的型式分为多种类型。

（一）按运动方式分类

1. 被动运动（passive exercise） 是指运动时，无任何主动肌肉收缩，肢体完全不用力，动作的整个过程依靠外力或借助器械的力量或患者用健侧帮助来完成。一般用于维持正常或增大已受限的关节活动范围、防止肌肉萎缩和关节挛缩。

2. 主动运动（active exercise） 是指肌肉主动收缩所产生的运动，是患者独立完成，无外力作用的肢体活动。适用于肌力Ⅲ级的患者。单纯的主动运动一般不给予辅助，也不施加阻力，主要用于维持关节的活动范围、进行增强肌力和持久力的训练和增强肌肉之间的协调性的训练。

3. 助力运动（assistive exercise） 是指运动时，动作的一部分力是由肌肉的主动收缩得来的，一部分是借助外界的力量来完成的。即在外力的协助下进行主动运动，又称主动-辅助运动。外力可以是器械力量，也可以是健侧肢体带动患侧肢体活动或在治疗师的帮助下完成。如果采取某种方法除去肢体的自身重力的影响后关节能够活动，则可借助外力做主动运动。随着肌力的恢复，不断改变辅助方法和辅助量。

4. 抗阻运动（resistive exercise） 是指运动时必须克服外部的阻力才能完成的运动，又称负重运动。阻力可以来自器械或他人，以提高肌力和肌肉耐力，多用于肌肉的力量训练和耐力训练。适用于肌力Ⅲ级以上的患者。

5. 牵伸运动（stretching exercise） 是指用被动或主动的方法，牵拉延长挛缩或短缩软组织的训练方法。主要用于治疗肌痉挛、肌腱和韧带及关节囊挛缩、痉挛性疼痛。牵伸有助于刺激肌梭，调整和提高肌张力，加强肌收缩力，预防或降低躯体在活动或从事运动时出现的肌肉、肌腱损伤。

（二）按肌肉收缩的方式分类

1. 等长运动（isometric exercise） 是在肌肉收缩时，肌肉长度保持不变，肌张力增高，关节不发生活动，此时肌肉收缩力与阻力相等，又称静力性运动。等长收缩常用于维持特定的体位、姿势和平衡，并能有效地增强肌力。等长阻力训练是增加肌力的最迅速的方法。

2. 等张运动（isotonic exercise） 是肌肉收缩时，肌肉长度变化，肌张力基本保持不变，关节角度发生变化产生关节活动，又称动力性运动。分为向心性等张运动和离心性等张运动。渐进性抗阻训练法是有效的等张法。

（1）向心性运动（concentric isotonic exercise） 当肌肉收缩时肌力大于阻力，肌肉的长度缩短，肌肉的止点和起点相互靠近，又称向心性缩短。

（2）离心性运动（eccentric isotonic exercise） 当肌肉收缩时肌力小于阻力，肌肉被动地延长，肌肉的止点和起点相互远离，又称离心性延伸。

3. 等速运动（isokinetic exercise） 是借助特定的仪器，确立一定的收缩速度后，使肌肉进行收缩，仪器内部的自动机构保证肌肉收缩力越大时，阻力也越大；收缩力下降时阻力也减小，从而保证在收缩过程中速度恒定，故称为等速收缩。另外，又因肌肉收缩时，阻力变化与肌力成正比，使肌肉运动在活动范围的每一点上，都得到与之相适应的阻力，故又称为等动收缩。

4. 等长、等张及等速运动比较 见表3-1。

表3-1 等长、等张及等速运动比较

项目	速度	阻力	运动幅度	方便性
等长运动	固定不动	可变，顺应性阻力	无	不受环境限制 不需要特殊仪器
等张运动	变化，不易控制	受杠杆作用影响	全幅或半幅	不需要贵重训练仪器
等速运动	任意选定，选定后速度恒定	可变，为顺应性阻力	全幅或半幅	须昂贵的仪器、大量时间

三、运动治疗的作用

（一）改善运动组织和系统的功能

适当的运动练习可以使减退的机体功能逐步提高，恢复到损伤前的水平，维持和改善运动器官的形态和功能，增强功能储备。适宜的运动练习有明显的康复效果，可以提高肌肉力量和耐力，牵伸挛缩和粘连的软组织以增加关节活动范围，改善平衡和协调能力，预防和延缓骨质疏松等。

（二）改善心肺功能

运动可以促进器官的新陈代谢，促进外周和心肌循环以提高氧运动能力，改善呼吸功能。运动时，大量的血液流向肌肉，心肺功能活动也相应地增加以适应机体的需求，从而提高心脏和肺脏等内脏器官的工作状况。

（三）提高神经系统的调节功能

适当的运动可以保持中枢神经系统的兴奋性，改善神经系统反应性和灵活性，维持神经正常功能，发挥对全身各个脏器的调整和协调能力，促进神经–肌肉功能和中枢神经功能重建过程。

（四）增强内分泌系统的代谢功能

主动运动可以促进糖代谢、减少胰岛素分泌，维持血糖水平；增加骨组织对矿物质的吸收。故适当运动已经成为糖尿病、骨质疏松症的基本治疗方法之一。

（五）促进代偿功能的形成和发展

某些经过系统运动治疗，其功能仍难以完全恢复的患者，可通过健侧肢体或非损伤组织的训练，发展其代偿能力，以补偿残缺的功能。

（六）调节精神、提高心理水平和生活质量

运动中机体代谢活动增强，肾上腺素分泌增加，可以缓解患者的情绪和心理压力，干扰抑郁或焦虑情绪与躯体器官功能紊乱之间的相互影响，改善患者的情绪和心态，增强自信心，从而培养积极的生活态度，促进社会适应性，提高生活质量。

四、运动治疗的原则

（一）因人而异

按照各个患者功能障碍的特点、疾病情况、年龄和性别差异、兴趣和文化差异、经济和环境差异、康复需求等制定康复治疗目标和方案，并根据治疗进度和功能恢复情况及时调整方案，即个体化原则。

（二）循序渐进

应激适应性要逐步建立，训练效应的积累要符合量变到质变的过程，参加康复训练是技能学习过程，神经–肌肉功能重建也是系统再学习的过程，因此运动强度应该由小到大，运动时间由短到长，动作复杂性由易到难，休息次数和时间由多到少、由长到短，训练的重复次数由少到多，运作组合由简到繁。

（三）持之以恒

训练效应的维持与消退、行为模式价值、康复预防价值、康复与社会环境训练需要持续一定的时间才能获得显著效应，停止训练后训练效应将逐步消退。因此康复训练需要长期持续，甚至维持终生。

（四）主动参与

强调患者主动参与康复训练。只有主动参与，运动中枢调控、神经元募集、神经功能重塑、心理功能参与，才能获得最佳的治疗效果。运动功能不可能通过被动治疗而得到最大限度的恢复。

（五）全面锻炼

人体的功能障碍是多器官、多组织、多系统的多维性功能障碍的综合，功能恢复应包括心理、职业、教育、娱乐等的多渠道、锻炼手段也应包括改善、代偿、替代等多样性，康复的最终目标是重返

社会，因此康复治疗应该全面审视，全面锻炼。

五、运动治疗的临床应用

（一）适应证

1. 神经系统疾病　包括脑血管意外、颅脑外伤、脑性瘫痪、脊髓炎症或损伤、周围神经损伤、神经衰弱等。

2. 运动器官疾病　包括四肢骨折或脱臼、脊柱骨折、关节手术后、颈肩腰腿痛、脊柱畸形、关节炎、烧伤后疤痕形成、骨质疏松等。

3. 内脏器官疾病　包括高血压、冠心病、动脉硬化、支气管炎、哮喘、内脏下垂、消化性溃疡、内脏手术后等。

4. 代谢障碍性疾病　包括糖尿病、高脂血症、肥胖等。

5. 其他肿瘤　经药物或手术治疗后、艾滋病、戒毒后等。

（二）禁忌证

1. 体温在 38° 以上者。

2. 血压，舒张压超过 120mmHg 有自觉症状者，收缩压低于 100mmHg 伴有自觉感觉症状。

3. 安静时脉搏超过 100 次/分以上。

4. 外伤以后有明显急性期症状者。

5. 骨折愈合不充分。

6. 术后未拆线者。

7. 安静时也有心绞痛发作者。

8. 严重心率不齐者。

9. 疼痛剧烈。

10. 心功能不全代偿而有心源性哮喘，伴有呼吸困难、全身水肿、腹腔积液者。

11. 显著衰竭、无运动意识者。

（三）注意事项

1. 在运动中若出现不适，如头晕、气短、心悸等，应中止运动。

2. 训练方案制订后，遵循循序渐进的原则，一般 1 周达到所需运动量。

3. 训练后无疲劳感为宜。

4. 治疗师多与患者交流，调动患者的积极性以配合训练。

5. 对长期高血压患者，要随时测量血压，多与医师联系。

6. 训练后脉搏增加到 120 次/分以上者，及时与医师联系。

六、运动治疗常用的器材和设备

运动治疗中，需借助许多设备来达到训练的目的。目前康复科和社区中常用的运动治疗器械设备主要有以下几类。

1. 上肢运动治疗器械　包括肩关节练习器、肩梯、肋木、滑轮及吊环组合练习器、墙壁拉力器、上肢悬吊牵引架、前臂旋转练习器、腕屈伸练习器、体操棍、哑铃、磨砂板、分指板、重锤手指练习器等。

2. 下肢运动治疗器械　包括电动站立斜床、电动或机械跑台、功率自行车、站立架、助行器、悬吊牵引架、股四头肌练习器、平衡杠、坐式踏步器、踝关节屈伸练习器等。

3. 牵引器械　腰椎牵引装置、颈椎牵引装置。

4. 辅助步行器械　各种拐杖、助行器、轮椅。

5. 生活辅助器械　取物延伸器、手柄加粗装置、止滑装置、服装穿着辅助装置等。

6. 转移辅助器械　滑板、转移支架等。

7. 平衡训练器械　平衡板、弹力床、平衡训练/评估仪等。

8. 其他　训练用垫和床、姿势矫正镜等。

第二节　关节活动技术

关节活动技术是指利用各种方法来维持和恢复因组织粘连或肌肉痉挛等多种因素所导致的关节功能障碍的运动治疗技术。关节活动技术包括手法技术，利用设备的机械技术以及利用患者自身体重、肢体位置和强制运动的训练技术。

一、概述

（一）关节运动的基础

1. 关节的概念　关节是人体运动的枢纽，人类的一切运动都是通过关节发生的，一旦关节活动发生故障，躯体的运动必然受到影响。全身的骨借关节相连，构成骨骼。关节亦称骨连结，是骨与骨联系的纽带，可以分为直接连结和间接连结两种形式。直接连结是骨与骨借致密结缔组织、软骨或骨组织紧密地连结起来，两骨之间没有关节腔。这种关节基本上不活动或活动甚微。根据连结两骨的组织不同又可分为纤维连结（包括韧带连结和缝两种形式）、软骨结合和骨性结合三种。间接连结又称滑膜关节或关节，骨与骨之间没有直接的连结，活动度大且结构复杂。

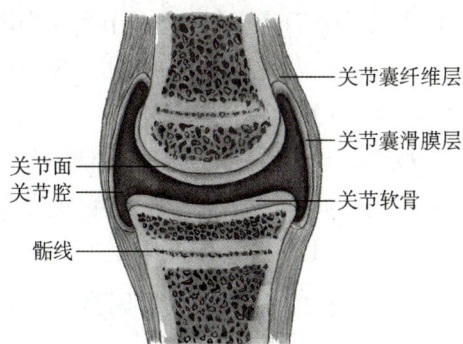

图3-1　关节的构成

2. 关节的构成

（1）基本构造　包括关节面、关节囊和关节腔。

（2）辅助结构　有关节盘（或称关节内软骨垫）、关节盂缘、滑膜皱襞和关节韧带等（图3-1）。

3. 关节的类型

（1）根据关节的运动分类　不动、少动、活动三种类型。

（2）根据关节运动轴心或自由度多寡分类　单轴、双轴、多轴关节（图3-2）。

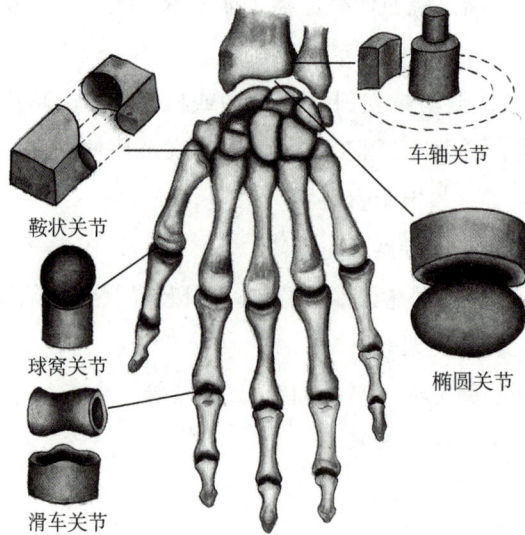

图 3 – 2 关节的类型

4. 关节的运动

（1）运动轴 关节运动通过关节轴线进行，由于关节在结构上不同，运动轴可以有一个、二个或三个。根据运动轴的多少，关节运动有以下三种情况：单轴运动、双轴运动、三轴运动。

（2）运动平面 关节有的只能在一个平面运动，有的能在几个平面运动。

1）矢状面 关节在矢状面的运动为伸、屈运动。围绕冠状轴进行。

2）冠状面 关节冠面的运动为内收、外展运动。围绕矢状轴进行。

3）水平面（横断面） 关节在水平面的运动为旋转运动。围绕垂直轴进行。

（3）运动方向 关节的运动方向包括屈、伸、内收、外展、旋内、旋外、内翻、外翻、背屈、跖屈、环转等。

（4）关节活动的类型 关节活动依用力程度分为主动关节活动、主动 – 助力关节活动和被动关节活动三种类型。

1）主动关节活动 作用于关节的肌肉随意收缩使关节运动时所通过的运动弧为主动关节活动。

2）主动 – 助力关节活动 作用于关节的肌肉随意收缩，外加一定助力使关节运动所通过的运动弧为主动 – 助力关节活动。

3）被动关节活动 完全由外力使关节活动所通过的运动弧为被动关节活动。

（5）关节的活动度和稳定性 关节的功能取决于其活动度和稳定性。一般情况下，稳定性大的关节活动度小。上肢关节有较大的活动度，而下肢关节有较大的稳定性。

（二）影响关节活动的主要因素

关节活动范围（ROM）是指关节的远端向着或离开近端运动，远端骨所达到的新位置与开始位置之间的夹角。正常各关节的屈伸或旋转均有一定的角度范围，即关节活动度，各关节都有其正常活动范围，也就是关节活动度的正常值。关节活动度和稳定性受以下因素的影响。

1. 构成关节的两关节面积大小的差别 两关节面积的大小差别越大，关节活动的幅度也越大。

2. 关节囊的厚薄和松紧度 关节囊薄而且松弛，则关节活动幅度大，反之则小。

3. 关节韧带的多少和强弱 关节韧带少而弱，则活动幅度大，反之则小。

4. 关节周围肌肉的伸展性和弹性 一般肌肉的伸展性和弹性良好者，则活动幅度增大，反之则小。

此外，年龄、性别及训练水平对关节活动范围也有影响。

（三）关节活动障碍的原因

常见原因有肢体制动、肢体失用（神经损伤、畏惧活动等）、关节内外创伤或炎症、疼痛、肌肉痉挛、软组织挛缩、肌肉无力、关节内异常、关节僵硬等。

1. 制动导致关节活动受限　关节创伤的愈合过程中经常活动会产生疏松结缔组织，如果限制关节活动就会在关节囊、筋膜、肌肉、韧带等处出现疏松结缔组织的短缩，变成致密结缔组织，失去弹性和伸缩性，从而限制关节的活动。

2. 关节挛缩　是指包括关节囊、韧带等软组织在内，导致被动关节运动受限的状态。也有人将其定义为由皮肤、肌肉、肌腱、神经等关节结构以外的软组织失去原有弹性的状态，导致关节活动范围受限。

3. 软组织性挛缩　由关节周围软组织、皮肤、皮下组织及肌腱与韧带等软组织产生的挛缩。

4. 肌源性挛缩　肌肉自身因素致肌源性挛缩，包括外伤、炎症、变性、缺血等；肌肉以外因素致肌源性挛缩，包括神经源性及肌源性。

（四）关节活动技术的基本原理

正常关节活动度需要关节、关节囊、韧带、肌肉等组织保持良好的弹性，使结缔组织处于一种疏松的网状状态，这需要每天多次全关节活动范围的正常活动。一旦关节活动度障碍，尤其是因关节内外纤维组织挛缩或瘢痕粘连引起的关节活动度障碍，通常需要反复的关节活动度训练来延长短缩的关节周围软组织，恢复软组织的弹性。

关节活动度的恢复训练是运动疗法中最基本的手段。它是以维持正常或现存关节活动范围和防止关节挛缩、变形为目的，依靠肌肉主动收缩运动，或借助他人、器械或自我肢体辅助来完成的一种训练方法。关节活动训练主要用于改善和维持关节的活动范围，以利于患者完成功能性活动。

（五）关节活动技术的基本原则

1. 逐步、反复的原则　由于短暂的牵张只能产生弹性展长，而只有反复多次的、持续较久的牵张才能产生较多的塑性展长，因此关节活动度训练必须采用反复多次或持续一定时间的牵张方式；而且为了避免在训练过程中发生疼痛或新的软组织结构的损伤，这一训练还应循序渐进地逐步开展。

2. 安全的原则

（1）训练应在患者舒适体位下进行，并尽量使所训练的肢体处于放松状态。

（2）训练应在无痛或轻微疼痛、患者能耐受的范围内进行，避免使用暴力，以免发生组织损伤。

（3）存在感觉功能障碍的患者进行关节活动度训练时，由于患者对疼痛的敏感性较差，因此应特别谨慎。

3. 顺序原则　数个关节活动度都需训练时，可依次从远端向近端的顺序进行逐个关节或数个关节一起的训练。

4. 综合治疗的原则　关节活动度训练中若配合药物和理疗等镇痛或热疗措施，可增加疗效。

5. 功能活动的原则　完成主要功能活动所要求的关节活动度如下。

（1）进食　肩关节　屈曲5°~45°（总活动度40°），外展5°~30°（总活动度25°），内旋5°~25°（总活动度20°）；肘关节　屈曲70°~130°（总活动度60°）；前臂　旋前40°，旋后60°（总活动度100°）；腕关节　屈曲10°，伸展20°（总活动度30°），尺侧偏20°，桡侧偏5°（总活动度25°）。

（2）步行　髋关节　屈曲30°，后伸20°（总活动度50°）；膝关节屈曲0°~65°（总活动度65°）；踝关节　背屈15°，跖屈15°（总活动度30°）。

（3）其他日常生活活动要求膝关节和髋关节至少屈曲90°。

（六）注意事项

1. 熟知病情，定期评定关节活动度。

2. 掌握损伤的愈合进程。

3. 密切观察局部情况。

4. 禁忌暴力。

5. 关节活动度练习应和肌力练习同步进行。

6. 做好宣教工作。

二、关节活动技术与方法

（一）被动关节活动度训练

1. 概念　是患者完全不用力，全靠外力来完成关节活动的运动训练方法。外力主要来自治疗师、患者健肢或各种康复训练器械。

2. 目的　增强瘫痪肢体本体感觉、刺激屈伸反射、放松痉挛肌肉、促发主动运动；牵张挛缩或粘连的肌腱和韧带，维持或恢复关节活动范围，为主动运动做过渡性准备。适用于肌力在Ⅲ级以下患者。

3. 适应证　不能主动活动身体的患者；昏迷、麻痹的患者；需完全卧床休息的患者；存在炎症反应的患者；主动关节活动导致疼痛的患者；身体的某一部分处于制动阶段，为保持其上下部位的关节功能，并为新的活动做准备；卧床患者避免关节挛缩、肌肉萎缩、循环不良、骨质疏松和心肺功能的降低等特殊情况。

4. 禁忌证　各种原因所致关节不稳；骨折未愈合又未作内固定；骨关节肿瘤；全身情况极差、病情不稳定等；若运动破坏愈合过程、造成该部位新的损伤、导致疼痛、炎症等症状加重时，训练也应禁忌。

5. 体位　患者处于舒适体位，同时确保患者身体处于正常的力线；除去影响活动的衣服、夹板等固定物。治疗师选择能较好发挥自身力学作用的位置。

6. 治疗师操作

（1）扶握被治疗关节附近的肢体部位，以控制运动。

（2）对过度活动的关节、近期骨折的部位或麻痹的肢体等结构完整性较差的部位予以支持。

（3）施力不要超过无痛范围的极限，平滑、有节律地重复 5~10 次。

（4）训练时，通过该关节的肌肉不产生主动抗阻和辅助运动。

（5）运动不应超过可动关节活动范围或在此其间产生疼痛。

（二）关节持续性被动活动

1. 概念　Salter Robert 在 1970 年提出并运用于临床肢体在伤后早期进行持续、缓慢、无痛范围内的关节持续性被动活动（continuous passive motion，CPM），并逐渐增加活动范围。80 年代初用于膝关节人工关节术后，以后应用渐广，主要用于防治制动引起的关节挛缩，促进关节软骨和韧带、肌腱的修复，改善局部血液、淋巴循环，促进消除肿胀、疼痛等症状。

2. 生理效应

（1）可以促进伤口的愈合和关节软骨的修复和再生，加快关节液的分泌和吸收，促进关节周围软组织的血液循环和损伤软组织的修复。

（2）可以缓解疼痛，改善关节活动范围，防止粘连和关节僵硬，消除手术和制动带来的并发症。

3. 适应证 关节内手术后、骨折内固定术后、肌肉/肌腱/韧带损伤术后、关节松解术后、人工关节置换术后等。

4. 禁忌证 连续被动运动产生对应关节面有害的应力时或造成正在愈合组织过度紧张时，不宜采用。

5. 注意事项 术后伤口内如有引流管时，要注意运动时不要夹闭引流管。手术切口如与肢体长轴正交者不宜采用。肩袖广泛修补术后，不宜开展肘关节连续被动运动。注意避免合并使用抗凝治疗，否则易造成血肿。程序的设定应根据患者反应、外科手术方式或疾病的整体情况调整。

6. 操作程序

（1）使用时间 可在术后即刻，甚至患者仍处于麻醉状态下进行；即便手术部位敷料较厚时，也应在术后 3 天内开始。

（2）确定关节运动弧的大小和位置 术后即刻常用20°~30°的短弧范围；关节活动度可根据患者的耐受程度每日渐增或恰当的时间间隔渐增，直至最大关节活动范围。

（3）确定运动速度 可耐受的速度为每1~2分钟一个运动循环。

（4）疗程 根据不同的程序，使用时间不同。可连续24小时；或每次连续1小时，3次/日。疗程至少1周或达到满意的关节活动范围。

CPM与一般被动运动相比，其特点是作用时间长、运动缓慢、稳定、可控，因而安全、舒适。与主动运动相比，CPM不引起肌肉疲劳，可长时间持续进行，同时关节受力小，可在关节损伤或炎症时早期应用且不引起损害。

（三）主动－辅助关节活动度训练

1. 概念 是在外力的辅助下，患者主动收缩肌肉来完成关节活动的运动训练方式。助力可由治疗师、患者健肢、器械（如棍棒、滑轮和绳索装置等）、引力或水的浮力提供。这种运动常是由被动运动向主动运动过渡的形式，兼有主动运动和被动运动特点。

2. 目的 增大关节活动度，同时也可逐步增强肌力，建立协调动作模式。

3. 适应证 患者可主动收缩肌肉，有或无辅助条件下可活动肢体的该部分；肌力相对较弱，患处关节不能完成全关节活动范围的运动；有氧训练时，多次重复的主动－辅助关节活动度训练改善心血管和呼吸功能；身体的某一部分处于制动阶段，为保持其上下部位的关节功能，并为新的活动做准备；卧床患者避免关节挛缩、肌肉萎缩、循环不良、骨质疏松和心肺功能的降低等特殊情况。

4. 体位及操作

（1）体位 同被动关节活动度训练。

（2）治疗师操作 训练时，要求患者完成所需的关节活动，必要时，治疗师手置于患者需要辅助或指导的部位；助力提供平滑的运动；肌力偏弱时，仅在关节活动范围的开始或末端施加助力。

（四）主动关节活动度训练

1. 概念 主动关节活动度训练主要通过患者主动用力收缩完成关节活动的运动训练。既不需要助力，也不需要克服外来阻力。

最常用的是各种徒手体操。根据关节活动受限的方向和程度，设计一些有针对性的动作，可以个人练习，也可以把有相同关节活动障碍的患者分组集体练习。

2. 目的 改善与恢复关节功能，可改善和恢复肌肉功能和神经协调功能等。

3. 适应证 患者可主动收缩肌肉，且肌力大于3级；改善心血管和呼吸功能（多次重复的主动关节活动度训练）；身体的某一部分处于制动阶段，为保持其上下部位的关节功能，并为新的活动做准备；卧床患者避免关节挛缩、肌肉萎缩、循环不良、骨质疏松和心肺功能的降低等特殊情况。

4. **禁忌证** 同被动关节活动度训练。

5. **体位** 能使活动的关节充分放松和便于主动施力的体位。

知识链接

关节松动技术

关节松动技术是治疗者在关节活动可动范围内完成的一种针对性很强的手法操作技术，属被动运动范畴，其操作速度比推拿速度慢，在应用时常选择关节的生理运动和附属运动作为治疗手段，主要治疗因力学因素（非神经性）引起的关节功能障碍。基本方法：摆动、滚动、滑动、旋转、分离和牵拉。手法分级（Matland 分级标准）：①Ⅰ级，治疗者在患者关节活动的起始端，小范围，节律性地来回松动关节。②Ⅱ级，治疗者在患者关节活动允许的活动范围内，大范围，节律性来回松动关节，但不接触关节活动起始和终末端。③Ⅲ级，治疗者在患者关节活动允许的活动范围内，大范围，节律性来回松动关节，每次均接触到关节活动的终末端，并能感到关节周围软组织的紧张。④Ⅳ，治疗者在患者关节的终末端，小范围、节律性地来回松动关节，每次接触到关节活动的终末端，并能感觉到关节周围软组织的紧张。

第三节　肌力训练技术

肌力是肌肉在收缩或紧张时所表现出来的能力，是肌肉发挥其生理功能的形式，肌肉主要通过肌力对外界做功。肌力减低是临床上最常见的症状之一，常会引起人体各项日常活动的障碍，如坐、站、步行障碍等。肌力训练是增强肌力的主要方法。肌力训练的具体技术和方法有多种，如神经传递冲动训练、助力训练及抗阻训练等。

一、概述

（一）肌力

1. **定义** 肌力是肌肉在收缩或紧张时所表现出来的能力，是肌肉发挥其生理功能的形式，肌力主要通过肌力对外界做功。

2. **影响肌力大小的因素**

（1）肌肉的生理横断面　一般认为肌肉的生理横断面越大，产生肌力也越大。

（2）肌肉的初长度　即肌肉收缩前的长度。肌肉被牵拉初长度 = 1.2 倍静息长度时，产生的肌力为最大。

（3）肌肉的募集　肌肉用力时，同时投入收缩的运动单位数量越多，肌力也越大。

（4）肌纤维走向与肌腱长轴的关系　一般肌纤维走向与肌腱长轴一致。肌肉收缩力受运动阶段杠杆效率的影响，一定的成角可增强肌肉的收缩力。关节在不同的角度产生的肌力不同，等长运动时能发出最大肌力的角度为肘关节成 90° 屈曲，膝关节成 60° 屈曲，此时最容易用上力。如果在这个角度上再加上最大阻力，效果则更理想。

（5）肌肉的收缩方式及收缩的速度　等长收缩及等张收缩的向心性收缩、离心性收缩所产生的肌力不同，离心收缩所产生的肌力最大，其次为等长收缩，最小的为向心收缩；肌肉收缩速度越慢，肌肉的募集量越多，产生的肌力越大。

（6）年龄和性别　男性肌力比女性大，女性肌力为男性的 2/3，尤其以握力和垂直跳的力量最为明显；女性的握力为男性的 60%，垂直跳的肌爆发力约为男性的 65%。肌力与年龄也有关系，在 20 岁之前肌力是渐增的，20 岁之后则将随着年龄的增大而逐渐下降。

（7）心理因素　肌力易受心理的影响。在暗示、大声命令及积极的训练目的时，受检者所发挥的肌力比自主最大肌力大 20% ~30%。

3. 肌力下降的原因

（1）年龄的增长　20 岁之后随年龄的增大肌力将逐渐下降，下肢较上肢下降更快。有关年龄增大导致肌力下降的现象已有许多报道，如股四头肌肌力早期即有下降，这与身体的重量有关，如体重较重，则需经常大力收缩肌肉来支撑体重。

（2）废用性肌肉萎缩　肌肉萎缩是由于肌原纤维的减少而导致的肌纤维萎缩。主要原因有失用性肌肉萎缩、去神经性肌肉萎缩、缺血性肌肉萎缩。制动及无功能状态所产生的以生理功能衰弱为主要特征的综合征，主要表现为废用性肌肉萎缩。在完全卧床休息的情况下，肌力每周减少 10% ~15%，亦即每天减少 1% ~3%；如卧床休息 3 ~5 周，肌力即可减少一半。肌肉亦可出现废用性萎缩，在股四头肌、踝背伸肌尤为明显。

（3）神经系统疾病　如脑血管病、脑瘫、小脑障碍等中枢神经障碍导致的偏瘫或四肢瘫等，由于卧床时间较长，不活动或较少活动，导致肌力明显下降；而脑卒中患者发病初期的迟缓阶段即表现为患侧肌肉明显的肌肉松弛、肌力下降。

（4）肌原性疾病　肌原性肌力下降主要是因肌营养不良、多发性肌炎等疾病所致。进行性肌营养性不良主要表现为四肢近端与躯干的肌力下降与肌肉萎缩。多发性肌炎出现肌力下降的部位主要为四肢近端肌群、颈屈曲肌群、咽喉肌群等。

（二）肌肉耐力

1. 定义　肌肉持续地维持一定强度的等长收缩或作多次一定强度的等张（速）收缩的能力。其大小可以用从开始收缩直到出现疲劳时已收缩了的总次数或所经历的时间来衡量。

2. 影响肌肉耐力大小的因素　肌纤维的类型；肌红蛋白的储备；酶的作用及肌力的大小等；耐力与所进行的运动强度也有一定的关系，即运动强度越大，肌耐力就越小。

（三）肌力训练

是增强肌力的主要方法。

1. 肌力训练的目的

（1）使原先肌力减低的肌肉通过肌力训练，使肌力得到增强。

（2）增强肌肉的耐力，使肌肉能够维持长时间的收缩。

（3）通过肌力训练使肌力增强，为以后的平衡、协调、步态等功能训练做准备。

2. 肌力训练方法的种类

（1）按照不同训练目的分类　可分为增强肌力训练和增强肌肉耐力训练两种。

（2）按照不同肌力大小分类　可分为传递神经冲动训练、助力训练、主动训练、抗阻训练、渐进抗阻训练等运动方法。

（3）按照不同肌肉收缩的方式分类　可分为等长训练、等张训练及等速训练。

增强肌力和增强肌耐力的训练有不少共同之处，可统称为力量练习。力量练习常用于训练肌肉萎缩无力的患者，包括因伤病固定肢体或长期卧床、活动少所致的肌肉失用性萎缩和骨关节及周围神经病损伤所致的肌肉软弱或软瘫，训练用以发展肌力和耐力，从而恢复运动功能。

二、肌力训练的基本原则与临床应用

（一）基本原则

1. 分级训练原则 肌力训练前必须先对训练部位的关节活动范围及肌力情况进行评价。当肌力为0级、1级、2级时，临床多采用被动运动、电刺激、传递神经冲动的训练等方法。当肌力≥3级时，应考虑采用抗阻训练的方法，达到增强肌力的目的。

2. 抗阻训练原则 训练中施加阻力是增加肌力的重要因素。阻力主要来自肌肉本身的重量、肌肉在移动过程中受到的障碍、外加的阻力等。因此，当肌力在3级以上时，应考虑采用抗阻训练的方法，只有这样才能增强肌力。

3. 超量恢复原则 超量恢复是指肌肉或肌群经过适当的训练后，产生适度的疲劳。肌肉先经过疲劳恢复阶段，然后达到超量恢复阶段。在疲劳恢复阶段，训练过程中消耗的能源物质、收缩蛋白、酶蛋白恢复到运动前水平；在超量恢复阶段，这些物质继续上升并超过运动前水平，然后又逐渐降到运动前水平。所以，当下一次训练在前一次超量恢复阶段进行，就能以前一次超量恢复阶段的生理生化水平为起点，起到巩固和叠加超量恢复的作用，逐步实现肌肉形态的发展及功能的增强。因此，超量恢复是肌力训练的生理学基础。通常超量恢复于运动后1~2天内出现，运动量太小，不感到疲劳，无超量恢复出现。

4. 肌肉收缩的疲劳度原则 过度疲劳的表现为运动速度减慢、运动幅度下降、肢体出现明显不协调动作或主诉疲乏劳累。训练时使肌肉感到疲劳但不应过度疲劳的原则，也是控制超常负荷不至于过度的一个主观限制指标。

（二）临床应用

1. 适应证 失用性肌肉萎缩、关节源性肌肉萎缩、神经性肌肉萎缩、肌源性疾病时肌肉收缩功能异常、骨关节畸形、脊柱稳定性差、关节周围主动肌和拮抗肌不平衡、内脏下垂、尿失禁。

2. 禁忌证

（1）全身有严重感染和发热者，不宜进行。

（2）患有严重的心脏疾病，如快速性心律失常、心力衰竭等情况。

（3）皮肌炎、肌炎发作期患者及严重肌病患者不宜进行高强度或抗阻训练。

（4）肌力训练会加剧局部疼痛的，不宜进行。

（5）局部有活动性出血，不宜进行局部肌肉训练，以免加重出血形成血肿。

（6）骨折后只行石膏外固定、骨折断端尚未形成牢固骨痂时，不宜进行肌肉长度有改变的训练。

3. 注意事项

（1）掌握训练方法 选择正确的运动量和训练节奏，注意调节阻力。

（2）注意无痛训练 训练中发生疼痛，是出现损伤或加重损伤的信号，应予以重视并规避风险。

（3）进行讲解和鼓励 训练前给患者讲解训练的意义和作用，可消除其疑虑；训练中给予鼓励，并显示训练效果，可提高其信心和坚持训练的积极性。

（4）注意心血管反应 训练中，对抗较大阻力是，会引起血压明显升高，对心血管造成额外负担，故有高血压、冠心病或其他心血管疾病的患者，应禁忌在等长抗阻训练时过分用力或憋气。

（5）防止代偿运动的出现 训练中，可徒手或利用固定等方法，抑制患者出现代偿性动作。

（6）做好正确详细的训练记录 应认真记录患者的训练情况，并在训练前后随时测试肌力的进展情况，并以此为据随时调整训练强度和运动时间，以达到最佳期的训练效果。

三、常用肌力训练方法

(一) 按照不同肌力大小分类

可分为传递神经冲动训练、助力训练、主动训练、抗阻训练、渐进抗阻训练等运动方法。

1. 传递神经冲动训练

(1) 适应证 适用于0～Ⅰ级肌力的患者。

(2) 训练方法 引导患者做主观努力,通过意念的方式,竭力去引发瘫痪肌肉的主动收缩。目前对0～Ⅱ级肌力的患者,较多采用肌电刺激的生物反馈训练方法,进行增强肌力训练。

2. 助力训练 (assisted exercise) 是指在外力的辅助下,通过患者主动的肌肉收缩来完成的训练。

(1) 适应证 适用于肌力Ⅰ～Ⅲ级的患者。

(2) 训练方法 常用的助力训练方法有以下几种。

1) 徒手辅助主动训练 利用治疗师的手法,不需要任何器械的帮助。当肌力为Ⅰ级或Ⅱ级时治疗师帮助患者进行主动运动。

2) 滑面上辅助主动训练 在光滑的板面上利用滑石粉或小滑车等方法,减少肢体与滑板之间的摩擦力,进行滑面上的辅助训练;也可通过垫毛巾或加大滑板的倾斜度等方法,加大摩擦力在滑板上做滑动训练。此训练是在肢体克服一定阻力下进行的,训练难度高于徒手辅助主动运动和悬吊式训练方法。

3) 滑车重锤的主动训练 是在垂直面上利用滑车、重锤来减轻肢体的自身重量下进行的主动训练。此方法适用于髋、肩、膝等大关节的肌力训练;不适用于手指、腕、肘和踝等关节的训练。

4) 浮力辅助主动训练 是指在水中进行的一种辅助主动运动,可利用水对肢体的浮力或漂浮物,以减轻肢体重力的影响。

3. 悬吊训练 (suspension exercise) 是助力训练的一种,指利用绳索、挂钩、滑轮等简单装置,将运动的肢体悬吊起来,以减轻肢体的自身重量,然后在水平面上进行训练。此方法可节省治疗师的体力消耗。

(1) 适应证 适用于肌力Ⅰ～Ⅲ级的患者。

(2) 训练方法 在悬吊装置上,可利用变化的体和不同位置的滑轮、挂钩等设计出各种各样的训练方法。

4. 主动训练 (active exercise) 指患者主动以肌肉收缩形式完成的运动。运动时既不需要助力,亦不用克服外来阻力。

(1) 适应证 适用于肌力达Ⅲ级的患者。

(2) 训练方法 训练中应取正确的体位和姿势,将肢体置于抗重力位,防止代偿运动。另外,运动的速度、次数、间歇等要根据患者的实际情况给予适当的指导。

5. 抗阻训练 (resistance exercise) 是指患者在肌肉收缩过程中,需要克服外来阻力才能完成的训练。抗阻训练对增强肌力最为有效。渐进抗阻训练 (progressive resistance exercise) 是一种逐渐增加阻力的训练方法,肌肉的能力增强时负荷量也随之增加。

(1) 适应证 用于肌力已达到Ⅳ级或Ⅴ级,能克服重力和阻力完成关节活动范围的患者。

(2) 训练方法 常用训练方法有以下几种。

1) 徒手抗阻力主动训练 固定关节近端。阻力的方向与运动的肢直角,加阻力时宜缓慢,使运动中的肌肉收缩时间延长,一次动作2～3秒完成,开始时在轻微阻力下主动运动10次,然后加大阻力,使肌肉全力收缩活动 10 次。可做向心性等张收缩，也可做离心性等张运动及等长运动。训练时，对骨折患者要注意加阻力的部位和保护骨折固定的部位，阻力也不要过大，以免影响骨折恢复（图 3-3）。

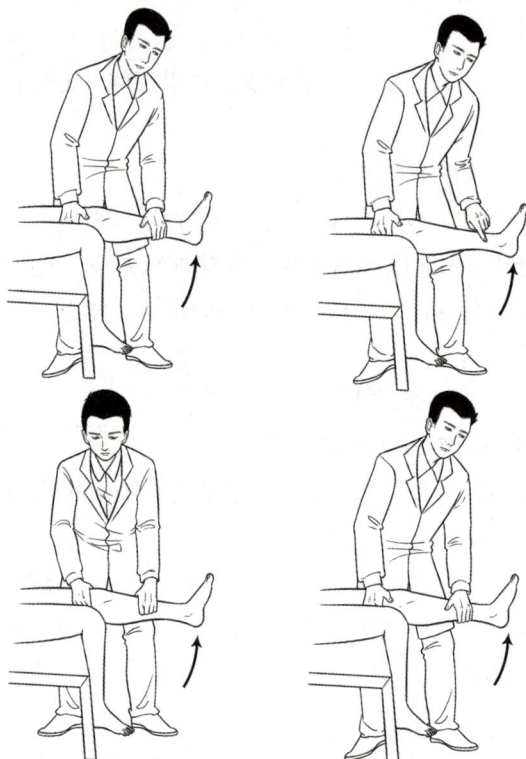

图 3-3 徒手施加阻力的部位

2）加重物抗阻力主动训练　直接用手拿重物或把重的东西系在身体某部位进行练习。

3）重锤与滑轮抗阻力主动训练　用重锤做阻力，用滑车改变牵引方向，与肢体成 90°直角，运动时速度不宜过快，肌肉收缩到极限后应停 2~3 秒，每个动作都需要缓慢进行。

4）弹簧抗阻力主动训练　用弹簧的弹性做阻力进行肌力训练。

5）摩擦阻力抗阻力主动训练　用摩擦力做阻力，由于摩擦阻力难以控制、不稳定，不便于数字表示，易磨损，故该法较少用。

6）水中抗阻力主动训练　对抗水浮力的运动训练，可在四肢末端拴上浮子，再向下运动克服浮力的阻力。

（二）按照不同肌肉收缩的方式分类

可分为等长训练、等张训练及等速训练。

1. 等长训练（isometric exercise）　肌肉收缩时，肌纤维的长度没有改变，也不产生关节活动，但肌肉能产生相当大的张力，又称静力性训练。

（1）优点　不受环境限制和不需要特殊仪器；容易操作，便于床上或家中训练；训练中不伴有关节活动，特别适用于关节活动过程中有明显疼痛、有关节活动度明显受限或肢体固定的患者；具有防止肌肉萎缩、消除肿胀、刺激肌肉肌腱本体感受器等作用。

（2）缺点　主要增加静态肌力；缺乏关节活动，对改善肌肉的神经控制作用较差，无助于改善运动的协调性；具有角度特异性，仅能在关节活动范围额某一角度达到训练效果，若要使关节活动范围内各角度均达到增强肌力的目的，则需要逐点训练，这相对比较费时。

（3）适应证　Ⅱ~Ⅴ级肌力的肌肉均可进行等长收缩运动训练。

（4）训练方法

1）基本方法 使肌肉对抗阻力进行无关节运动仅维持其固定姿势收缩的训练，这种训练不能使肌肉缩短，但可使其内部张力增加。

2）"tens"法则 训练中每次等长收缩持续 10 秒，休息 10 秒，重复 10 次为一组训练，每次做 10 组训练。

3）多角度等长训练（MIE） 在整个关节活动范围内，每隔 20°~30°做一组等长训练。

4）短促最大练习 抗阻力等张收缩后维持最大等长收缩 5~10 秒，然后放松，重复 5 次，每次增加负荷 0.5kg。

2. 等张训练（isotonic exercise） 肌肉收缩时，肌纤维的张力保持不变，而肌纤维的长度发生改变，并产生关节活动的一种训练方法。

（1）优点 增强全关节活动范围内的肌力；改善肌肉运动的神经控制；改善局部血液、淋巴循环；改善关节软骨营养；包含向心及离心两种训练模式；不需要贵重训练仪器；可允许多个关节同时运动。

（2）缺点 在活动范围内，阻力矩与最大肌力矩不一致，影响练习效果；训练开始时，易受到惯性力量的影响；在训练时，较强的肌群可能替代较弱肌群进行收缩；对有关节挛缩、关节内损伤、运动时疼痛者不适宜；不易进行不同运动速度的训练。

（3）适应证 Ⅲ~Ⅴ级肌力的肌肉均可进行等张收缩运动训练。

（4）训练方法

1）基本抗阻训练 ①举哑铃、沙袋等；②通过滑轮及绳索提起重物；③拉长弹簧、橡皮条等弹性物；④专门的训练器械，通过摩擦或磁电效应等原理提供可调节的阻力；⑤自身体重作为负荷，进行俯卧撑、下蹲起立、仰卧起坐等练习。

2）渐进抗阻训练（PRE） ①先测出待训练肌群连续 10 次等张收缩所能承受的最大负荷量，简称为 10RM（10 - repetition maximum，10RM）。取 10RM 为制定运动强度的参考量。②Delorme 法：训练分 3 组进行，即第一组运动强度取最大负荷的 50%，重复 10 次；第二组运动强度取最大负荷的 75%，重复 10 次；第三组运动强度取最大负荷的 100%，重复 10 次。每组间可休息 1 分钟，每天训 1 次。1 周后复试 10RM 量，如肌力有所进步，可按照新的 10RM 量进行下一周的训练。③Oxford 法：同 Delorme 法，但把负荷顺序颠倒，使 1、2、3 组训练负荷量分别为 100%、75% 及 50% 的 10RM。

3. 等速训练（isokinetic exercise） 又称可调节抗阻运动或恒定速度运动。利用专门设备，根据运动过程的肌力大小变化调节外加阻力，使整个关节运动依预先设定速度进行运动。

（1）优点 运动速度相对稳定，不会产生加速运动；在关节活动范围内的每一点上都向肌肉提供合适的阻力，使肌力保持合适张力和收缩力，保持张力和收缩力的平衡，使肌肉得到充分收缩，较好地增加肌力。

（2）缺点 必须要借助较昂贵的等速仪器，不宜普及；训练时花费时间较多；治疗师需花一定时间进行仪器的使用训练等。

（3）适应证 对于Ⅲ级以下肌力，可先在持续被动活动（CPM）模式下进行助力运动，以进行肌肉的早期训练；对于Ⅲ级以上肌力，可选用向心和离心性肌力训练。

（4）训练方法 包括等速向心肌力训练、等速离心肌力训练、短弧等速肌力训练。

（三）肌力训练方法选择

具体见表 3 - 2。

表 3 - 2　肌力训练方法选择

肌力	方法选择
0 级	电刺激、传递神经冲动的训练
1~2 级	肌肉电刺激、主动 - 辅助训练
2 级	免负荷主动运动
3 级	主动抗部分重力运动，主动抗轻微阻力运动
4 级	抗阻训练
5 级	抗阻训练

第四节　牵伸和牵引技术

知识链接

牵伸和牵引的区别

牵伸是运用外力牵伸短缩或挛缩组织并使其延长，利用该技术能明显改善组织的短缩或挛缩状态，以达到重新获得关节周围软组织的伸展性，降低肌张力改善或恢复关节活动范围的目的。牵引是应用作用力与反作用力的力学原理，通过手法器械或电动装置产生的外力作用于人体脊柱或四肢关节，使关节发生一定的分离，关节周围软组织也得到适当的牵伸。

二者都具有牵拉关节周围软组织的作用，但是牵引和牵伸的区别在于，牵引的主要目的是牵拉关节，而牵伸主要目的是牵拉肌肉，韧带等软组织。

一、牵伸技术

（一）定义

牵伸技术（stretching）　运用外力（人工或机械/电动设备）牵伸短缩或挛缩组织并使其延长，做轻微超过组织阻力和关节活动范围内的运动。治疗目的是重新获得关节周围软组织的伸展性、降低肌张力，改善或恢复关节的活动范围。

挛缩　肌腱装置和通过关节周围的软组织适应性短缩，导致被动或主动牵伸明显的抵抗和限制关节活动范围（ROM）。

（二）牵伸的治疗作用

1. 预防肌肉挛缩　牵伸治疗可预防肌肉的挛缩，同时恢复和保持关节的正常活动范围。

2. 调节肌张力　通过牵伸刺激肌肉内的感受器（肌梭），调节肌张力，提高肌力。

3. 防止结缔组织发生不可逆性挛缩　被动牵伸可拉长挛缩的肌纤维，同时降低韧带、肌腱、关节囊挛缩的可能性，使结缔组织在牵伸应和作用下逐渐延长。

4. 提高肌肉的兴奋性　对肌张力低下的肌群，快速牵拉可以直接或间接反射性地提高肌肉的兴奋性，增强肌力。

5. 预防软组织损伤　在活动或从事运动之前，预先对关节和软组织进行适当的牵伸，使肌肉、肌腱等软组织对应力有适应过程，以增加关节的灵活性，降低肌肉和肌腱等软组织的损伤或疼痛。

（三）牵伸技术及方法

1. 被动牵伸 是当患者放松时，采用徒手或机械的外力拉长挛缩组织的方法。可以暂缓痉挛及保持痉挛肌的长度，维持关节的活动范围，防止关节挛缩变形。适用于有轻度关节粘连或肌痉挛的患者，及神经损伤引起肌肉瘫痪的患者，以利于维持关节正常的活动范围。

（1）手法牵伸 应用外力，通过控制牵伸方向、速度、强度和持续时间，来增加挛缩组织的长度和关节活动范围。手法被动牵伸是最常用的牵伸技术。

（2）机械牵伸 指借助机械装置，增加小强度的外部力量，较长时间作用于缩短组织的一种牵伸方法。其牵伸力量通过重力牵引、滑轮系统或系列夹板发生作用，强度超过手法牵伸。牵伸时间至少持续20分钟，甚至数小时，才能产生治疗效果。应注意安全和积极配合主动运动。

2. 主动牵伸 又称自我牵伸，是患者自己完成的一种肌肉伸展性训练，牵伸力量为自身重量，牵伸强度和持续时间与被动牵伸相同。指导患者处于固定而舒服的体位进行牵伸训练，经过严格的训练后，教会患者自我调节牵伸参数很重要，是巩固疗效的主要措施。

3. 主动抑制 是指患者在实施牵伸训练之前或过程中，有意识地放松该肌肉，此时进行牵伸的阻力最小。主要用于肌肉神经支配完整，患者能自主控制的情况下，不能应用于存在肌力减退、痉挛或瘫痪的患者。

（1）收缩—放松

1）操作步骤 ①首先将紧张的肌肉置于一个舒适的拉长位置；②紧张或挛缩的肌肉先进行等长抗阻收缩约10秒，使肌肉感觉疲劳；③然后让患者主动放松；④治疗师被动活动肢体，通过增加的活动范围以牵伸肌肉；⑤休息几秒后重复上述过程。休息时要求患者将肌肉处于舒适的拉长体位。

2）注意事项 无痛状态下完成。

（2）收缩—放松—收缩

1）操作步骤 ①～③步骤同"收缩—放松"技术；④紧张肌肉的拮抗肌自我做向心性肌肉收缩，以对抗挛缩肌肉并帮助关节运动，使受限制的肌肉放松、被拉长，使肢体的关节活动范围增加。

2）注意事项 同"收缩—放松"技术。

4. 拮抗肌收缩

（1）操作步骤 ①被动拉长紧张的肌肉到一个舒适的位置；②让患者拮抗肌等张收缩；③对收缩肌肉施加轻微阻力，但允许关节运动；④当关节运动时，由于交互抑制作用的结晨，紧张的肌肉被放松。

（2）注意事项 避免施加太大的阻力。

5. 其他方法 是与牵伸技术相配合使用的方法，可以帮助肌肉放松，提高牵伸效果。

（1）热疗及冷疗 牵伸肌肉之前，局部可先进行热疗，方法包括高频电疗（如超短波、微波）、传导热疗（如蜡疗、水疗、热敷等）、红外线照射、超声波等，加热后的肌肉更容易放松和被牵伸，患者感觉较舒服，可增加组织的伸展性以降低发生损伤的可能性；牵伸后给予冷疗（如冰水、冷敷等），减少软组织牵伸后的肿痛，促进关节活动范围的改善。

（2）按摩 采用轻手法按摩、擦揉，特别是深部按摩，可增加局部的血液循环，降低肌痉挛和肌紧张。

（3）关节松动术 牵伸前，应用关节松动技术中轻手法（如关节分离牵引等），可以缓解关疼痛和关节周围软组织的痉挛。

（4）支具 牵伸后，应用支具或动力夹板，使肌肉保持在最大有效长度，进行长时间持续牵伸，可预防被牵伸关节功能出现反弹，达到牵伸挛缩部位，增加关活动度的目的。

（四）牵伸程序

1. 治疗前评估 牵伸前必须对患者进行系统的检查和评估，了解其关节活动受限的部位、性质、原因以及功能情况。

2. 患者体位 将患者安置在舒适和放松的体位，一般选取卧位和坐位，尽时暴露治疗的部位，以利于治疗时关节被牵伸至最大的活动范围。

3. 治疗师位置及操作手法 治疗师应面向患者站在牵伸侧，一侧手固定在被牵伸肌肉的一端，另一侧手置于另一端。凡是靠近患者的手称内侧手；远离患者的手称外侧手；靠近患者头部一侧的手称上方手；靠近患者足部一侧的手称下方手。

4. 牵伸技术参数

（1）牵伸方向 牵伸力量的方向应与肌肉紧张或挛缩的方向相反。

（2）牵伸强度 牵伸力量必须能足够拉紧软组织的结构，但不至于导致疼痛或损伤，要以患者能够耐受为原则。

（3）牵伸时间 被动牵伸持续时间为每次 10~12 秒，也可达 30~60 秒，然后重复 10~20 次。每次之间要休息 30 秒左右，并配合轻手法按摩，以利于组织修复并缓解治疗反应。机械性牵伸每次 15~20 分钟。10 次为一个疗程，一般 3~5 个疗程。

（4）治疗反应 一般牵伸治疗后患者感到被牵伸部位关节周围软组织放松，关节活动度改善。治疗强度和时间及疗法因损伤的部位、病情而异。故康复过程中需对患者定期评估，根据具体情况和个体差异制订合理的参数。

（五）临床应用及注意事项

1. 适应证 适用于肩部、肘部、腕指部和髋部、膝部、踝足部以及颈腰部的短缩和挛缩组织的牵伸；预防由于固定、制动、废用造成的肌力减弱和相应组织短缩等结构畸形的发生；缓解软组织挛缩、粘连或瘢痕形成，如烧伤、软组织、皮肤严重挫伤后所致的粘连和疤痕；中枢神经病变或损伤的患者，由于肌张力异常增高而导致的肌肉痉挛或挛缩；体育锻炼前后牵伸，预防肌肉骨骼损伤，减轻运动后肌肉疼痛。

2. 禁忌证 患者有严重的骨质疏松；骨性限制关节活动；神经损伤或神经吻合术后 1 个月内；关节活动或肌肉被拉长时疼痛剧烈；挛缩或软组织短缩已经造成关节固定，形成了不可逆性挛缩；新近发生的骨折、肌肉和韧带损伤，组织内有血肿或其他创伤因素存在时；关节内或关节周围组织有炎症、感染、结核或肿瘤，特别是各种炎症急性阶段；当肌麻痹或严重肌无力患者，为了维持关节的稳定性、为了保持一定的肌肉力量而发生代偿性挛缩时，应慎用牵伸治疗。

3. 注意事项

（1）明确目标 通过评估明确需要牵伸的肌肉和关节，明确需要限制可能出现代偿作用的肌肉和关节。

（2）避免过度牵伸 牵伸超过正常的关节活动度，会导致运动过度。长时间制动后，结缔组织失去了正常的张力，大强度、短时间的牵伸更容易引起损伤，造成关节不稳定，增加了骨骼肌再次损伤的风险。

（3）避免牵伸水肿组织 水肿组织比正常组织更易受损伤，同时牵伸后水肿加剧，可增加疼痛和肿胀。

（4）避免过度牵伸肌力较弱的肌肉 对肌力较弱的肌肉，应配合肌力训练，使患者在伸展性和力量之间保持平衡。

（5）牵伸中避免挤压关节 避免跳跃性牵伸，在关节活动末端应避免弹动关节，因其可刺激被牵伸肌肉的牵张反射，反射性引起收缩。患者需放松被牵伸部位，使牵伸力作用在治疗部位。

二、牵引技术

（一）定义

牵引技术是指应用作用力与反作用力的力学原理，通过手法、器械或电动装置产生的外力，作用于人体脊柱或四肢关节，使关节发生一定的分离、关节周围软组织得到适当的牵伸，从而达到治疗目的的一种康复治疗技术。临床常用的牵引技术有颈椎牵引、腰椎牵引和四肢关节功能牵引等。

牵引和牵伸尽管都具有牵拉关节周围软组织的作用，但牵引与牵伸的区别在于牵引的主要目的是牵拉关节，而牵伸的目的主要是牵拉肌肉、韧带等软组织。

（二）牵引的治疗作用

减轻椎间盘压力，促使髓核不同程度地回纳；解除脊柱小关节负载；促进炎症消退；解除肌肉痉挛；增加关节的活动范围；早期制动和复位。

（三）常用牵引技术

1. 颈椎牵引技术（cervical traction） 是通过牵引沿颈椎纵轴方向施加拉力以对抗体重而产生一系列的生理效应，以改善颈椎的生理功能，消除病理改变，达到治疗颈椎疾患的一个重要康复治疗技术。

颈椎常用的牵引方法有颈椎徒手牵引、颈椎重锤牵引、电动颈椎牵引和家庭牵引等。

（1）颈椎徒手牵引 是治疗师用手对患者颈部进行牵伸达到治疗目的的一种治疗技术。

1）徒手坐位牵引 患者取坐位，治疗师站立于患者后侧，前方上肢屈肘托住患者下颌部，后方手固定在后枕部，双手同时发力支持患者头部重量，将患者头沿身体纵轴方向向上拔伸，并维持20～30秒。操作方法类似于临床检查颈部的提颈试验。

2）徒手卧位牵引 患者取仰卧于治疗床，头颈部稍前屈。治疗师立于治疗床头或坐位，用双手支持患者头部重量。上方手掌置于患者前额，下方手托住患者枕后部。治疗师双臂采用静力收缩的方式施加牵引力量。要求治疗师站立姿势和手法必须稳定，然后逐渐地、有控制地将重心向后倾倒，以此牵引患者颈椎。

（2）颈椎重锤牵引

1）坐位重锤牵引

①牵引体位：患者取坐位，根据牵引的目的和要求不同，调整牵引角度，使颈椎处于中立位、后伸位或前屈位牵引。椅子高度以患者坐位双脚平放地面为宜。用枕颌套托住下颌和枕部，枕颌套的松紧度调节以患者舒适为准。

②牵引角度：一般认为采用颈椎前屈10°～30°可使颈椎间隙显著增宽。垂直（0°）牵引时最大应力作用于颈椎上段，增大前屈角度则最大应力位置下移，前屈20°～30°时牵引可使第6、7颈椎间隙增大最明显。

③牵引重量：颈椎牵引重量应根据治疗次数、患者体质强弱、牵引时间长短以及采用持续牵引还是间歇牵引等因素来确定。一般牵引重量约相当于正常成年人体重的10%，年老体弱者为体重的5%。一般首次牵引从3～5kg开始，椎动脉型从5kg开始或体重的1/15开始；每天增加重量1～2kg，至症状改善后，并以此重量维持或逐渐减少重量，直到症状缓解消失。如果没有改善，可继续逐渐增加重量，最大牵引重量需视患者体质及对牵引的反应而定，牵引最大重量不得超过20kg。

④牵引时间：每次牵引时间为一般为20～30分钟；大重量牵引者牵引时间宜相应缩短至5～15

分钟。门诊患者一般牵引 1 次/日，住院患者牵引可 2 次/日。10 次为一疗程，直到症状体征消失，一般需要 2 ~ 3 个疗程。

2）卧位重锤牵引

①床上斜面自重牵引：将床的头端升高约15cm 形成斜面，在床垫和褥子之间铺上一层硬板。患者头枕 10cm 高的硬枕，枕颌牵引带上端固定于床头，患者身体向床尾移动将牵引带拉紧，借助患者身体下移趋势进行牵引。治疗初始以 30 分钟为一单位，休息后逐渐延长牵引时间，睡前停止牵引，以保证患者睡眠充足。

②床上重锤持续牵引：患者仰卧在水平床面上，颈部垫一个普通枕头，床头安装滑轮，枕颌牵引带跨过滑轮与重锤相连。重锤重量从 3 ~ 4kg 开始，待患者适应后逐渐增加重量，最高可达 7kg。牵引时间每次 20 ~ 30 分钟，1 ~ 2 次/日。

（3）临床应用

1）适应证　各种类型颈椎病，包括神经根型、椎动脉型、轻度脊髓型但脊髓受压症状不明显；颈椎关节功能紊乱、颈椎侧弯、后突畸形、颈椎骨折、脱位的固定；颈部肌肉痉挛、颈椎退行性疾病、肌筋膜炎等引起的严重颈肩痛。

2）禁忌证　颈椎结构完整性受损害时；颈椎活动绝对禁忌的疾病（如颈椎严重失稳、颈椎椎体骨折、颈脊髓明显受压、陈旧性颈椎外伤未愈者等）；牵引治疗后症状（疼痛）易加重的疾病。

（4）注意事项

1）治疗师应该熟悉牵引技术和牵引装置。根据患者病情和个体差异选择牵引方式并设置牵引参数。向患者阐明牵引治疗目的、注意事项、可能出现的不良反应及预防方法。

2）调整好枕颌牵引套的松紧度，两侧悬吊带要等长，作用力要相等。枕带的受力部位应集中在枕骨粗隆中下部，颌带应兜住下颌正下方。枕颌带的摆放位置，要注意避开颈动脉窦和喉部，防止压迫颈动脉窦引起晕厥或发生意外。

3）牵引时患者体位应舒适，坐位牵引时，患者应注意全身放松，双上肢自然下垂于身体两侧，脊柱略前屈。患者要解开衣领，自然放松颈部肌肉，除去耳机、眼镜等影响放置牵引带的物品。

4）牵引中或牵引后如患者出现头晕、心慌、四肢麻木、无力加重、出冷汗等症状，应立即停止牵引，同时寻找诱发原因和进一步检查。经检查如无重要器质性疾病，次日可在严密观察下调整牵引角度和重量后试行短时间牵引。

5）坐位牵引结束时，应逐渐地减轻重量，再取下牵引套。休息 1 ~ 2 分钟，同时缓慢、轻柔地活动颈部数次，再离开治疗室。避免突然解除重量站立，可能会引起头痛或头晕等不适反应。

6）牵引前后可配合应用其他理疗或手法治疗以提高疗效。

2. 腰椎牵引技术　腰椎牵引又称骨盆牵引，是用骨盆带固定腹部和骨盆，胸肋部反向牵引带固定于季肋部，利用牵引床和牵引装置沿腰段脊柱纵轴施加牵引力，以达到缓解神经根性疼痛的一个重要康复治疗技术。腰椎常用的牵引方法有腰椎徒手牵引、骨盆重锤牵引、斜位自重牵引、电动骨盆牵引、三维多功能牵引等。

（1）腰椎徒手牵引　患者取俯卧位，一般由两到三位治疗师同时操作。治疗时一人立于患者头侧双手握持患者腋下，另一人立于患者足端握住患者的双侧踝部，两人同时缓慢发力沿患者身体纵轴进行对抗牵引。在牵引的同时还可由第三人在患者腰部病变部位进行按压或作相关复位手法。一次牵引约维持 15 ~ 30 秒，重复 1 ~ 2 次，每周 1 ~ 2 次。治疗后患者要卧床休息，同时应用药物辅助治疗。

（2）骨盆重锤牵引

1）牵引体位　患者仰卧硬板床或普通病床，小腿处垫高，呈屈髋屈膝约 90°。骨盆牵引带固定于腰部（髂嵴上方），牵引带两端连接牵引绳分别通过安装在足端床头的滑轮装置悬挂重量。两个滑轮的高度约距床面 15～20cm，间距与人体宽度相近。

2）牵引重量　一般为每侧 10～15kg。首次牵引从每侧 5kg 开始，两侧共 10kg；以后根据患者的治疗反应每 1～3 天增加 1～2kg，最后达到合适的重量。

3）牵引时间　每牵引 1 小时，休息 20 分钟。待患者适应后逐渐延长牵引持续时间。夜间停止牵引，以利睡眠。

（3）斜位自重牵引

1）头高脚低位牵引　患者仰卧于倾斜的床板上，胸腰部用胸肋牵引带固定于床头两侧，腰部及下肢不固定，利用腰部以下的自身重量进行牵引。初次牵引时从床面与水平面夹角 30°开始，以后每天增加 5°，一般 8～10 天倾角可达 70°～90°。牵引时间一般比较长，每日牵引 4 小时。

2）头低脚高位牵引　患者头低脚高俯卧于倾斜的床板上，双踝固定于斜板上端，利用腰部以上自身重量对腰椎进行牵引。牵引可从床面与水平面夹角 30°开始，逐渐增加至 70°～90°。每日一次，每次 30～60 分钟。牵引过程中还可用双手支撑，做腰部旋转、后伸屈曲等动作，以增强牵引效果。

（4）电动骨盆牵引　以电动牵引装置提供牵引动力替代重锤进行腰椎牵引，作持续的或间歇的腰椎牵引。

（5）临床应用

1）适应证　适用于腰椎间盘突出症、腰椎小关节紊乱、腰椎管狭窄症、腰椎小关节滑膜嵌顿、腰椎滑脱、腰椎退行性疾患、无合并症的腰椎压缩性骨折、早期强直性脊柱炎等。可用于脊柱前凸、侧弯、后凸畸形，亦可用于腰扭伤、腰背肌筋膜炎、腰肌劳损。

2）禁忌证　腰椎结核、脊髓疾病、肿瘤、有马尾神经综合征表现的腰椎管狭窄症、重度骨质疏松、严重高血压、椎板骨折、心脏病、出血倾向等。

（6）注意事项

1）牵引前　向患者做好解释工作，消除患者紧张情绪，嘱其牵引时不要屏气或用力对抗。对进行屈曲旋转快速牵引者，需详细了解患者病情，最好与骨科医生共同制定治疗方案，以免造成损伤。高龄或体质虚弱者以电动牵引床轻度牵引为宜。牵引前可进行腰部热疗，有助于放松腰部肌肉，避免拉伤。

2）牵引中　胸肋固定带和骨盆固定带要扎紧，但胸肋固定带安放的位置和松紧以不妨碍患者正常呼吸为度，同时应防止卡压腋窝，以免造成臂丛神经损伤。两侧牵引绳应对称，松紧一致。牵引时患者应取屈髋、屈膝卧位，以减少腰椎前突，使腰部肌肉放松，腰椎管横截面扩大，有利于症状的缓解。牵引中或牵引后可配合其他治疗，如药物、物理因子或推拿手法等综合治疗，以增强疗效。牵引治疗期间需适当卧床或休息。

3）牵引后　应缓慢去除牵引带，嘱患者继续平卧休息数分钟，再缓慢起身。必要时可佩带腰围以巩固疗效。牵引过程中或牵引后，如果患者症状、体征加重，应减轻牵引重量或停止牵引。肥胖和呼吸系统疾患慎牵。严重高血压、妊娠期妇女、心脏病患者禁牵。

3. 四肢关节功能牵引技术　是将挛缩关节的近端肢体固定于特制的支架或四肢牵引装置，在远端肢体的远端按所需的方向施加重量进行牵引，从而达到牵伸关节或增大关节生理运动范围的一种牵引技术。

（1）牵引器具

1）简易制作牵引架　在缺乏上述牵引设备的场合，可利用身边的材料如滑轮、绳索、沙袋、哑铃或杠铃片、墙拉力器等，因陋就简地自制各种临床需要的牵引装置。

2）机械式关节训练器　主要用于肌力训练，当肌肉放松时即可达到关节牵引的目的。

3）电动式关节运动器　由机械和微电脑控制部分组成，操作方便。参数设置有牵引力值、角度、频率和时间，并可在关节屈伸范围内定时扩大伸展范围，有连续或间歇两种工作模式，同时还有过载保护功能。

（2）基本方法

1）牵引方法　将挛缩关节的近、远端肢体固定于支架或特定牵引器具的相应位置，设置牵引参数，启动电动牵引，或在远端肢体上按需要的方向施加重力进行牵引。

2）牵引体位　根据病损关节部位的不同，可取仰卧位/俯卧位，坐位等不同体位进行关节牵引。牵引时尽量使患者处于稳定、舒适、持久的体位，能充分放松局部肌肉。

3）牵引重量　牵引力以引起一定的紧张感或轻度疼痛感觉，但不引起反射性肌肉痉挛为度，患者能从容忍受并完成治疗。牵引力量应稳定而柔和，从小重量、间歇性牵引过渡到持续牵引。

4）牵引时间　每次 10 ~ 20 分钟，使挛缩的肌肉和受限的关节缓缓地伸展开，每日至少 1 ~ 2 次，有条件还可增加次数。

5）牵引疗程　取决于每次牵引的效果，只要牵引后肌肉紧缩或关节活动受限再现，则均可考虑再行牵引。

（3）临床应用

1）适应证　四肢骨折、脱位后关节功能障碍；软组织损伤性骨化（骨化性肌炎）；关节附近烧伤后疤痕粘连；肌肉韧带外伤手术后软组织挛缩；稳定期前臂缺血性肌挛缩和小腿骨筋膜间室综合征的恢复期。

2）禁忌证　新近骨折后；关节内及其周围的炎症或感染；骨性关节强直；关节运动或肌肉拉长时疼痛剧烈；有血肿或其他组织损伤征兆时。

（4）注意事项

1）牵引前　详细阅读牵引设备操作手册，了解设备性能、特点及注意事项。根据患者个体情况设定牵引参数。牵引前先采取局部热疗或热敷，使挛缩关节周围的软组织放松，提高牵引效果。牵引局部需要暴露，衣着应舒适、宽松，以免限制肢体的牵引。

2）牵引中　患者局部应尽量放松，避免和牵引力对抗。牵引力不能强迫关节超过其正常的关节活动度，避免用较大的力量牵引长期制动的肌肉和结缔组织。发生运动的关节之间要加以固定保护，对存在骨质疏松的患者操作要小心。牵引时受力部位应有衬垫保护，以免出现压疮。避免牵引水肿组织和过度牵引无力的肌肉。

3）牵引治疗后　要询问、观察治疗后的反应，如出现疼痛、肿胀加重，特别是关节周围温度增高要及时减轻牵引重量，预防过度牵引而导致骨化性肌炎的发生。关节功能牵引亦可作为关节主动运动、被动运动等功能训练的准备。当挛缩或缩短的软组织替代正常结构对关节起稳定作用时，或当挛缩或缩短的软组织有增大功能能力作用时（尤其是瘫痪或严重肌无力患者），关节牵引必须慎重或不适宜。

第五节　平衡与协调训练

平衡和协调均属于运动功能的范畴。许多疾病都会导致平衡和协调功能障碍，最常见的是中枢神经系统的疾病，如脑卒中、脑外伤、小儿脑瘫、脊髓损伤，帕金森病或帕金森综合征等，其他如骨科疾病、外周神经系统疾病等也会影响平衡与协调功能。

一、概述

（一）平衡

1. 定义 平衡（balance equilibrium）在力学上是指物体所受到来自各个方向的作用力与反作用力大小相等，使物体处于一种稳定的状态。人体平衡比自然界物体的平衡复杂得多，平衡是指身体所处的一种姿势状态，并能在运动或受到外力作用时自动调整并维持姿势的一种能力。

2. 分类 人体平衡可以分为以下两大类。

（1）静态平衡 指的是人体或人体某一部位处于某种特定的姿势，例如坐或站等姿势时保持稳定的状态。

（2）动态平衡 ①自动态平衡：指的是人体在进行各种自主运动，例如由坐到站或由站到坐等各种姿势间的转换运动时，能重新获得稳定状态的能力。②他动态平衡：指的是人体对外界干扰，例如推、拉等产生反应、恢复稳定状态的能力。

3. 平衡反应 指当平衡状态改变时，机体恢复原有平衡或建立新平衡的过程，包括反应时间和运动时间。反应时间是指从平衡状态的改变到出现可见运动的时间；运动时间是指从出现可见运动到动作完成、建立新平衡的时间。平衡反应使人体不论在卧位、坐位、站立位均能保持稳定的状态或姿势，是一种自主反应，受大脑皮层控制，属于高级水平的发育性反应。人体可以根据需要进行有意识的训练，以提高或改善平衡能力；各种原因引起平衡能力受损后，通过积极的治疗和平衡训练，可以使平衡功能得到改善或恢复。

（1）平衡反应形成规律 通常在出生6个月时形成俯卧位平衡反应，7~8个月形成仰卧位和坐位平衡反应，9~12个月形成蹲起反应，12~21个月形成站立反应。

（2）特殊平衡反应 除了一般的平衡反应之外，尚有2种特殊平衡反应。

1）保护性伸展反应 是指当身体受到外力作用而偏离原支撑点时，身体所发生的一种平衡反应，表现为上肢和（或）下肢伸展，其作用在于支持身体，防止摔倒。

2）跨步及跳跃反应 是指当外力使身体偏离支撑点或在意外情况下，为了避免摔倒或受到损伤，身体顺着外力的方向快速跨出一步，以改变支撑点，建立新平衡的过程，其作用是通过重新获取新的平衡，来保护自己避免受到伤害。

4. 平衡的维持机制 为了保持平衡，人体重心必须垂直地落在支撑面的范围内。支撑面是指人体在各种体位下（卧、坐、站立、行走）所依靠的接触面。站立时的支撑面为包括两足底在内的两足之间的面积。支撑面的大小影响身体平衡。一般认为，保持人体平衡需要三个环节的参与：感觉输入、中枢整合、运动控制。

（1）感觉输入 正常情况下，人体通过视觉、躯体觉、前庭觉的传入来感知站立时身体所处位置和地球引力及周围环境的关系。因此，适当的感觉输入，特别是躯体、前庭和视觉信息对平衡的维持和调节具有前馈和反馈的作用。

（2）中枢整合 人的体位或姿势发生变化时，为了判断人体重心的准确位置和支持面情况，中枢神经系统将三种感觉信息进行整合，迅速判断何种感觉所提供的信息是有用的，何种感觉所提供的信息是相互冲突的，从中选择出那些提供准确定位信息的感觉输入，放弃错误的感觉输入。

（3）运动控制 人体中枢神经系统在对多种感觉信息进行分析整合后下达运动指令，运动系统以不同的协同运动模式控制姿势变化，将身体重心调整回到原来的范围内或重新建立新的平衡。当平衡发生变化时，人体可以通过三种调节机制或姿势性协同运动模式来应变。

1）踝调节 是指人体站在一个比较坚固和较大的支持面上，受到一个较小的外界干扰时，身体重心以踝关节为轴进行前后转动或摆动，以调整重心，保持身体的稳定性。

2）髋调节　正常人站立在较小的支持面上（小于双足面积），受到一个较大的外界干扰时，稳定性明显降低，身体前后摆动幅度增大，为了减少身体摆动使重心重新回到双足的范围内，人体通过髋关节的屈伸活动来调整身体重心和保持平衡。

3）跨步调节　当外力干扰过大，使身体的摇动进一步增加，重心超出其稳定极限，髋调节机制不能应答平衡的变化时，人体启动跨步调节机制，自动地向用力方向快速跨出或跳跃一步，来重新建立身体重心支撑点，为身体重新确定稳定站立的支持面，避免摔倒。

交互神经支配或抑制可以使人体能保持身体某些部位的稳定，同时有选择性地运动身体的其他部位，产生适宜的运动，完成大脑所制定的运动方案，其中静态平衡需要肌肉的等长运动，动态平衡需要肌肉的等张运动。上述几方面的共同作用结果，使得人体保持平衡或使自己处于一种稳定的状态。

（二）协调

1. 定义　协调（coordination）是指人体产生平滑、准确、有控制地运动的能力。所完成运动的质量应包括按照一定的方向和节奏，采用适当的力量和速度，达到准确的目标等几个方面。协调与平衡密切相关。协调功能障碍又称为共济失调（dystaxia）。

2. 分类　小脑、脊髓、和锥体外系共同参与而完成精确的协调运动，因此根据中枢神经系统的病变部位不同而将共济失调分为以下三个类型：小脑性共济失调、大脑性共济失调和感觉性共济失调。

（1）小脑性共济失调　小脑是重要的运动调节中枢，其主要功能是维持身体的平衡、调节肌张力和随意运动，因此小脑的损伤除了出现平衡功能障碍外，还可出现共济失调。共济失调是小脑病变的主要症状，急性小脑病变（如脑卒中、炎症）因无代偿，临床症状较慢性病变更为明显。小脑半球损害导致同侧肢体的共济失调。患者由于对运动的速度、力量和距离的控制障碍而产生辨距不良和意向性震颤，上肢较重，动作愈接近目标震颤愈明显，并有快速及轮替运动异常，字愈写愈大（大写症）；在下肢则表现为行走时的酩酊步态。

（2）大脑性共济失调　额桥束和颞枕桥束是大脑额、颞、枕叶与小脑半球的联系纤维，其病变可引起共济失调，但较小脑病变的症状轻。可包括以下几种类型。

1）额叶性共济失调　见于额叶或额桥小脑束病变。表现类似小脑性共济失调，如平衡障碍、步态不稳、对侧肢体共济失调，肌张力增高、键反射亢进和出现病理征，伴额叶症状如精神症状、强握反射等。

2）顶叶性共济失调　对侧肢体出现不同程度共济失调，闭眼时明显，深感觉障碍不明显或呈一过性。

3）颞叶性共济失调　较轻，表现一过性平衡障碍，早期不易发现。

（3）感觉性共济失调　脊髓后索的病变会造成深感觉障碍，从而引起感觉性共济失调。此类患者的协调障碍主要表现为站立不稳，行走时迈步不知远近，落脚不知深浅，踩棉花感，并需要视觉补偿，常目视地面行走，在黑暗处则难以行走。检查时会发现震动觉、关节位置觉缺失，闭目难立（Romberg）征阳性。

3. 协调的维持机制　保持人体协调与平衡一样，也需要三个环节的参与：感觉输入、中枢整合、运动控制。但与平衡有所不同，协调的感觉输入主要包括视觉和本体感觉，而前庭觉所起的作用不大；中枢的整合作用依靠大脑反射调节和小脑共济协调系统，其中小脑的协调系统起了更为重要的作用，小脑的损伤除了出现平衡功能障碍外，还可出现共济失调；运动控制要依靠肌群的力量。以上三个环节共同作用，就可以保证协调功能的正常，无论哪一个出现问题，都会导致协调功能障碍的产生。

二、平衡功能训练

平衡训练方法比较多，掌握了这些方法，才能针对性地训练具有平衡功能障碍的患者。而在训练前，熟悉平衡的影响因素和训练原则是非常重要的。

（一）平衡的影响因素

1. 平衡的维持机制对平衡功能的影响

（1）与平衡有关的感觉的作用　视觉、本体感觉、前庭感觉与平衡有重要关系。正常在睁眼时控制平衡以本体感觉和视觉为主，反应灵敏，而在闭目时则需依靠前庭感觉，但反应不如躯体感觉、视觉灵敏。

（2）与平衡有关的运动控制系统　主要有牵张反射、不随意运动和随意运动三个系统。运动控制系统功能下降，则平衡功能下降。

2. 重心和支撑面对平衡功能的影响

（1）重心　经过人体重心所作的垂线，必须落在支撑面之上才有可能保持平衡，否则将不利于平衡。重心越低，越容易保持平衡，重心越高，越难保持平衡。平衡状态的优劣，还可用重心与支撑面中心的连线同经过支撑面中心所作的垂线所形成的夹角的大小来评定，此夹角越小，平衡越佳，反之则越差。

（2）支撑面　人坐位时与接触物之间的面积或站立时两足之间的面积为支撑面积，支撑面大、硬、平整时利于保持平衡，小、软、不平时则不利于平衡。

3. 人体应付姿势变化的对策　当姿势变化危及平衡时，人体应付的对策有一定的规律。

（1）踝对策　当人站在地毯上时，如突然有人向后拉地毯，则身体将有向前倾倒的倾向。此时站在地毯上的人将通过腓肠肌、腘绳肌和骶棘肌的收缩使身体向后以免失去平衡，此时头、躯干成为一个整体，作为一个环节以踝为轴向后摆动。以上反应即为踝对策。

（2）髋对策　让受试者站在一根窄的横梁上，即支撑面变小，且不能与全足底接触，此时若后移横梁，为避免失去平衡，受试者将伸直下肢，以髋关节为轴屈髋、前倾躯干，这种依靠髋活动的对策称为髋对策。

（3）迈步对策　以站在地毯上的人为例，如有人向后拉地毯的幅度过大，站立者将向前扑倒时，此时踝关节已不能克服，只得主动迈出一步以免失去平衡，此为迈步对策。

（二）平衡训练原则

1. 循序渐进

（1）支撑面由大到小　训练时支撑面积逐渐由大变小，即从最稳定的体位逐步过渡到最不稳定的体位。开始时可以在支撑面积较大或使用辅助器具较多的体位进行训练，当患者的稳定性提高后，则减小支撑面积或减少辅助器具的使用。

（2）重心由低到高　仰卧位→前臂支撑下的俯卧位→肘膝跪位→双膝跪位→半跪位→坐位→站立位，这样重心由低到高，逐渐增加平衡训练的难度。

（3）从睁眼到闭眼　视觉对平衡功能有补偿作用，因而开始训练时可在睁眼状态下进行，当平衡功能改善后，可增加训练难度，在闭眼状态下进行。

（4）从静态平衡到动态平衡　首先恢复患者保持静态平衡的能力，即能独自坐或独自站。当患者具有良好的静态平衡能力之后，再训练动态平衡，在动态平衡的训练过程中，要先训练自动态平衡，即让患者在坐位和站立位上完成各种主动或功能性活动，活动范围由小到大。然后训练他动态平衡，他动态平衡训练中要掌握好力度，逐渐加大，以防出现意外。

（5）逐渐增加训练的复杂性　平衡反应的训练可在床、椅、地面等稳定的支撑面上，也可在摇板、摇椅、滚筒、大体操球等活动的支撑面上。一般先在稳定的支撑面上，后在活动的支撑面上。为增加难度，可在训练中增加上肢、下肢和躯干的扭动等。

2. 综合训练　存在平衡功能障碍的患者往往同时具有肌力、肌张力、关节活动度或步态等异常，如果是脑卒中或脑外伤的患者还可能存在认知、言语等功能障碍，因此，在平衡训练同时，也要进行肌力、言语、认知、步态等综合性训练，如此也能促进平衡功能的改善，促进患者各项功能的恢复。

3. 注意安全　训练平衡功能的原则是在监护下，先将患者被动地向各个方向移动到失衡或接近失衡的点上，然后让他自行返回中位或平衡的位置上。训练中要注意从前面、后面、侧面或在对角线的方向上推或拉患者，让他达到或接近失衡点；要密切监控以防出现意外，但不能扶牢患者，否则患者因无需做出反应而失去效果；一定要让患者有安全感，否则因害怕而诱发全身痉挛出现联合反应，加重病理模式。

总而言之，在注意安全性的前提下，因人而异，循序渐进，逐渐增加训练的难度和复杂性，逐步改善平衡功能。

（三）平衡训练方法 📱 微课 1~10

平衡训练时，一般先从卧位（如前臂支撑下的俯卧位）开始。因为卧位的支撑面最大，最稳定，患者比较容易掌握平衡技巧。逐渐过渡到最不稳定的体位（如站立位）。

训练顺序为：仰卧位→前臂支撑下的俯卧位→肘膝跪位→双膝跪位→半跪位→坐位→站立位。其中对于截瘫的患者，主要训练体位是前臂支撑下的俯卧位→肘膝跪位→双膝跪位→半跪位→坐位→站立位，而对于偏瘫患者则主要训练体位是仰卧位→坐位→站立位。不论在什么体位下训练，首先需要控制头部的稳定，其次是颈部和躯干肌肉的协同收缩，来保持躯干的稳定性

平衡训练方法按不同的因素可以分为不同的种类。按患者的体位可以分为卧位、前臂支撑下的俯卧位训练、肘膝跪位训练、双膝跪位训练、半跪位训练、坐位训练、站立位训练；按是否借助器械如平衡板、训练球或平衡仪等可以分为徒手平衡训练和借助器械平衡训练；按患者保持平衡的能力可分为静态平衡训练、自动态平衡训练和他动态平衡训练；按患者的疾病类型可以分为脑卒中或脑外伤患者的平衡训练、脊髓损伤者的平衡训练、帕金森综合征患者的平衡训练等。具体训练方法按体位顺序叙述如下。

1. 仰卧位　此种体位下的平衡训练主要适合于偏瘫患者。平衡训练的主要内容是躯干的平衡训练，所采用的训练方法是桥式运动。

（1）桥式运动的目的　是训练腰背肌和提高骨盆的控制能力，诱发下肢分离运动，缓解躯干及下肢的痉挛，提高躯干肌肌力和平衡能力。故应鼓励患者于病情稳定后尽早进行桥式运动。

（2）桥式运动的方法　患者仰卧位，双手放于体侧，或双手交叉组指相握，胸前上举，注意患手大拇指放在最上面，以对抗拇指的内收和屈曲，下肢屈曲支撑于床面，患者将臀部抬离床面，尽量抬高，即完成伸髋、屈膝、足平踏于床面的动作。因完成此动作时，人体呈拱桥状，故而得名"桥式运动"。双侧下肢同时完成此动作为双桥运动，单侧下肢完成此动作为单桥运动。

（3）桥式运动的训练方法　当患者不能主动完成抬臀动作时，可给以适当的帮助。治疗师可将一只手放在患者的患膝上，然后向前下方拉压膝关节，另一只手拍打患侧臀部，刺激臀肌收缩，帮助患髋伸展。在进行桥式运动时，患者两足间的距离越大，伸髋时保持屈膝所需的分离性运动成分就越多。随着患者控制能力的改善，可逐渐调整桥式运动的难度，如由双桥运动过渡到单桥运动。

2. 前臂支撑下的俯卧位　此种训练体位主要适合截瘫患者，是上肢和肩部的强化训练及持拐步

行前的准备训练。

（1）静态平衡训练 患者取俯卧位，前臂支撑上肢体重，保持静态平衡。开始时保持的时间较短，随着平衡功能的逐渐改善，保持时间达到 30 分钟后，则可以再进行动态平衡训练。

（2）自动态平衡训练 患者取俯卧位，前臂支撑上肢体重，自己向各个方向活动并保持平衡。

（3）他动态平衡训练 患者取俯卧位，前臂支撑上肢体重，治疗师向各个方向推动患者的肩部。训练开始时推动的力要小，使患者失去静态平衡的状态，又能够在干扰后恢复到平衡的状态，然后逐渐增加推动的力度和范围。

3. 肘膝跪位 此种训练体位同样主要适合截瘫患者，也适用于运动失调症和帕金森综合征等具有运动功能障碍的患者。

（1）静态平衡训练 患者取肘膝跪位，由肘部和膝部作为体重支撑点，在此体位下保持平衡。保持时间如果达到 30 分钟，再进行动态平衡训练。

（2）自动态平衡训练 患者取肘膝跪位。

1）整体活动 患者自己向前、后、左、右各个方向活动身体并保持平衡，也可上、下活动躯干并保持平衡。

2）肢体活动 然后可指示患者将一侧上肢或下肢抬起并保持平衡，随着稳定性的增强，再将一侧上肢和另一侧下肢同时抬起并保持平衡，如此逐渐增加训练的难度和复杂性。

（3）他动态平衡训练 患者取肘膝跪位，治疗师向各个方向推动患者，推动的力度和幅度逐渐由小到大。

4. 双膝跪位和半跪位 这两种训练体位也主要适合于截瘫患者。双膝跪位平衡掌握后，再进行半跪位平衡训练。

（1）静态平衡训练 患者取双膝跪位或半跪位，然后保持平衡。静态平衡保持达到 30 分钟后，可进行动态平衡训练。

（2）自动态平衡训练 患者取双膝跪位或半跪位。

1）向各个方向活动 患者自己向各个方向活动身体，然后保持平衡。

2）抛接球训练 治疗师在患者的各个方向上向患者抛球，患者接到球后，再抛给治疗师，如此反复。抛球的距离和力度可逐渐加大，以增加训练难度。

无论是患者自己活动，还是抛接球训练，都可以先在治疗床上进行，然后在平衡板上进行，逐渐增加训练的复杂性。

（3）他动态平衡训练 患者取双膝跪位或半跪位。

1）治疗床上训练 患者跪于治疗床上，治疗师向各个方向推动患者。

2）平衡板上训练 患者跪于平衡板上，治疗师向各个方向推动患者。由于平衡板会随着患者身体的倾斜而出现翘动，从而提供了一个活动的支持面，增加了训练的难度。

5. 坐位 对于截瘫的患者，在进行平衡训练时应该由前臂支撑下的俯卧位、肘膝跪位、双膝跪位、半跪位逐渐到坐位和站位。而对于偏瘫患者则主要是进行坐位和站位的平衡训练。偏瘫患者早期多由于不能保持躯干的直立而不能保持坐位平衡，截瘫的患者如果躯干肌肉瘫痪或无力也难以保持坐位平衡，还有许多其他疾患如帕金森病等也会引起坐位平衡障碍，这些情况均需要进行坐位平衡训练。坐位平衡训练主要包括长坐位平衡训练和端坐位平衡训练，前者多适用于截瘫患者，后者多适用于偏瘫患者。

（1）长坐位平衡训练 临床中患者会根据自身的残疾情况而选用最舒适的坐姿。一般来说截瘫患者多采用长坐位进行平衡功能训练。

1）静态平衡训练 患者取长坐位，前方放一面镜子，治疗师于患者的后方，首先辅助患者保持静态平衡，逐渐减少辅助力量，待患者能够独立保持静态平衡30分钟后，再进行动态平衡训练。

2）自动态平衡训练　患者取长坐位。①向各个方向活动：可指示患者向左右或前后等各个方向倾斜，躯干向左右侧屈或旋转，或双上肢从前方或侧方抬起至水平位，或抬起举至头顶，并保持长坐位平衡。当患者能够保持一定时间的平衡，就可以进行下面的训练。②触碰治疗师手中的物体：治疗师位于患者的对面，手拿物体放于患者的正前方、侧前方、正上方、侧上方、正下方、侧下方等不同的方向，让患者来触碰治疗师手中的物体。③抛接球训练：抛球、接球训练可进一步增加患者的平衡能力，也可增加患者双上肢和腹背肌的肌力和耐力。在进行抛接球训练时要注意从不同的角度向患者抛球，同时可逐渐增加抛球的距离和力度来增加训练的难度。

3）他动态平衡训练　患者取长坐位。①治疗床上训练：患者坐于治疗床上，治疗师向侧方或前、后方推动患者，使患者离开原来的起始位，开始时推动的幅度要小，待患者能够恢复平衡，再加大推动的幅度。②平衡板上训练：患者坐于平衡板上，治疗师向各个方向推动患者。

（2）端坐位平衡训练　偏瘫患者多采用端坐位平衡训练。能很好的保持端坐位平衡，才能进行站立位的平衡训练，为步行做好准备。由于脑卒中的偏瘫患者多年老体弱，突然从卧位坐起，很容易发生直立性低血压，患者出现头晕、恶心、血压下降、面色苍白、出冷汗、心动过速、脉搏变弱等，严重的甚至休克。为预防突然体位变化造成的反应，可先进行坐起适应性训练。先将床头摇起30°，开始坐起训练，并维持15～30分钟，观察患者的反应，2～3天未有明显异常反应者即可增加摇起的角度，一般每次增加15°，如此反复，逐渐将床摇至90°。如患者在坐起时感觉头晕、心率加快、面色苍白等应立即将床摇平，以防止直立性低血压。对一般情况良好的患者，可直接利用直立床，调整起立的角度，帮助患者达到站立状态。当患者经过坐起适应性训练后，则可以进行下面的训练。

1）静态平衡训练　患者取端坐位，开始时可辅助患者保持静态平衡，待患者能够独立保持静态平衡一定时间后，再进行动态平衡训练。

2）自动态平衡训练　患者取端坐位。①向各个方向活动：可指示患者向各个方向活动，侧屈或旋转躯干，或活动上肢的同时保持端坐位平衡。②触碰治疗师手中的物体：治疗师位于患者的对面，手拿物体放于患者的各个方向，让患者来触碰治疗师手中的物体。③抛接球训练：治疗师要注意从不同的角度向患者抛球，并逐渐增加抛球的距离和力度。

可以让患者先在治疗床上自己活动、触碰治疗师手中的物体或和治疗师抛接球，平衡功能改善后，再坐在平衡板或治疗球上，在活动的支撑面上训练，增加训练难度，这样有利于平衡功能的进一步改善。

3）他动态平衡训练　患者取端坐位。①治疗床上训练：患者坐于治疗床上，治疗师向各个方向推动患者，推动的力度逐渐加大，患者能够恢复平衡和维持端坐位。②平衡板上训练：患者坐于治疗板上，治疗师向各个方向推动患者。③训练球上训练：患者坐于训练球上，治疗师向各个方向推动患者。因为治疗球支撑体重，是一个活动的而且较软的支撑面，更难保持平衡，从而增加了训练的难度。

6. 站立位　患者的坐位平衡改善后，就可以进行站立位平衡训练。无论是偏瘫、截瘫还是其他情况引起的平衡功能障碍，进行站立位的平衡训练，都是为步行做好准备，并最终达到步行的目的。

（1）静态平衡训练　先进行辅助站立训练，然后进行独立站立训练。

1）辅助站立训练　在患者尚不能独立站立时，需首先进行辅助站立训练。可以由治疗师扶助患者，也可以由患者自己扶助肋木、助行架、手杖或腋杖等，或者患者站于平行杠内扶助步行。当患者的静态平衡稍微改善后，则可以减少辅助的程度，如由两位治疗师扶助减少为一位治疗师扶助，或由扶助助行架改为扶助四脚拐，由四脚拐再改为三脚拐，再改为单脚拐。当平衡功能进一步改善，不需要辅助站立后，则开始进行独立站立平衡训练。

2）独立站立训练　患者面对镜子保持独立站立位，这样在训练时可以提供视觉反馈，协助调整不正确的姿势。独立站立并可保持平衡达到一定的时间，就可以进行他动态站立平衡训练。

（2）自动态平衡训练　患者仍需要面对镜子站立，治疗师站于患者旁边。自动态平衡的训练方法较多，具体如下。

1）向各个方向活动　站立时足保持不动，身体交替向侧方、前方或后方倾斜并保持平衡；身体交替向左右转动并保持平衡。

2）左右侧下肢交替负重　左右侧下肢交替支撑体重，每次保持 5~10 秒，治疗师需特别注意监护患者，以免发生跌倒，也需注意矫正不正确的姿势。

3）太极拳运手式训练　可以采用太极拳的运手式进行平衡训练。运手式是身体重心一个连续的前后左右的转移过程，同时又伴随上肢的运动，因而是一个训练平衡的实用方法。

4）触碰治疗师手中的物体　治疗师手拿物体，放于患者的正前方、侧前方、正上方、侧上方、正下方、侧下方等各个方向，让患者来触碰物体。

5）抛接球训练　在进行抛接球训练时可以从不同的角度向患者抛球，同时可逐渐增加抛球的距离和力度来增加训练的难度。

6）伸手拿物　拿一物体放于地面上距离患者不同的地方，鼓励患者弯腰伸手去拿物体。

7）平衡测试仪训练　平衡测试仪除了可以用来客观地评定平衡功能，还可以用于平衡功能的训练。训练时，患者双足放在测试仪的测力平台上，在仪器的显示屏上通过不同的图标来显示双足所承担的体重。正常人每侧足承受体重的 50%，通过有意识地将体重转移到一侧下肢，可以提高对自动态平衡能力的训练。

（3）他动态平衡训练　患者面对镜子保持独立站立位。

1）硬而大的支撑面上训练　患者站在平地上，双足分开较大的距离，有较大的支撑面，利于保持平衡。治疗师站于患者旁边，向不同方向推动患者，可以逐渐增加推动的力度和幅度，增加训练的难度。

2）软而小的支撑面上训练　随着平衡功能的改善，可以由硬的支撑面改为小软的支撑面，例如站在气垫上或软的床垫上等，也可以缩小支撑面，并足站立，或单足站立。然后治疗师向各个方向推动患者，使其失横后再恢复平衡。

3）活动的支撑面上训练　可以提供活动的支撑面给患者站立，如平衡板，进一步增加训练的难度。然后治疗师向各个方向推动患者。

在进行站立位平衡训练时，要注意随时纠正患者的站立姿势，防止患膝过伸等异常姿势。

（四）特殊的平衡训练

1. Frenkel 平衡体操训练　是中枢神经系统再学习的训练技术。其训练的主要原则为先简单后复杂、先粗后细、先快后慢、从残疾较轻的一侧开始的系统有序的训练。患者通过视、听、触的代偿强化反馈机制，反复学习和训练基本动作，能熟练掌握后逐渐再学习复杂动作，以不同的协调运动模式，控制重心变化，建立新的平衡。其训练方法如下。　📱微课11

（1）卧位　患者平卧于治疗床上，头略高能看到下肢的运动。双下肢轮流伸展、屈曲、上抬及保持平衡悬空位。

（2）坐位　患者坐在椅子上，两手握住前面的肋木，两足后移，上身前屈，重心移到足上，起立、坐下、轮流用脚尖点击地面上所画的点等。

（3）立位　患者两足分开再靠拢；身体左右、前后晃动；交替单足站立并保持平衡；平衡杆内双手抓握或不抓握扶杆，左右晃动身体保持平衡。

（4）步行　患者立位，练习重心移动横走、前进、后退、原地转及双足轮流跨越障碍，走横8字训练等。

（5）手运动　指导患者依次从达到小、有节律地用手来指桌上粉笔画的球、拔木钉、抓球等训。

（6）负重　用沙袋做重物或用弹力绷带固定四肢近端关节，以产生阻力感，也可以与其他训练同时进行。

2. 前庭功能训练　前庭主要是感受人体运动时的加速度或减速度。对于前庭功能障碍的患者，其平衡功能的训练方法有其独特性。双侧前庭功能完全丧失的患者或前庭功能障碍合并视觉或本体感觉障碍时，疗效较差。但对部分功能损伤的患者则可以通过训练得到改善。

1992年Susan等设计了一套提高前庭适应性和在平衡中诱发视觉和本体感觉参与的提高平衡功能的训练，具体方法如下。①患者双足尽可能靠拢，必要时双手或单手扶墙保持平衡，然后左右转头，再单手或双手不扶墙站立，时间逐渐延长并仍保持平衡，双足再靠拢些。②患者步行，必要时他人给予帮助。③患者练习在行走中转头。④患者双足与肩同宽站立，直视前方目标，逐渐使支撑面变窄，即双足间距离缩短至1/2足长，在进行训练时，双眼先断续闭拢，然后闭眼时间逐渐延长，同时，前臂先伸展，然后放置体侧，再交叉于胸前，在进行下一个难度训练之前，每一体位至少保持15秒，训练时间总共为5~15分钟。⑤患者站立于软垫上，可从站立于硬地板开始，逐渐过渡到在薄地毯、薄枕头或沙发垫上站立。⑥患者在行走中转圈练习，从转大圈开始，逐渐变得越来越小，两个方向均应练习。

此外，还可以让患者坐在可以转动的椅子上如电动轮椅，进行前庭旋转训练，具体方法如下。患者坐在可折叠的椅子上，头直立轻靠在椅背上，脚放在踏板上身体放松，并加3条安全绑带，分别绑住患者的胸部、下腰部和脚踝部。通过治疗师控制旋转的速度，使患者被动感受加速度的变化。患者睁眼平躺于转椅上，转椅逆时针加速至180°/s，按治疗师口令进行左右主动转头运动，5分钟头部运动后，转椅减速停止，休息5分钟后，患者闭眼，顺时针加速至180°/s，再次做头部左右转动运动，5分钟后，转移减速停止。患者睁眼坐于转椅上，头与躯干呈90°，转椅逆时针加速至180°/s，按治疗师口令做头前倾运动，共6次，轮椅减速停止，休息5分钟后，闭眼顺时针加速至180°/s，再做头前倾运动6次，然后轮椅减速停止。

3. 本体感觉训练　本体感觉主要感受关节的位置。具体训练方法如下。

（1）下肢开链运动　不能站立的患者，可在卧位进行双下肢交替屈曲、伸展练习，内收、外展练习等。

（2）下肢闭链运动　背部靠墙而立，双足肩宽，保持不动，进行下蹲、站起训练，速度可由慢逐渐加快。

（3）平衡板训练　患者站立于平衡板上，进行重心转移训练，速度快慢交替。

（4）棉垫上训练　在棉垫上进行重心转移、外力干扰训练、抛接球训练和行走等。棉垫是软的支撑面，因而在棉垫上进行训练平衡，有助于改善本体感觉。

（5）复杂行走　练习前进、后退、侧向走、8字走及S型走，绕过障碍物行走，上下楼梯等。速度需快慢交替。

（6）复杂地面上行走、在行走的路线上放置高矮不同的台阶，或硬度不同的小棉垫，或台阶和棉垫交替放置，让患者在上面行走。

（五）注意事项

1. 平衡功能训练适用于具有平衡功能障碍的患者，也适用于正常人群。

2. 当患者具有严重的心率失常、心力衰竭、严重感染或严重的痉挛等，则暂不宜进行平衡训练。

3. 训练时，治疗师要在患者旁边密切监护，以免发生跌倒；并且在训练中要给患者口令，以提示、指导或鼓励患者完成相应的动作或任务；要让患者面对镜子进行姿势矫正。

4. 训练前、训练中和训练疗程结束后，要注意平衡功能评定，以了解存在的问题、制定或修改训练方案。

5. 要注意综合训练。平衡训练不是单独进行的，要保持平衡还需要患者有适当的肌力、肌张力和关节活动度等，因此在进行平衡训练的同时，还要进行相关的肌力等其他方面的训练。

三、协调功能训练

协调训练强调动作的完成质量，要掌握协调训练方法，需先了解协调的影响因素和协调训练的原则。

（一）协调的影响因素

1. 与协调有关的感觉的作用 视觉、本体感觉与协调有重要关系。视觉对协调功能有补偿作用，本体感觉同样有益于协调的维持。

2. 与协调有关的运动控制系统 中枢神经系统和肌肉骨骼系统的功能越接近正常，则协调功能越接近正常。

3. 动作的频率 协调动作的频率越低，越易保持协调，反之，协调动作的频率越高，则越易失去协调性。

4. 其他因素 如精神、心理、认知和患者的主动性等。患者有抑郁或焦虑情绪会影响协调训练的效果，认知功能差则训练效果可能不明显，主动性差也会影响训练效果。

（二）协调训练的原则

1. 协调训练的目的 是改善动作的质量，即改善完成动作的方向和节奏、力量和速度，以达到准确的目标。

2. 训练的基本原则

（1）由易到难，循序渐进 先进行简单动作的练习，掌握后，再完成复杂的动作，逐步增加训练的难度和复杂性。

（2）重复性训练 每个动作都需重复练习，才能起到强化的效果，这种动作才能被大脑记忆，从而促进大脑的功能重组，而进一步改善协调功能。

（3）针对性训练 针对具体的协调障碍而进行针对性的训练，这样更具有目的性。

（4）综合性训练 协调训练不是孤立进行的，即在进行针对性训练的同时，也需要进行相关的训练，如改善肌力的训练、改善平衡的训练等。

（三）协调训练方法 🔋 微课 12~14

知识链接

协调与平衡功能训练的区别

协调功能训练的方法与平衡功能训练方法基本相同，二者的区别在于侧重点不同。平衡功能的训练侧重于身体重心的控制，以粗大动作、整体动作训练为主；协调功能训练侧重于动作的灵活性、稳定性和准确性，以肢体远端关节的精细动作、多关节共同运动的控制为主，同时强调动作完成过程的质量，例如在动作的完成是否正确、准确、在完成过程中有没有出现肢体的震颤等。协调功能评定的方法如指鼻试验、轮替试验等，这些动作既可以用来进行评定，同时也可以用来进行协调训练。

具体的训练方法主要包括轮替动作的练习和定位的方向性动作练习两个方面。

1. 上肢协调训练 包括轮替动作练习、定位方向性动作练习、节律性动作练习和手眼协调练习。

（1）轮替动作练习 主要根据关节的活动方向而进行。

1）双上肢交替上举 左、右侧上肢交替举过头顶高度，手臂尽量保持伸直，并逐渐加快练习的速度。

2）双上肢交替摸肩上举 左、右侧上肢交替屈肘、摸同侧肩，然后上举。

3）双上肢交替前伸 上肢要前伸至水平位，并逐渐加快速度。

4）交替屈肘 双上肢起始位为解剖位，然后左、右侧交替屈肘，手拍同侧肩部。逐渐加快速度。

5）前臂旋前、旋后 肩关节前屈90°，肘伸直，左右侧同时进行前臂旋前、旋后的练习。或一侧练习一定时间，再换另一侧练习。

6）腕屈伸 双侧同时进行腕屈伸练习，或一侧练习一定时间，再换另一侧练习。

7）双手交替掌心拍掌背 双手放于胸前，左手掌心拍右手掌背，然后右手掌心拍左手掌背，如此交替进行，逐渐加快速度。

（2）方向性动作练习

1）指鼻练习 左、右侧交替以示指指鼻，或一侧以示指指鼻，反复练习一定时间，再换另一侧练习。

2）对指练习 双手相应的手指互相触碰，由拇指到小指交替进行；或左手的拇指分别与其余四个手指进行对指，练习一定时间，再换右手，或双手同时练习。以上练习同样要逐渐加快速度。

3）指敲桌面 双手同时以五个手指交替敲击桌面，或一侧练习一定时间，再换另一侧练习。

4）其他 画画、下跳棋等。

（3）节律性动作练习 以上的轮替动作和方向性动作练习过程中，每一个动作练习都需注意节律性，先慢后快反复多次练习，逐步改善协调能力。

（4）手眼协调练习 插木棒、拔木棒。从大到小、依次将木棒插入孔中，然后再将木棒拔出，反复多次练习。

1）抓物训练 如将小球放在桌子上，让患者抓起，然后放在指定的位置；或者将花生、黄豆等排放在桌子上，让患者抓起放入小碗中。

2）画画或写字 无论画画或写字，开始可以让患者在已有的画上或字上描写，然后在白纸上画或写。

3）下跳棋、拼图或堆积木等 这些作业训练均有助于提高手眼协调能力。

2. 下肢协调训练 包括轮替动作练习、整体动作练习和节律性动作练习。

（1）轮替动作练习

1）交替屈髋 仰卧于床上，膝关节伸直，左右侧交替屈髋至90°，逐渐加快速度。

2）交替伸膝 坐于床边，小腿自然下垂，左右侧交替伸膝。

3）坐位交替踏步 坐位时左右侧交替踏步，并逐渐加快速度。

4）拍地练习 足跟触地，脚尖抬起作拍地动作，可以双脚同时或分别做。

（2）整体动作练习

1）原地踏步走 踏步的同时双上肢交替摆臂，逐渐加快速度。

2）原地高抬腿跑 高抬腿跑的同时双上肢交替摆臂，逐渐加快速度。

3）其他 跳绳、踢毽子等。

（3）节律性动作练习 同上肢协调训练一样，下肢的轮替动作和整体动作练习过程中，也需注意节律性，先慢后快反复多次练习，逐步改善协调能力。

协调训练开始时均在睁眼的状态下进行，当功能改善后，可根据具体情况，将有些训练项目改为闭眼状态下进行，以增加训练的难度，如指鼻练习、对指练习等。

（四）注意事项

1. 协调功能训练适用于具有协调功能障碍的患者。
2. 当患者具有严重的心率失常、心力衰竭、严重感染或严重的痉挛等，则暂不宜训练。
3. 训练前、训练中要注意协调功能评定，以了解问题所在，制定或修改训练方案。
4. 协调功能训练不是孤立进行的，要同时进行相应的肌力训练、平衡功能训练等其他训练。

第六节　步行功能训练

步行是人类生存的基础，人类的社会活动离不开步行。但是许多因素都会对步行产生影响甚至造成步行障碍，这将给患者的日常生活、学习和工作带来极大的困难。所以，步行能力的恢复是残疾者最迫切需要恢复的功能之一。

一、概述

（一）步行

步行（walking）是指通过双脚的交互移动来安全、有效的转移人体的一种活动，是躯干、骨盆、下肢各关节及肌群的一种规律、协调的周期性运动。步态（gait）是步行的行为特征，是一个人行走时的表现形式，又称行走模式。人在正常自然的条件下移动身体，交替迈出脚步的定型的姿态称为自然步态。

正常人的行走模式虽然不同，各有特点，但并不需要特别关注。然而步行的控制却十分复杂，包括中枢命令、身体平衡和协调控制，涉及下肢各关节和肌肉的协同运动，也与上肢和躯干的姿态有关，任何环节的失调都可能影响步态。临床步态分析是研究步行规律的检查方法，包括临床分析、运动学分析、仪器分析，可以帮助人们用来揭示步态异常的关键环节和影响因素。

（二）步行周期

步行周期（gait cycle）是指完成一个完整步行过程所需要的时间，即指自一侧腿向前迈步该足跟着地时起，至该足跟再次着地时止所用的时间，称为一个步行周期。在每个步行周期中，每一侧下肢都要经历一个与地面由接触到负重，再离地腾空向前挪动的过程；因此，根据下肢在步行时的位置，又可分为支撑相和摆动相。

1. 支撑相（stance phase）　指下肢接触地面和承受重力的时间，即从足跟着地到足趾离地的过程，占整个步行周期的60%。支撑相大部分时间是单足支撑，小部分时间是双足支撑。双支撑相的时间与步行速度成反比，步行障碍时往往首先表现为双支撑相时间延长，以增加步行的稳定性。

2. 摆动相（swing phase）　指足趾离开地面腾空向前迈步到该足再次落地之间的时间，占整个步行周期的40%。

3. 传统的步行周期划分法　除了将每一步行周期分为支撑相和摆动相外，每个时相又根据经历过程细分为若干个时期。

（1）支撑相分期　足跟着地、全足底着地、支撑相中期、足跟离地、足趾离地。

（2）摆动相分期　摆动初期（又称加速期）、摆动中期、摆动末期（又称减速期）。

（三）步行周期中肌肉及骨盆和下肢运动情况

1. 肌肉活动　是人体活动的动力的基础因素。骨骼肌通过肌腱附着于骨骼上，通过神经系统的调控产生收缩，牵动骨骼产生围绕关节的各种运动，骨骼肌的运动特点是受人的意志支配，所以运动时的主要核心就是肌肉收缩，其他器官、系统的活动都是围绕并保证这一核心的活动而发生的。步行控制与肌肉收缩和关节运动具有复杂的关联。肌肉活动具有步行速度及环境依赖性。步态异常与肌肉活动的异常通常有密切关联。步行时下肢各肌群在不同的步行周期参与工作，在站立相早期主要是臀大肌、腘绳肌、股四头肌向心性收缩，胫前肌离心性收缩，控制伸髋、伸膝和足平放速度；小腿三头肌的离心性收缩主要是控制小腿前倾，对抗踝关节背屈，推动身体重心向上向前运动；臀中肌、臀小肌等外展肌群主要在站立相早期工作，以稳定骨盆向对侧倾斜5°；腘绳肌主要在摆动相中期屈膝伸髋以减速，当足跟着地后与股四头肌协同工作，控制膝屈曲在15°以内。动态肌电图对于这些问题的鉴别起关键作用。因此动态肌电图或表面肌电图是步态分析不可缺少的组成（表3-3）。

表3-3　正常步行周期中主要肌肉的作用

肌肉	步行周期
腓肠肌和比目鱼肌	支撑相中期至蹬离，首次触地
臀大肌	摆动相末期，首次触地至支撑相中期
臀中肌和臀小肌等	支撑相早期
腘绳肌	摆动相中期，首次触地至承重反应结束
髂腰肌和股内收肌	足离地至摆动相早期
股四头肌	摆动相末期，首次触地至支撑相中期 足离地至摆动相早期
胫前肌	首次触地至承重反应结束 足离地至再次首次触地

2. 正常步行周期中骨盆及下肢各关节运动时的角度变化　见表3-4。

表3-4　正常步行周期中骨盆和下肢各关节的角度变化

步行周期	关节运动角度			
	骨盆	髋关节	膝关节	踝关节
首次着地	5°旋前	30°屈曲	0°	0°
承重反应	5°旋前	30°屈曲	0°~15°屈曲	0°~15°跖屈
支撑相中期	中立位	30°屈曲~0°	15°~5°屈曲	15°跖屈~10°背屈
足跟离地	5°旋后	0°~10°过伸展	5°屈曲	10°背屈~0°
足趾离地	5°旋后	10°过伸展~0°	5°~35°屈曲	0°~20°跖屈
迈步初期	5°旋后	0°~20°屈曲	35°~60°屈曲	20°~10°跖屈
迈步中期	中立位	20°~30°屈曲	60°~30°屈曲	10°跖屈~0°
迈步末期	5°旋前	30°屈曲	30°屈曲~0°	0°

二、步行训练基本条件

人的步行是在神经系统对运动系统的支配与控制下完成的高度自动化的协调、对称、均匀、稳定的运动，也是高度节能的运动。

（一）步行的条件

步行是由全身肌肉、骨骼和关节的共同作用，并在神经系统的支配、调节和精确控制下进行的运动，要保证步态正常，必须满足如下条件。

1. 肌力　是完成关节运动的基础，为了保证步行周期的支撑相稳定，单侧下肢必须能够支撑体重的 3/4 以上。以 60kg 体重的正常成年人为例，单腿必须能支撑 45kg 以上的体重。或者双下肢的伸肌（主要是指股四头肌、臀大肌等）应达 3 级以上，才能保证另一下肢能够从容完成向前摆动的动作。

2. 平衡能力　人体的平衡是指身体所处在的一种稳定的姿势状态，或是指人体在运动或受外力作用时能自动调整并维持姿势稳定性的一种能力。步行时人的身体重心随着步行的速度不同，进行着复杂的加速与减速运动，为了保持平衡，人体重心必须垂直地落在支撑面的范围内，所以平衡能力是步行得以完成的基本保证。

人体的平衡分为静态平衡、自动态平衡和他动态平衡，临床上常根据平衡的三种状态将人的平衡能力分为 3 级。人能够独立坐住或站立，并维持稳定的能力，则达到静态平衡，又称 1 级平衡；人能主动地进行各种姿势转换运动，并能重新获得稳定状态的能力，则达到自动态平衡，也称 2 级平衡；人能对抗外力干扰，恢复并维持稳定状态的能力，则为他动态平衡，即 3 级平衡。不同的步行环境对平衡有不同的要求，如果只是在室内的步行，平衡能力只需 2 级；一旦进行室外步行，则平衡能力必须达到 3 级。

3. 协调能力及肌张力均衡　协调是多组肌群共同参与并相互配合，平稳、准确和控制良好的运动能力。协调是完成精细运动技能动作的必要条件，小脑、前庭神经、深感觉及锥体外系等在运动的协调中发挥重要作用。步行中为了保证双下肢各关节在步行周期的各个不同时期发挥正常作用，双侧上、下肢的肌肉主要指引起各关节运动的主缩肌、固定肌以及协同肌和拮抗肌之间，能协调配合，特别是拮抗肌之间的肌张力和肌力的协调匹配，保证了各关节在步行时能正常运动。

4. 感觉功能及空间认知功能　感觉是运动的基础，任何运动都是在感觉反馈的基础上进行的。特别是本体感觉直接影响步行的进行。步行中上下肢各关节所处的位置，落步时的步幅及深浅高低等均直接影响步行完成的质量。

5. 中枢控制　是指中枢神经系统在对多种感觉信息进行分析整合以后，下达的运动指令，任何原因导致的中枢神经系统损伤或破坏，都会影响对步行的调控，产生异常步态，甚至造成步行障碍。

（二）步行能力评定

步行能力评定是一种相对精细的、半定量评定，通过对步行能力进行宏观分级大致了解患者的步行水平。常用 Hoffer 步行能力分级（表 3 - 5）和 Holdden 步行功能分类（表 3 - 6）。

表 3 - 5　**Hoffer 步行能力分级**

分级	分级标准
Ⅰ 不能步行	完全不能步行
Ⅱ 非功能性步行	用膝 - 踝 - 足矫形器（KAFO）或肘拐等辅助器具能在治疗室内行走，故又称治疗性步行。训练时耗能大，速度慢，距离短，无功能性价值，但有预防压疮、血液循环障碍、骨质疏松等治疗意义
Ⅲ 家庭性步行	用踝 - 足矫形器（AFO）、手杖等可在室内行走自如，但不能在室外长时间行走
Ⅳ 社区性步行	用或不用踝 - 足矫形器 AFO、手杖可在室外和所在社区内步行，并可进行散步及去公园、诊所、购物等活动，但时间不能长，如果活动超出社区范围，仍须乘坐轮椅

表 3-6　Holdden 步行功能分类

级别	表现
0 级　无功能	患者不能走，需要轮椅或 2 人协助才能走
Ⅰ级　需大量持续性帮助	需使用双拐或需要 1 个人连续不断地搀扶才能行走及保持平衡
Ⅱ级　需少量帮助	能行走但平衡不佳，不安全，需 1 人在旁给予持续或间断地接触身体的帮助或需要使用膝－踝－足矫形器（KAFO）、踝－足矫形器（AFO）、单拐、手杖等，以保持平衡和保证安全
Ⅲ级　需监护或言语指导	能行走，但不正常或不安全，需 1 人监护或用言语指导，但不接触身体
Ⅳ级　平地上独立	在平地上能独立行走，但在上下斜坡、不平的地面上行走或上下楼梯时仍有困难，需他人帮助或监护
Ⅴ级　完全独立	在任何地方都能独立行走

三、常见异常步态

步行周期中任何环节的改变，都可能导致步态异常，甚至引起病理步态，影响人们正常的工作、学习和生活。

（一）异常步态分类

1. 基础分类　分为支撑相障碍和摆动相障碍。

（1）支撑相障碍　下肢支撑相的活动属于闭链运动，足、踝、膝、髋、骨盆、躯干、上肢、颈、头均参与步行姿势。闭链系统的任何改变都将引起整个运动链的改变，远端承重轴（踝关节）对整体姿态的影响最大。

1）支撑面异常　足内翻、足外翻、单纯踝内翻和踝内翻伴足内翻、单纯踝外翻和踝外翻伴足外翻、足趾屈曲、拇趾背伸。

2）肢体不稳　由于肌力障碍或关节畸形导致支撑相踝过分背屈、膝关节屈曲或过伸、膝内翻或外翻、髋关节内收或屈曲，致使肢体不稳。

3）躯干不稳　一般为髋、膝、踝关节异常导致的代偿性改变。

（2）摆动相障碍　摆动相属于开链运动，各关节可以有孤立的姿势改变，但是往往引起对侧下肢姿态发生代偿性改变，近端轴（髋关节）的影响最大。

1）肢体廓清障碍　垂足、膝僵硬、髋关节屈曲受限、髋关节内收受限。

2）肢体行进障碍　膝僵硬、髋关节屈曲受限或对侧髋关节后伸受限、髋关节内收。

2. 按疾病原因分类　包括中枢性疾病、末梢性疾病、运动系统疾病。

（1）中枢性疾病　失用性步态、失调性步态、偏瘫步态、脑瘫步态、帕金森病步态、截瘫步态等。

（2）末梢性疾病　小儿麻痹症步态、末梢性麻痹步态等。

（3）运动系统疾病　长短腿步态、假肢步态、助行器辅助步态、关节疾病步态等。

3. 按肌张力异常分类　分为肌张力增高、肌张力低下。

（1）肌张力增高　痉挛性步态、僵硬步态等。

（2）肌张力低下　迟缓性步态等。

4. 按步行异常类型分类　分为中枢型异常、末梢型异常。

（1）中枢型异常　画圈步态、尖足步态、剪刀步态、慌张步态。

（2）末梢型异常　足下垂步态、跛行步态等。

5. 按畸形类型分类　通常需借助诊断性阻滞来鉴别。诊断性阻滞指为了鉴别步态异常，而对靶肌肉进行的诊断性注射麻醉剂，以鉴别动态畸形和静态畸形。通过诊断性阻滞，可以明确步态异常的肌肉因素，从而确定治疗方针，指导康复训练。

（1）动态畸形 指肌肉痉挛或张力过高导致肌肉控制失平衡，使关节活动受限，诊断性阻滞可明显改善关节活动功能。

（2）静态畸形 指骨骼畸形以及关节或肌肉挛缩导致的关节活动受限，诊断性阻滞后关节活动度没有增加。

（二）常见步态异常及分析

异常步态可以孤立存在，也可以组合存在，构成更加复杂的临床现象。

1. 中枢性损伤或病变 常见的异常步态有足内翻、足外翻、足趾卷曲、拇趾背伸、膝僵直等。

（1）足内翻 是最常见的病理步态，多见于上运动神经元病变患者，常合并足下垂和足趾卷屈。步行时足触地部位主要是足前外侧缘，特别是第五跖骨基底部，常有承重部位疼痛，导致踝关节不稳，进而影响全身平衡。支撑相早期和中期由于踝背屈障碍，造成支撑相末期膝关节过伸。髋关节可发生代偿性屈曲，患肢摆动相地面廓清能力降低。相关肌肉包括胫前肌、胫后肌、趾长屈肌、腓肠肌、比目鱼肌、拇长伸肌和腓骨长肌。

（2）足外翻 骨骼发育尚未成熟的儿童或年轻患者多见（例如脑瘫），表现为步行时足向外侧倾斜，支撑相足内侧触地，可有足趾屈曲畸形。可以导致舟骨部位胼胝生成和足内侧（第一跖骨）疼痛，明显影响支撑相负重。步行时身体重心主要落在踝前内侧。踝背屈往往受限，同样影响胫骨前向移动，增加外翻。严重畸形者可导致两腿长度不等，跟距关节疼痛和踝关节不稳。支撑相早期可有膝关节过伸，足蹬离力量减弱。摆动相踝关节跖屈导致肢体廓清障碍（膝和髋关节可有代偿性屈曲）。相关肌肉包括腓骨长肌、腓骨短肌、趾长屈肌、腓肠肌、比目鱼肌。

（3）足趾卷曲 支撑相足趾保持屈曲，常合并足下垂和内翻，多见于中枢神经损伤、长期制动和挛缩。穿鞋步行时足趾尖和跖趾关节背面常有疼痛，表现为疼痛步态。相关肌肉包括趾长屈肌、踇长伸肌和屈肌。

（4）拇趾背伸 多见于中枢神经损伤患者，支撑相和摆动相拇趾均背屈，常伴有足下垂和足内翻。主诉支撑相拇趾和足底第一跖趾关节处疼痛，表现为疼痛步态，即在支撑相早期和中期负重困难，因此，常缩短受累侧支撑相，使摆动相时间超过支撑相，从而影响支撑相末期或摆动相前期的足蹬离力。相关肌肉包括腓肠肌、踇长伸肌、趾长屈肌、胫前肌和胫后肌。

（5）膝僵直 常见于上运动神经元病变患者，及踝关节跖屈或髋关节屈曲畸形患者。支撑相晚期和摆动相初期的关节屈曲角度 <40°（正常为 60°），同时髋关节屈曲程度及时相均延迟。摆动相膝关节屈曲是由髋关节屈曲带动，髋关节屈曲减少将减少膝关节屈曲度，从而减少其摆动相力矩，结果导致拖足。患者往往在摆动相采用划圈步态、尽量抬髋或对侧下肢踮足（过早提踵）来代偿。相关肌肉包括股直肌、股中间肌、股内肌和股外肌、髂腰肌、臀大肌和腘绳肌。

2. 拮抗肌协调障碍 常见的异常步态有足下垂、踇趾背伸、膝僵直、膝过伸、髋过屈、髋内收过分、髋屈曲不足等。

（1）足下垂 指摆动相踝关节背屈不足，常与足内翻或外翻同时存在，可导致廓清障碍。代偿机制包括摆动相增加同侧屈髋、屈膝，下肢划圈行进，躯干向对侧倾斜。常见病因是胫前肌无活动或活动时相异常。单纯的足下垂主要见于脊髓损伤、儿麻和外周神经损伤。

（2）膝塌陷 小腿三头肌（比目鱼肌为主）无力时，胫骨在支撑相中期和后期向前行进过分，导致踝关节不稳或膝塌陷步态，即支撑相膝关节过早屈曲，同时伴有对侧步长缩短，同侧足推进延迟，如果患者采用增加股四头肌收缩的方式避免膝关节过早屈曲，并稳定膝关节，将导致同侧膝关节在支撑相末期屈曲延迟，最终导致伸膝肌过用综合征。在不能维持膝关节稳定时往往使用上肢支撑膝关节，以进行代偿。相关肌肉包括腓肠肌－比目鱼肌和股四头肌。股四头肌肌电活动可延长和过度活跃。

（3）膝过伸　膝过伸很常见，但一般是代偿性改变，多见于支撑相早期。一侧膝关节无力可导致对侧代偿膝过伸；蹠屈肌痉挛或挛缩导致膝过伸；膝塌陷步态时采用膝过伸代偿；支撑相伸膝肌痉挛；躯干前屈时重力线落在膝关节中心前方，促使膝关节后伸以保持平衡。

（4）髋过屈　表现为支撑相髋关节屈曲，特别在支撑相中后期。如果发生在单测下肢，则对侧下肢呈现功能性过长，步长缩短，同时采用抬髋行进或躯干倾斜以代偿摆动相的廓清功能。动态肌电图常见髂腰肌、股直肌、髋内收肌过度活跃，而伸髋肌和棘旁肌活动减弱。

（5）髋内收过分　髋关节内收过分表现为剪刀步态，最常见于脑瘫及脑外伤患者。患者在步行的摆动相，由于髋关节内收肌痉挛，行走时摆动相下肢向前内侧迈出，双膝内侧常相互摩擦碰撞，足尖着地，呈剪刀步或交叉步，交叉严重时步行困难。步宽或足支撑面缩小，致使平衡困难，同时影响摆动相地面廓清和肢体向前运动。此外还干扰患者的个人日常生活活动，包括穿衣、卫生、入厕和性生活。相关肌肉包括髋内收肌群，髋外展肌群、髂腰肌、耻骨肌、缝匠肌、内侧腘绳肌和臀大肌。

（6）髋屈曲不足　屈髋肌无力或伸髋肌痉挛/挛缩可造成髋关节屈曲不足，使肢体在摆动相不能有效地抬高，引起廓清障碍。患者可通过髋关节外旋，采用内收肌收缩来代偿。对侧鞋垫高亦可以适当代偿。

3. 骨关节病变、发育障碍或畸形　包括膝屈曲、短腿步态、减痛步态等。

（1）膝屈曲　较少见，指支撑相和摆动相都保持屈膝姿势，多见于骨关节畸形或病变。患者在支撑相时，必须采用代偿机制以稳定膝关节，而在摆动相末期因不能主动伸膝，致使步长缩短。腘绳肌、股四头肌、腓肠肌、比目鱼肌的动态肌电图常显示腘绳肌内侧头比外侧头活跃，腓肠肌通常过分活跃，特别是在摆动相。动力学研究常可见伸膝受限伴髋关节屈曲增加。

（2）短腿步态　患肢缩短达2.5cm以上者，该侧着地时同侧骨盆下降导致同侧肩倾斜下降，对侧迈步腿髋膝关节过度屈曲、踝关节过度背屈。如果缩短超过4cm，则缩短侧下肢以足尖着地行走，其步态统称短腿步态。

（3）减痛步态　一侧下肢出现疼痛时，常呈现出逃避疼痛的减痛步态，其特点为患侧支撑相时间缩短，以尽量减少患肢负重，步幅变短。此外，患者常一手按住疼痛部位，另一上肢伸展。疼痛部位不同，表现可有些差异。髋关节疼痛者，患肢负重时同侧肩下降，躯干稍倾斜，患侧下肢外旋、屈曲位，尽量避免足跟击地。膝关节疼痛患者膝稍屈，以足趾着地行走。

4. 单纯肌无力步态　单纯外周神经损伤可导致特殊的肌无力步态。

（1）臀大肌步态　臀大肌是主要的伸髋及脊柱稳定肌。在足触地时控制重力中心向前。肌力下降时其作用改由韧带支持及棘旁肌代偿，导致在支撑相早期臀部突然后退，中期腰部前凸，以保持重力线在髋关节之后。臀大肌无力的步行特征表现为仰胸挺腰凸肚，腘绳肌可以部分代偿臀大肌，但是外周神经损伤时，腘绳肌与臀大肌的神经支配往往同时损害。

（2）臀中肌步态　患者在支撑相早期和中期骨盆向患侧下移超过5°，髋关节向患侧凸，患者肩和腰出现代偿性侧弯，以增加骨盆稳定度。患侧下肢相对过长，所以在摆动相膝关节和踝关节屈曲增加，以保证地面廓清。典型的步态特征表现为鸭步。

（3）屈髋肌无力步态　屈髋肌是摆动相主要的加速肌，其肌力降低造成摆动相肢体行进缺乏动力，只有通过躯干在支撑相末期向后，摆动相早期突然向前摆动来进行代偿，患侧步长明显缩短。

（4）股四头肌无力步态　股四头肌是控制膝关节稳定的主要肌肉，股四头肌无力使支撑相早期膝关节必须处于过伸位，用臀大肌保持股骨近端位置，用比目鱼肌保持股骨远端位置，从而保持膝关节稳定。膝关节过伸导致躯干前屈，产生额外的膝关节后向力矩。长期处于此状态将极大地增加膝关节韧带和关节囊负荷，导致损伤和疼痛。

（5）踝背屈肌无力步态 又称跨阈步态，足下垂患者为使足尖离地，将患肢抬得很高，犹如跨越旧式门槛的姿势。见于腓总神经麻痹患者。在足触地后，由于踝关节不能控制蹠屈，所以支撑相早期缩短，迅速进入支撑相中期。严重时患者在摆动相出现足下垂，导致下肢功能性过长，往往以过分屈髋屈膝代偿（上台阶步态），同时支撑相早期由全脚掌或前脚掌先接触地面。

（6）腓肠肌/比目鱼肌无力步态 表现为踝关节背屈控制障碍，支撑相末期延长和下肢推进力降低，导致非受累侧骨盆前向运动延迟，步长缩短，同时患侧膝关节屈曲力矩增加，导致膝关节屈曲和膝塌陷步态。

5. 病变特征性步态 帕金森步态、偏瘫步态、小脑共济失调步态等。

（1）帕金森步态 是一种极为刻板的步态。表现为步行启动困难、行走时双下肢交替迈步动作消失、躯干前倾、髋膝关节轻度屈曲、踝关节于摆动相时无跖屈，足擦地而行、步幅缩短表现为步伐细小。由于躯干前倾，致使身体重心前移。为了保持平衡，患者以小步幅快速向前行走，不能随意骤停或转向，呈现出前冲或慌张步态。

（2）偏瘫步态 指一侧肢体正常，而另一侧肢体因各种疾病造成瘫痪所形成的步态。其典型特征为患侧膝关节因僵硬而于摆动相时活动范围减小、患侧足下垂内翻；为了将瘫痪侧下肢向前迈步，摆动相时患侧肩关节下降、骨盆代偿性抬高、髋关节外展、外旋，使患侧下肢经外侧划一个半圆弧将患侧下肢向前迈出，故又称为划圈步态。

（3）小脑共济失调步态 为小脑功能障碍所致。患者行走时两上肢外展以保持身体平衡，两足间距过宽，高抬腿，足落地沉重；不能走直线，而呈曲线或呈"Z"形前进；因重心不易控制，故步行摇晃不稳，状如醉汉，故又称酩酊或醉汉步态。

6. 持拐步态 因各种原因导致单侧或双侧下肢于行走过程中不能负重者，需使用拐杖辅助行走，称持拐步态。根据拐杖与下肢行走的位置关系，将持拐步态分为两点步、三点步、四点步、迈至步和迈过步。

四、步行训练

步行训练是以矫治异常步态，促进步行转移能力的恢复，提高患者的生活质量为目的的训练方法之一。异常步态的矫治是一个较为复杂而困难的问题，所以训练前，首先要进行全面的步态分析，找出步态异常的原因和机制，采取有针对性的措施，来帮助改善步态。

（一）常用措施

主要采取综合性措施，包括步行基础训练、药物、手术治疗、康复治疗。

1. 基础训练 主要针对关节挛缩、肌肉软弱无力、关节活动度受限、平衡协调障碍等进行训练。而对于中枢性损伤引起的偏瘫步态、共济失调步态等，则应以步态矫治即矫治异常步行模式为主。

2. 辅助具使用 对两腿长度不一，可用垫高鞋矫正；而对于关节挛缩畸形或肌肉软弱无力造成下肢支撑障碍的患者，可配以适当的矫形器或辅助具，如 AFO、KAFO、ARGO、WAIKABOUT 等及各种拐杖、助行推车等。

3. 手术矫治 对严重的关节挛缩、关节畸形的患者，可进行关节松解、肌腱延长、截骨矫形等手术；对某些肌性异常还可进行肌肉移位术或重建手术，对某些严重的内收肌痉挛者，可行选择性脊神经根切断等手术。

4. 药物 主要是对症用药，针对患者存在的痉挛、疼痛、认知功能障碍，配合给以中枢性解痉药、止痛药和促进脑代谢，改善脑循环及认知类药物等；对疼痛步态、Parkinson 步态，应先控制基础病，再结合步态训练方可有效。

5. 理疗 功能性电刺激，针对各种软弱肌肉或痉挛肌的拮抗肌所进行的训练，通过刺激达到解痉和提高肌力的目的。

（二）基础步行训练

1. 步行基础训练 包括体位适应性训练、躯干和下肢肌力训练、耐力训练、平衡协调性训练、步态训练、过障碍物步行训练、辅助具步行训练等。因此，在进行步行训练时，首先应进行必要的评估，掌握患者的一般情况，再进行有针对性的适应性训练，包括心肺功能、关节、肌肉等适应性训练。

（1）体位适应性训练　对有步行障碍的患者来说，不管是因疾病或是外伤，大多经历了较长的卧床期，特别是年老体弱的患者，如突然从卧位站起，很容易发生直立性低血压反应，轻者出现头晕、恶心、血压下降、面色苍白、出冷汗、心动过速、脉搏变弱等，严重的导致休克。为预防突然体位变化造成的反应，应先进行站起适应性训练。开始先将床头摇起30°，进行靠坐训练，并维持15～30分钟，观察患者的反应，2～3天未有明显异常反应者即可增加摇起的角度，一般每次增加15°，如此反复，逐渐将床摇至90°。如患者在坐起时感觉头晕、心率加快、面色苍白等应立即将床摇平，以防止直立性低血压。对一般情况良好的患者，可直接利用直立床，调整起立的角度，帮助患者达到站立状态。

（2）肌力训练　患者因病长期卧床，致使身体软弱无力；因此，在下床活动接受行走训练之前，首先要对上肢、躯干、下肢的肌肉力量及关节活动范围进行评定，在此基础上，进行肌力训练。

1）"桥式运动"和垫上训练　目的是训练腰背肌和提高骨盆的控制能力，诱发下肢分离运动，缓解躯干及下肢的痉挛，提高患者卧床时的生活自理能力。故应鼓励患者于病情稳定后尽早进行桥式运动。一旦患者能较轻松的完成特别是患侧单腿桥式运动，就能有效地促进行走中膝关节的稳定性，为步行训练打下良好的基础。垫上训练包括床上翻身和床上移动及独立坐起。应鼓励并指导患者主动变换体位和进行床上移动。

2）上肢主要肌群力量的训练　主要用于截瘫等需用拐杖或轮椅转移的患者，重点是肩带肌、肘伸肌、腕伸肌的肌力训练。可借助沙袋、哑铃、弹力带等训练。

3）下肢主要肌群力量的训练　如跪位起立训练、侧踢腿、后踢腿训练、屈伸膝训练等。对于需要借助于助行器或拐杖行走的患者，应重点训练上肢的伸展肘、腕关节的肌群和使肩部产生向下运动的肌群。下肢主要是伸髋肌、髋外展肌和膝关节伸展肌群都是训练的重点。若患者下肢截肢，则可指导其进行残端肌群和腹部肌肉力量的训练。

（3）关节活动度训练　主要是预防关节挛缩和肌肉萎缩，对病情稳定，神志清醒的患者，应鼓励患者自己在床上进行各种运动，如健手带患手进行助力上举运动、呼吸练习、下肢屈伸训练等。对不能主动完成运动的患者，适当给以被动运动，包括肩、肘、腕、指关节，髋、膝、踝关节与足趾关节等，各关节所有轴位均应进行全范围活动，并注意在无痛的前提下进行各关节全范围的活动，每个动作重复3～5次为宜。对中枢性损伤造成的肢体痉挛，在关节活动度训练中，应结合神经生理学技术，抑制痉挛，重点对下肢的内收肌、腘绳肌、小腿三头肌和大腿内收肌群等进行牵伸训练。关节活动度的训练和肌力训练，两者相辅相成、相互影响，因此在进行关节活动度训练时，一定要注意结合上下肢肌力的训练，如哑铃操、踏车等。

2. 平衡训练 是在患者躯干控制训练的基础上进行的，平衡训练实际上就是帮助患者重新找回重心位置，并保持身体稳定的训练方法。

（1）基础站位平衡训练方法 分为3级平衡训练。

1）Ⅰ级平衡训练 指不受外力和无身体动作的前提下保持独立站立姿势的训练，患者用下肢支撑体重保持站立位，必要时治疗者可用双膝控制患者下肢，或使用支架帮助固定膝关节。开始时两足间距较大，以扩大支撑面提高稳定性；在能够独立站立后逐步缩小两足间距，以减小支撑面，增加难度。

2）Ⅱ级平衡训练 指患者可以在站立姿势下，独立完成身体重心转移、躯干屈曲、伸展、左右倾斜及旋转运动，并保持平衡的训练。开始时由治疗者双手固定患者髋部，协助完成重心转移和躯体活动，逐步过渡到由患者独立完成在平行杠内保持站立姿势和双下肢的重心转移训练。

①平衡板上的自动态平衡训练：患者可在肋木或双杠内立于平衡板上，治疗人员双手置于患者的骨盆上，调整患者的站立姿势，然后用双足缓慢地摇动平衡板破坏身体的平衡，诱发患者头部及躯干的调整反应。患者与平行杠呈垂直位（即旋转90°），站立于平衡板上，治疗人员双手协助控制患者骨盆，缓慢摇动平衡板，诱发患者头部及躯干向中线调整及一侧上肢外展的调整反应。注意将平衡板置于平行杠内；平衡板摇摆的速度要缓慢，减少患者精神紧张。

②大球或滚桶上的训练：患者双手分开，与肩同宽，抓握体操棒，治疗人员与患者手重叠协助握棒动作，并使腕关节保持背伸位。患者用患侧下肢单腿站立，健侧足轻踏于大球球体，治疗人员用脚将大球前后滚动，患者下肢随之运动，但不得出现阻碍大球滚动的动作。健侧下肢支撑体重，患足置于大球上，随大球的滚动完成屈伸运动。注意患者膝关节不应出现过伸；健侧下肢支撑时，要防止患侧髋关节出现内收和骨盆向健侧偏歪的代偿动作；治疗人员应始终给予协助，固定患者双手及体操棒。

3）Ⅲ级平衡训练 指在站立姿势下抵抗外力保持身体平衡的训练。患者可以采用抛接球包括转体抛接球、踢球、突然向不同的方向推患者的训练等。训练中要特别注意安全保护。

（2）针对运动系统疾患的平衡训练方法 包括躯干、髋和踝的平衡训练。

1）躯干平衡训练 主要是针对下腰痛等脊柱疾患。下腰痛患者的平衡问题为姿势摆动过多、平衡反应差、平衡调整策略发生改变（在平衡活动中常以髋和下腰为支点保持直立姿势而非正常人以踝为支点）。躯干的平衡训练以本体感觉训练为主要内容。开始时可在坐位进行，通过上肢在矢状面的运动稳定其屈、伸肌力量，改变运动至对角线方向增加水平面上的稳定；以后可坐于治疗球上，进一步增加训练难度，要求患者在上、下肢发生运动前更多地采用躯干活动的策略控制平衡；逐渐可进展至站立位，包括站在滚筒上（双足或单足），在稳定站立练习时，通过躯干直立位下髋的运动完成侧向及物，在控制性活动时，应用髋的运动结合脊柱的旋转（其中主要是利用胸椎旋转而非腰椎旋转）。

2）髋的平衡训练 主要针对预防老年人失衡跌倒所导致的髋部骨折。训练不采用跨步和保护性伸展反应，而以预防跌倒为主要内容。具体训练为：单腿站立平衡；单腿站立同时头部旋转；单腿站立同时上肢完成矢状面、额面和水平面运动；单腿站立，上肢、头部和眼同时运动；单腿站立，躯干向对侧屈曲和旋转（同侧手够及同侧内踝）；单腿站立，躯干向同侧伸展和旋转（同侧手向前方、侧方及头后部及物）等。同时从稳定支持面渐进至不稳定支持面，以增加练习难度。

3）踝的平衡训练 主要针对踝关节扭伤及其邻近肌肉的拉伤。以恢复本体感觉为主要内容。具体练习为：睁眼，患侧下肢单腿平地站立，30秒；闭眼，患侧下肢单腿平地站立，30秒；睁眼，患侧下肢单腿站立于枕头上；闭眼，患侧下肢单腿站立于枕头上。此外，也可采用患侧下肢单腿站立时健侧下肢晃动的方法（先屈曲、伸展，后外展、内收；逐渐增加晃动的速度和范围）。

（3）针对平衡反应的训练 即建立相对于支持面变化而控制重心的平衡调节反应的训练，如站立时的踝调节反应和髋调节反应、在支撑面变化时诱发平衡调节反应、重心移至支撑面之外的跨步反应和保护性伸展反应等。

1）感觉反馈（即力线调整）训练 目的是通过皮肤及本体感觉的训练，帮助患者建立最基础的姿势位置，以适应各种活动的完成；以最少的肌肉活动保持良好姿势，最大限度地建立稳定。治疗人员用言语和徒手提示患者发现和保持恰当的直立位置。患者可以睁眼或闭眼。具体训练方法：患者站立于镜子前，利用镜子的视觉反馈，尽量让患者保持垂直站立的状态；也可在此基础上完成各种拿起物件等动作，使身体重心移动，然后再回到直立位置。患者背墙站立（或坐位），由墙提供躯体感觉反馈，墙上与墙面垂直的木钉和木棒可进一步增加反馈程度，以使患者保持直立位置。利用运动和力量反馈装置进行姿势力线和承重分布状态的训练，一般采用静态平衡仪训练，也可简单地利用两个体重秤进行。

2）姿势反射训练 目的是帮助患者建立多关节协调运动，有效地应答坐位和站立位时的姿势要求；其中包括恢复平衡稳定和建立平衡反应两个方面。常用方法有建立踝平衡反应、髋平衡反应、建立跨步反应。

①建立踝平衡反应方法：在患者具有充分的踝关节活动度和力量的基础上进行。患者在自我进行小范围向前、向后、向侧方的摆动中保持身体直立，且不屈髋、屈膝。这一训练也可在静态平衡仪上训练。若患者稳定性差或恐惧跌倒，可在平行杠内或靠墙、墙角（前置桌椅）等增加安全性的条件下进行。若患者平衡功能有所增强，可通过双髋或双肩小范围的干扰活动进一步促进踝的调节。

②建立髋平衡反应方法：通过应用较踝幅度策略更大的、但又不发生跨步的移动方式进行。此时可应用可脱卸的蚌壳式石膏或踝矫形器限制踝的运动；加大难度的训练如窄条上站立、足跟/足趾站立或改良的单腿站立等应用髋策略稳定的各种平衡训练练习。

③建立跨步反应的方法：告诉患者该训练的目的是通过跨步预防跌倒。通过跨步避免跌倒时需要瞬间单腿保持上体重量而不倾倒的能力。训练时，治疗人员一手扶握患者足趾部（另一手扶持对侧髋部），抬起患者足趾，将患者身体重量转移到对侧，然后快速地将重心移至非承重侧；进一步可徒手将其足抬起，然后放下并令其快速转移重心。

（4）加强前庭功能的平衡训练方法 双足尽可能并拢，必要时双手或单手扶墙保持平衡，然后左右转头；单手或双手不扶墙站立，时间逐渐延长并仍保持平衡，双足尽可能再并拢；患者练习在行走过程中转头，必要时他人给予帮助。

患者双足分立，与肩同宽，直视前方目标，通过逐渐缩短双足间距离至1/2足长使支持面基底变窄。在进行这一训练时，双眼先断续闭目，然后闭目时间逐渐延长；与此同时，上肢位置变化顺序为前臂先伸展，然后放置体侧，再交叉于胸前，以此增加训练难度；在进行下一个难度训练前，每一体位至少保持15秒。训练时间共为5~15分钟。

患者站立于软垫上。可从站立于硬地板开始，逐渐过渡到在薄地毯、薄枕头或沙发垫上站立。

患者在行走中转圈训练。从转大圈开始，逐渐缩小转圈半径，顺时针、逆时针两个方向均应训练。

前庭损害时，平衡训练可采用诱发眩晕的体位或运动的方法进行，5次一组，2~3组/日，练习自然渐增；从相对简单的训练（如坐位水平的头部运动等）逐渐过渡到相对复杂、困难的训练（如行走过程中的水平转头运动等）。

（5）注意事项

1）平衡训练前 要求患者学会放松，减少紧张或恐惧心理；若存在肌肉痉挛问题，应先设法缓解。应选择与患者平衡功能水平相当的训练，一般初始时应选择相对较低水平的训练，逐渐从简单向复杂过渡。训练环境中应去除障碍物和提供附加稳定的措施（保护腰带、治疗人员的辅助、平行杠等）。加强患者安全教育，特别注意患者要穿软底、平跟、合脚的鞋。

2）训练中 平衡训练首先应保持头和躯干的稳定。动态平衡训练时，他人施加的外力不应过强，仅需诱发姿势反射即可。若训练中发生头晕、头痛或恶心症状时，应减少运动量或暂停训练。

3）有认知损害的患者 应对平衡训练方法进行改良。方法有：使训练目的变为患者可以理解的；训练方法更符合患者现状，治疗更具目的性；鼓励患者完成连续的训练；应用简洁的、清晰的指导提示；改善患者注意力，减少周围环境的非相关刺激，尽量使患者注意力集中；加强训练中的安全防护和监督，尤其在训练的早期；训练难度的进展宜慢，并在进展过程中逐渐增强患者解决问题的能力。

4）综合训练 肌肉骨骼损害应采用温热疗法、超声波、按摩、生物反馈、被动关节活动度训练等方法改善关节活动度和肌肉柔韧性。神经肌肉损害应采用渐进抗阻训练、等速训练、PNF技术等增强肌力；感觉刺激技术、按摩震颤器、神经生理学治疗技术等改善肌张力。结合这些治疗，才可能获得真正的平衡功能效果。

3. 协调训练 是指恢复平稳、准确、高效的运动能力的锻炼方法，即利用残存部分的感觉系统以及利用视觉、听觉和触觉来促进随意运动的控制能力。上肢、下肢、躯干分别在卧位、坐位、站立位、步行中和增加负荷的步行中训练。

（1）方法 ①无论症状轻重，患者均应从卧位训练开始，待熟练后再在坐位、站立位、步行中进行训练。②从简单的单侧动作开始，逐步过渡到比较复杂的动作；最初几天的简单运动为上肢、下肢和头部单一轴心方向的运动，然后逐渐过渡到多轴心方向；复杂的动作包括双侧上肢（或下肢）同时动作、上下肢同时动作、上下肢交替动作、两侧肢体做互不相关的动作等。③可先做容易完成的大范围、快速的动作，熟练后再做小范围、缓慢动作的训练。④上肢和手的协调训练应从动作的正确性、反应速度快慢、动作节律性等方面进行；下肢协调训练主要采用下肢各方向的运动和各种正确的行走步态训练。⑤先睁眼练习后闭眼训练。⑥两侧轻重不等的残疾者，先从轻侧开始；两侧残疾程度相同者，原则上先从右侧开始。⑦动作重复3~4次。

（2）注意事项 ①练习完成后要用与训练相等的时间进行休息。②所有训练要在可动范围内进行，并应注意保护。

4. 感觉训练 感觉功能直接影响步行功能的恢复，应重视感觉功能的训练。常用的方法有各种皮肤感觉的刺激，脚踏踩不同质地的物品，如踏踩鹅卵石地面；冷热水交替浸泡、垂直扣击足底；脚底震动等增加本体感觉。

5. 疼痛的处理 疼痛不仅影响功能，同时也影响人的情绪，因此要重视对疼痛的处理，可根据患者的具体情况给以温热疗法、冷疗法，必要时配合药物控制。

（三）步行分解训练

步行训练是一个复杂的过程，许多因素都会影响步态。为了使患者不仅能通过步行训练提高步行能力，还要能走出较好的步态，就必须按步行周期的支撑相和摆动相的条件和要求进行训练。

下面以偏瘫为例，按照由易到难，由简单到复杂的原则，将步行训练分为6个基本步骤。

1. 单腿负重 负重是指肢体能够承受身体的重量而受力的状态，当患者的下肢关节、骨骼及肌肉足以承受身体的重量时，即可进行负重训练。负重程度分为：①零负重即患肢不承受任何身体的重量，呈完全不受力状态。②部分负重即患肢仅承受身体部分的重量，呈部分受力状态，通常遵医嘱，确定体重的百分比加诸于患肢。③全负重是指肢体承受身体全部的重量，此为行走训练必备的功能状态。

单腿负重主要是提高下肢的支撑能力，促进机体平衡稳定。方法：令患者立于肋木前，一腿置于肋木上，另一腿站立负重，并根据患者情况，选择负重程度。一般单腿站立可从持续1分钟开始，逐渐延长单腿站立的时间，且站立时最好不要用手扶持。

2. 靠墙伸髋→离墙站立 主要是提高伸髋肌力，促进髋部和躯干控制，打破下肢步行时的连带运动，建立随意控制的步行模式。方法：令患者背靠墙站立，脚跟离开墙 20cm 以上，然后向前挺髋，使背及臀部离开墙，仅以头肩撑墙，保持 10 秒，最后头肩用力向前，使身体全部离开墙而站稳。一般重复 10 次。

3. 患腿上下台阶 主要目的是强化下肢肌力，促进下肢拮抗肌协调收缩，利于摆动相顺利完成屈髋、屈膝、迈步。方法：肌力较差的腿先上楼梯，另一腿先下楼梯，或将肌力较差的腿直接置于台阶上，让另一腿连续上下台阶，最好在靠墙伸髋的条件下，练习患腿上下台阶。一般 10 ~ 20 次/组，重复 3 ~ 5 组。

4. 患腿支撑伸髋站立，健腿跨越障碍 主要目的是强化髋部和膝部控制，提高下肢支撑能力，抑制痉挛，打破协同运动模式，促进正确的步行模式的建立。方法：背靠墙站立，脚跟离墙 20cm，使髋向前挺出，同时健腿跨越障碍。一般 10 ~ 20 次/组，重复 3 ~ 5 组。注意健腿跨越障碍时，患髋必须保持充分伸展状态，不可后缩。

5. 靠墙伸髋踏步 主要目的是在强化髋部控制的基础上，强化双下肢的协调运动，促进下肢精细运动的分离，提高步行能力。方法：背靠墙站立，脚跟离墙 20cm，向前挺髋，同时做交替踏步的动作。

6. 侧方迈步、原地迈步 目的是使患者学会正确的重心转换，建立正常的步行模式，为独立步行做好准备。方法：选择在平行杠内或靠墙进行训练，其一端放置一面矫正镜，使患者能够看到自己的姿势、步态，以便及时矫正。现以左侧步行训练为例，令患者背靠墙或肋木，先将身体重心移至右腿，左脚提起向左侧方迈一步，再将身体重心移至左腿，右脚跟上放置于左脚内侧，如此往复，左右侧向交替进行转移重心和迈步训练。当患者能够顺利完成左右重心转移后，即可进行前后原地迈步训练。

（四）减重步行训练

减重步行训练（body weight support gait trainer）又称部分重量支撑（partial body weight support，PBWS）步行训练，是指通过器械悬吊的方式将患者身体的重量部分向上吊起，使患者步行时下肢的负担减轻，以帮助患者进行步行训练、平衡训练，提高患者日常生活活动能力，早日回归家庭和社会。如果配合运动平板进行训练，效果更好。

1. 治疗作用

（1）稳定重心 减重步行可以使患者步行中身体重心的分布趋于对称，提高患者步行稳定性；减少步行中下肢相关肌群的收缩负荷，使下肢肌力不到 3 级的患者能提早进行步态训练，有利于患者早期下床活动。患者在减重支撑装置的保护下，增加了平衡稳定性，安全性提高，消除患者步行中的紧张和恐惧心理，更好地配合治疗师的治疗，治疗师也可以把精力主要放在对下肢异常步态矫治上。

（2）纠正病理性步态 减重状态下可以调节下肢的肌肉张力，避免和缓解由于早期负重行走带来的不必要的下肢伸肌协同运动和由这种异常模式导致的足下垂、内翻等病理性步态，及早输入符合正常人的生理步行模式，促进正常步态恢复，提高步行能力。下肢关节负荷的减轻可以改善和加大下肢关节的活动范围。

2. 适应证

（1）神经系统疾病 脑血管意外、脑外伤、脑肿瘤、脑部炎症引起的肢体瘫痪、脑瘫、帕金森综合征，由于各种原因引起脊髓损伤后的截瘫，多发性硬化症、外周神经损伤引起下肢肌无力。

（2）骨关节疾病和运动创伤恢复期 下肢关节置换术后的早期下肢负重训练，骨关节病变手术后功能恢复训练，骨关节病变缓解疼痛促进功能恢复的训练；肌腱、韧带断裂等运动创伤的早期恢复训练。

（3）假肢、矫形器穿戴前后的下肢步态训练 宜于年老、体弱、久病卧床患者早期小运动量安全性有氧训练；适应于体重过重、有严重关节退行性病变患者的有氧训练；腰腿痛患者恢复步行的训练。

（4）其他 从功能训练的角度可以用于控制和协调姿势障碍的训练、步行训练、直立位作业训练、平衡训练、转移训练等。由于患者身体有减重吊带的保护，可以降低患者对跌倒的恐惧心理，从而有利于各种直立训练活动的早期进行。

3. 禁忌证 脊柱不稳定；下肢骨折未充分愈合或关节损伤处于不稳定阶段；患者不能主动配合；运动时诱发过分肌肉痉挛；直立性低血压；严重骨质疏松症；慎用于下肢主动收缩肌力小于 2 级，没有配置矫形器者，以免发生关节损伤。

4. 组成 减重步行训练系统由减重悬吊系统和步行系统两部分组成。

（1）部分减重支撑训练系统 减重控制台，控制电动升降杆的升降；减重范围为体重的 0%（完全负重）~100%（完全不负重）调整下肢负重的情况；身体固定带紧缚于患者腰臀部；固定带的两端对称固定在悬吊支撑架上。

（2）步行系统 主要是指电动活动平板即步行器系统，以利于进行步行及耐力训练。训练时可以根据患者的需要，采用地面行走或活动平板行走。悬吊带通常固定在患者的腰部和大腿部，着力点一般在腰部和大腿，不宜在腋下或会阴部。

5. 操作程序

（1）常规操作 向患者说明悬挂减重训练的目的、过程和患者配合事项；检查悬挂减重机电动或手动升降装置，确认处于正常状态；如果使用活动平板训练，必须使平板速度处于最慢（最好为静止状态）；确定悬吊带无损伤，各个连接部件无松动或损伤；给患者佩带悬吊带，注意所有连接部位牢靠；将患者送到减重悬臂下，连接悬吊带；采用电动或手动方式，通过减重悬臂将患者的悬吊带上拉；根据患者能够主动或在协助下向前迈步的情况，确定减重程度；让患者站在训练场地或活动平板上，保持身体稳定 2~3 分钟，使患者适应直立体位；开启平板活动开关或从患者站立的地面，由患者主动或辅助的方式向前迈步；活动平板的速度逐步加快到患者可以适应的最快节奏；达到训练时间后逐步减速，最后停止；准备好坐椅或轮椅，逐步降低悬吊带，让患者坐下；解除悬吊带；关机，让患者休息 3~5 分钟，完成治疗过程。

（2）常用治疗参数 包括以下几个方面。

1）减重程度 一般为体重的 0%~30%，此时的步态参数最接近于完全负重下的步态参数。如果减重过大，患者就将失去足够的地面反作用力，不利于推进他们的步行。每次步行所减的重量可根据患者情况来调节。

2）减重步行速度 因平板的起始速度不同，目前没有统一的规定，可根据患者的具体情况设定。近年的一些研究建议，只有以接近正常的步速训练中枢性损伤患者，才能最大限度地增加患者的活动能力。

3）训练时间 30~60 分/次，可分为 3~4 节，每节时间不超过 15 分钟，各节之间适当休息。严重患者每节时间可以缩短到 3~5 分钟，休息 5 分钟，对每次减重较多的患者，训练的时间可 <15 分钟。门诊治疗不低于 3~5 次/周，住院 3~5 次/周。

4）减重下的其他训练 减重坐位作业活动训练、减重坐位平衡训练、减重站位平衡训练、减重转移训练等的基本方式同上。

6. 注意事项

（1）悬吊固定带要适当 不能诱发患者痉挛，也要避免局部压力过大而导致压疮。男性患者特别注意吊带不能压迫阴部。悬吊重量不能落在腋下，以免造成臂丛神经损伤。吊带一般也不宜固定在大腿，以免影响步态。悬吊装置必须可靠，避免吊带松动或滑脱而导致患者跌倒。

（2）减重程度要适当 一般减重不超过体重的 30%~40%，过分减重将导致身体摆动幅度过大，下肢本体感觉反馈传入减少。而减重不足将导致患者步行困难。

（3）全程监督　训练过程中必须有医务人员在场进行指导和保护，避免活动平板起始速度过快或加速过快，造成危险。必要时，患者步行时可以佩带矫形器。

五、步行能力训练

（一）室内功能性步行训练

室内步行训练是在完成基础步行训练特别是髋、膝、踝关节控制能力训练后，对以上控制关节活动的关键肌的肌力仍达不到 3 级以上水平者，为了保证步行的稳定、安全，患者可选择使用合适的支具，首先在平行杠内练习站立和行走，包括三点步、四点步、二点步，并逐渐过度到在室内使用助行器或拐杖行走。注意耐力训练，待耐力增强以后可以练习跨越障碍、上下台阶、摔倒及摔倒后起立训练等。包括治疗性步行和家庭性步行。

1. 平行杠内训练　行走训练自平行杠内训练开始。由于平行杠结构稳固，扶手的高度和平行杠的宽窄度均可调整，给患者一种安全感，因此很适于患者进行站立训练、平衡训练及负重训练等。站立训练以每次 10～20 分钟开始，依患者体能状况改善而逐渐增加。平衡训练是使患者通过学习重新找回身体保持稳定的重心位置。

2. 助行器步行训练　各类助行器的结构、种类和适应证参见有关章节。助行器可移动、携带，宜在医院和家中使用。助行器适用于初期的行走训练，为准备使用拐杖或手杖前的训练；也适用于下肢无力但无双腿瘫痪者、股骨颈骨折或股骨头无菌性坏死者、一侧偏瘫或截肢患者；对于行动迟缓的老年人或有平衡问题的患者，助行器亦可作为永久性的依靠。助行器仅适宜在平地使用。

助行器辅助行走的操作方法：用双手分别握住助行器两侧的扶手，提起助行器使之向前移动 20～30cm 后，迈出患侧下肢，再移动健侧下肢跟进，如此反复前进。

3. 腋拐步行训练　包括拖地步行（又称蹭步）、摆至步、摆过步、四点步态、两点步态、三点步态。

（1）拖地步行　将左拐向前方伸出，再伸右拐，或双拐同时向前方伸出，身体前倾，重量由腋拐支撑，双足同时向前拖移至拐脚附近。

（2）摆至步　移动速度较快，采用此种步行方式可减少腰部及髋部肌群的用力。双侧拐杖同时向前方伸出，患者身体重心前移，利用上肢支撑力使双足离地，下肢同时摆动，双足在拐脚附近着地。此种步行方式适用于双下肢完全瘫痪而使下肢无法交替移动的患者（图 3-4）。

（3）摆过步　拄拐步行中最快速的移动方式。双侧拐同时向前方伸出，患者用手支撑，使身体重心前移，利用上肢支撑力使双足离地，下肢向前摆动，双足落在拐杖着地点连线的前方位置。开始训练时容易出现膝关节屈曲，躯干前屈而跌倒，应加强保护。适用于路面宽阔，行人较少的场合，也适用于双下肢完全瘫痪，上肢肌力强壮的患者（图 3-5）。

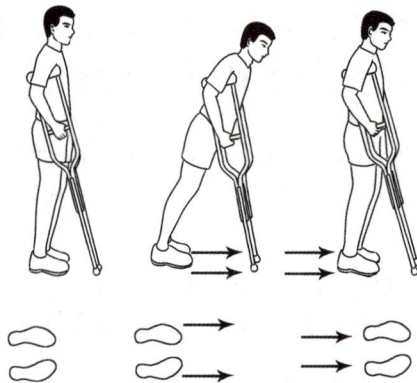

图 3-4　摆至步

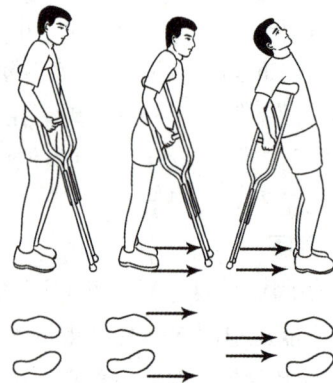

图 3-5　摆过步

（4）四点步行 是一种稳定性好、安全而缓慢的步行方式。每次仅移动一个点，始终保持四个点在地面，即左拐→右足→右拐→左足，如此反复进行。步行环境与摆至步相同，步行方式适用于骨盆上提肌肌力较好的双下肢运动障碍者；老年人或下肢无力者（图3-6）。

（5）两点步行 与正常步态基本接近、步行速度较快。一侧拐杖与对侧足同时伸出为第一着地点，然后另一侧拐杖与相对的另一侧足再向前伸出作为第二着地点。步行环境与摆过步相同。步行方式适用于一侧下肢疼痛需要借助于拐杖减轻其负重，以减少疼痛的刺激；或是在掌握四点步行后练习（图3-7）。

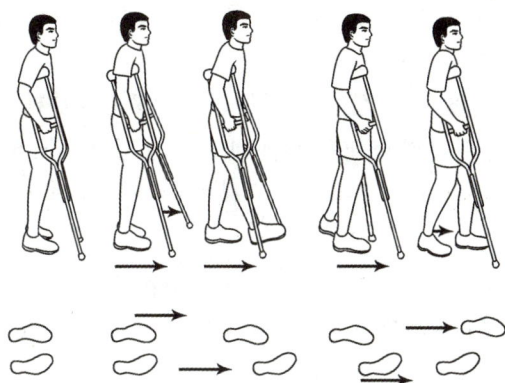

图3-6 四点步行　　　　　　　　　　　　图3-7 两点步行

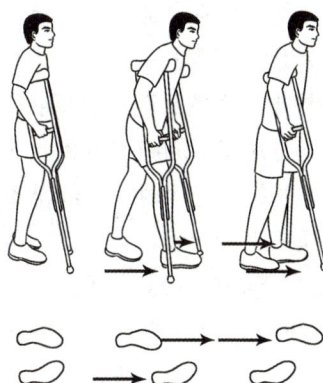

（6）三点步行 是一种快速移动、稳定性良好的步态；患侧下肢和双拐同时伸出，双拐先落地，健侧待三个点支撑后再向前迈出；适用于一侧下肢功能正常，能够负重，另一侧不能负重的患者，如一侧下肢骨折，小儿麻痹后一侧下肢麻痹等患者（图3-8）。

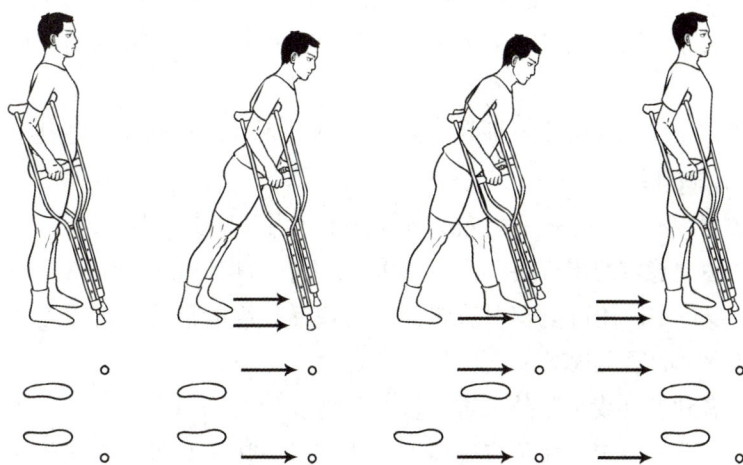

图3-8 三点步行

4. 使用手杖的步行训练 包括三点步行、二点步行。

（1）三点步行 患者使用手杖时先伸出手杖，再迈患侧足，最后迈健侧足的步行方式。此种步行方式因迈健侧足时有手杖和患足两点起支撑作用，因此稳定性较好，除一些下肢运动障碍的患者常采用外，大部分偏瘫患者习惯采用此种步态。根据患者的基本情况，练习时按健侧足迈步的大小，又可分为后型、并列型和前型三种。

（2）二点步行 手杖和患足同时伸出并支撑体重，再迈出健足。手杖与患足作为一点，健侧足作为一点，交替支撑体重，称为两点步行。此种步行速度快，有较好的实用价值，当患者具有一定的平衡功能或是较好地掌握三点步行后，可进行两点步行练习。

5. 驱动轮椅训练 轮椅对于步行功能丧失者来说是一种重要的代步工具，使他们借助轮椅仍然能够参加各种社会活动及娱乐活动，真正地参与社会。轮椅有依靠人力驱动的普通轮椅、依靠电力驱动的电动轮椅以及专为残疾运动员设计的竞技用轮椅。普通轮椅的使用训练主要包括平地前进驱动训练、方向转换和旋转训练、抬前轮训练。

6. 注意事项

（1）注意安全 行走训练时，要提供安全、无障碍的环境及减少不必要的困扰；衣着长度不可及地，以防绊倒；穿着合适的鞋及袜，鞋带须系牢，不可赤足练习行走。

（2）要借助于辅助具行走时，要选择适当的行走辅助具和行走步态。

（3）要根据患者的身高和手臂长度，帮助患者选择高度和长度适合的助行架、腋拐或手杖。腋拐的腋托高度是从患者的腋前襞到足外侧 15cm 处地面的距离或腋前襞垂直到地面的距离再加 5cm，把手高度为伸腕握住把手时，肘部呈 30°屈曲，或手柄与股骨大转子持平。手杖的手柄高度与腋拐的手柄高度相同，平股骨大转子。

（4）如使用腋拐，嘱患者通过把手负重而不是靠腋托，以防伤及臂丛神经，腋托应抵在侧胸壁上；使用手杖时，把手的开口应向后；使用四脚拐时，与手支撑杆垂直间距大的两脚在外，间距小的两脚靠近身体，以利于稳定支撑。

（5）当患侧下肢支撑力 <体重的 50% 时，不宜使用单腋拐；患侧下肢支撑力 <体重的 90% 时，不宜使用手杖；双下肢支撑力总和 <体重的 100% 时，不宜使用助行架。

（二）社区性步行训练

当患者具有室内安全步行能力后，为提高耐力和步行的实际应用能力，做好患者出院前的准备，使患者能早日回归家庭和社会，提高患者的生活质量，应鼓励患者进行社区步行训练。社区性步行是指患者借助 AFO、手杖等，独立地完成在社区内步行，包括过马路、超市购物（上下自动扶梯）、乘坐交通工具等。

1. 环境适应性训练 又称脱敏步行训练。患者在刚进入社区步行时，往往较紧张，越紧张越抬不了步，可采用下列脱敏训练。

（1）在治疗师的指导和专人保护下，先从室外或小区内开始步行训练，逐渐延长步行距离。

（2）当患者一次独立稳定的步行距离达到 100m 以上，治疗师应指导患者学习听口令随时停止步行，再听口令开始迈步行走。还可以学习边走路、边说话，逐渐指导患者学习边走边与别人打招呼，从而消除患者步行时的紧张状态。

（3）应考虑带患者到院外或小区外去进行步行训练，以提高患者实际步行的应用能力。在训练时要求患者严格在人行道上行走，而不应在慢车道上步行，决不允许在快车道上步行，以防意外发生。步行时应有一人在患者的外侧伴行，以控制和减少危险因素的影响。

2. 过马路 当患者能够独立安全进行一般的路面步行即通常城市的马路两边的人行道上步行时，治疗师应指导患者学习正确的过马路的方法，通常要让患者在步行时先加强步行速度的训练，可在跑步机上进行步行速度的训练，学会快速行走后，一般来说当患者的步行速度能达到 3.6km/h 时，则可带患者开始过马路训练。开始时由两人分别站于患者两侧，保护患者完成过街，必要时要持特制的交通指示牌，以提醒过往车辆和行人避让。注意过马路训练，必须选在人行横道线处进行，严格执行交通规则，确保安全。

3. 超市购物 患者具有一定的步行能力以后，为适应和满足日常生活的需要，患者要学会独立的购物，所以患者要学会独立的上下自动扶梯。

（1）不用手杖的患者上下自动扶梯方法　首次带患者上扶梯时，应有两人保护，一人先退上扶梯，一手拉住患者的腰带；患者一手扶住自动扶梯的扶手，健腿先上楼梯，患腿再跟上；另一人双手稳住患者的骨盆，帮助患者顺利的上楼梯。如此多次训练，使患者逐渐适应并掌握上下自动扶梯的方法。

（2）使用手杖的患者上下自动扶梯方法　在上下扶梯时应先将手杖固定好，应指导患者将手杖的手柄处加一带，利于挂在手臂上，或指导患者将手杖插入腰间皮带上，余步骤同不用手杖的患者上下自动扶梯方法。

4. 乘坐交通工具　患者要能真正回归社会，还要学会正确使用交通工具。

（1）上下出租车　患者坐出租车以后排座为宜。进入出租车时，应以健手拉开车门，然后背对车门，臀部先入坐车座上，调整坐稳后，再将双腿移入车内；下车时，先将脚移出车外，落地踏实，然后头部再移出车外，最后手扶车身站起，关门站稳安全离开快车道，走上人行道。

（2）乘坐中巴车或公共汽车　开始由治疗师指导下完成，要有家属陪同。上车时家属先上车，一手拉住患者的腰带，帮助将患者往车上拉；患者一手拉住车门把手，健腿先上车，患腿再跟上；治疗师双手固定患者的骨盆，同时用力将患者往上推，帮助患者完成上车。下车时家属先下，一手拉住腰带以保护患者；治疗师同样固定骨盆，帮助控制患者的重心，以防失控摔倒；患者应患腿先下，落地踏实站稳，然后健腿再下车，注意站稳；最后是治疗师下车。

5. 注意事项

（1）注意安全，严格遵守交通规则。

（2）专人保护，治疗师应站在患者的患侧，提高患者的安全感，利于消除紧张情绪。

（3）患者必须具有他动态平衡能力。

（4）遵循循序渐进的原则，逐步延长步行的距离和速度。

（5）先选择较平整的路面行走，逐渐到较复杂的路面行走。

（6）所有实用技术的应用，应先在治疗室内进行模拟训练，待熟练后再到实际环境中训练，以逐步适应。

六、常见异常步态的矫治训练

（一）偏瘫步态

即典型的划圈步态，表现为下肢伸肌张力过高，廓清不充分，左右骨盆高低不对称，迈步时通过身体带动骨盆向前摆动，膝关节不能屈曲而划圈迈出患腿。矫治方法：①手法牵张股四头、腘绳肌、小腿三头肌、内收肌等；②半桥运动等躯干肌肌力训练；③强化步行分解训练；④靠墙蹲马步训练；⑤上下台阶训练以及侧方上下台阶训练；⑥膝关节屈伸控制性训练等。

（二）足下垂步态

矫治方法：①胫前肌肌力训练，坐位、站位勾脚尖练习，根据患者情况，脚背上可放置沙袋以抗阻训练；②对足下垂严重的患者有条件的可给以踝足矫形器（AFO）；③对中枢性损伤所致的足下垂及合并有足内翻的患者，除上述训练外，可配合站斜板牵伸小腿三头肌及胫后肌、功能性电刺激（FES）或肌电触发功能性电刺激等，以抑制小腿三头肌张力，提高胫前肌的肌力和运动控制能力；④对局部小腿三头肌张力过高的患者，有条件的可行局部肌肉神经阻滞，以帮助缓解痉挛。

（三）剪刀步态

多见于内收肌高度痉挛、髋外展肌肌力相对或绝对不足的脑瘫、脑卒中后偏瘫、截瘫等。矫治训练方法：①手法牵伸内收肌；②对顽固性痉挛，手法牵伸效果不理想，可考虑神经肌肉阻滞治疗；如为全身性肌张力增高，可给以口服中枢性解痉药；③强化拮抗肌即臀中肌的肌力训练；④温热敷或冷敷；⑤采用神经生理学治疗技术的抑制手法抑制内收肌痉挛，易化臀中肌，促进两者协同运动；⑥步行训练时要有足够的步宽，如在地上划两条平行直线，训练患者两脚踏线步行；⑦严重的可行选择性脊神经跟切断术。

（四）膝塌陷

矫治方法：①对腘绳肌痉挛导致的伸膝障碍，首先可行站斜板和手法牵伸训练、功能性电刺激（FES）或肌电触发功能性电刺激等，以抑制腘绳肌肌张力，同时强化小腿三头肌肌力训练如跷脚步行、前脚掌踏楼梯上下训练等；②对痉挛严重的患者，有条件的可行局部肌肉神经阻滞，必要时有条件的可给以伸膝矫形器以辅助治疗；③加强拮抗肌股四头肌肌力训练如靠墙马步蹲、功率自行车训练、登山器踏踩训练、直腿抬高训练、上下楼梯训练等。

（五）膝过伸

一般是代偿性改变如股四头肌肌力不足、膝塌陷步态或伸髋肌肌力不足时采用膝过伸代偿；支撑相伸膝肌痉挛；躯干前屈时重力线落在膝关节中心前方，促使膝关节后伸以保持平衡。矫治方法：①股四头肌牵伸训练；②股四头肌肌力训练，方法同上；③膝关节控制训练；④臀大肌肌力训练。

（六）臀大肌步态

臀大肌是主要的伸髋及脊柱稳定肌。臀大肌无力的步行特征表现为仰胸挺腰凸肚，矫治方法：①臀大肌肌力训练如伸膝后踢腿、抗阻后踢腿；②俯卧背飞；③靠墙伸髋踏步；④倒退步行，随患者能力的提高，可上活动平板上训练退步走，并可逐步增加坡度和速度等。

（七）臀中肌步态

典型的双侧臀中肌无力步态俗称鸭步。矫治方法：①加强臀中肌肌力训练如侧踢腿、抗阻侧踢腿等；②侧方上下楼梯训练，如为一侧肌无力，训练时采用患侧腿先上楼梯，健侧腿先下楼梯的方法；③提降骨盆训练等；④站立位姿势调整训练，应在矫正镜前训练调整姿势，包括单腿站立时，躯干保持稳定不许动；⑤侧方迈步（横行）步行训练，开始横行训练时，可让患者背靠墙走，以增加安全性，随患者能力的提高，可上活动平板上训练横行，并可逐步增加坡度和速度。

第七节　心肺功能训练

有氧训练属于长距离耐久训练，又称"心肺功能训练"。它是通过连续不断和反复多次的活动，并在一定时间内，以一定的速度和一定的训练强度要求完成一定的运动量，使心跳率逐步提高到规定的最高和最低的安全心跳范围内。有氧训练作用是通过肺循环将体外的氧气引入体内，然后再通过肺静脉回血到心脏，从心脏再通过体循环将含氧量高的动脉血输至肌肉组织，肌肉就利用氧来进行收缩，最后产生运动。在整个有氧运动的过程中，身体的运动效果有赖于氧气的循环和利用。

一、耐力训练

耐力（endurance）是指持续运动的能力，相当于运动强度、时间或重复次数的乘积，包括肌肉耐力、全身耐力、速度耐力和专门耐力。

全身耐力指进行全身活动的持续能力。由于全身运动耐力的决定因素是机体有氧代谢的能力，取决于心肺功能和骨骼肌代谢能力，因此在临床上通常把全身耐力训练称为有氧训练（aerobic training）。肌肉耐力指肌肉进行持续收缩和反复收缩的能力，也称为力量耐力。速度耐力指特定速度运动的持续能力。专门耐力指进行专门活动的持续能力。耐力和力量训练产生不同的训练反应。

知识链接

适应性改变对肌肉功能的影响

耐力训练增加线粒体质量和氧化酶活性，红肌增加，肌血液循环改善，肌耐力和有氧能力增加，运动中乳酸形成较少，肌力增加不显著。力量训练，肌肉横截面增加，白肌纤维增加，线粒体数量相对减少，肌力和爆发力增强，耐力改善不显著或下降，无氧代谢能力增强。

（一）全身耐力训练（有氧训练）

全身耐力训练是采用中等强度、大肌群、动力性、周期性运动，持续一定时间，以提高机体氧化代谢运动能力或全身耐力的锻炼方式。常用于健身强体和心肺疾病、代谢疾病和老年人的康复锻炼。

1. 运动方式 常用的方式包括步行、健身跑、游泳、自行车、划船、滑雪、跳绳、登山等。

2. 运动量 指运动过程中所做的功或消耗的能量。基本要素为强度、时间和频度。

（1）运动强度 指单位时间的运动量，可以用运动负荷/时间（分钟）表示，例如速度5km/h。可以用其他相关指标表示，例如吸氧量（VO_2）%、代谢当量（METs）%、心率%或主观用力记分等。

运动训练时将基本训练目标强度称为靶强度。一般选择50%~80% VO_{2max}的强度作为靶强度。METs与VO_2相关，是运动强度的相对指标，没有个体差异，不受血管活性药物的影响，同时可以通过查表的方式进行活动强度计算，靶强度一般为50%~80% MET_{max}。心率和运动强度之间存在线性关系，并且容易检测，靶心率一般为70%~85%最大心率。由于心血管活性药物的广泛使用，采用靶心率的方法受到限制。主观用力记分（RPE）是患者最容易采用的方式，特别适用与家庭和社区康复锻炼（表3-7）。

表3-7 主观劳累程度分级（RPE）

15级计分法		10级计分法	
6		0	有用力
7	非常轻	0.5	极轻极轻（刚有感觉）
8		1	很轻
9	很轻	2	轻
10		3	中
11	较轻	4	较强
12		5	强
13	稍累	6	
14		7	很强
15	累	8	
16		9	
17	很累	10	极强（接近极量）
18			
19	非常累	X	极量
20			

（2）运动时间 除去准备活动和整理活动外，靶强度的运动时间为15~40分钟。运动时间与运

动强度成反比。在特定运动总量的前提下，运动强度越大，所需要的时间越短。在没有医学监护的条件下，一般采用减小运动强度和延长时间的方法，提高训练安全性。

（3）运动频度　一般为每天或隔天一次（3～5次/周）。运动频度少于2次/周效果不佳。运动量要达到一定的阈值才能产生训练效应。一般认为每周的总运动量（以热卡表达）应在700～2000cal（约相当于步行或慢跑10～32km）。运动量小于700cal只能达到维持身体活动水平的目的，而不能提高运动能力。而运动量超过2000cal则并不增加训练效果。运动总量的要求无明显性别差异。热卡与METs有对应关系，可以互相推算。热卡与METs的换算公式为：热卡＝代谢当量（METs）×3.5×体重（kg）/200。

3. 训练程序　指每次训练课的安排。通常将一次训练课分为三部分：准备运动、训练运动和整理运动。

（1）准备活动（warm-up）　指训练运动之前进行的活动，逐渐增加运动强度以提高肌肉、肌腱和心肺组织对即将进行的较大强度运动的适应和准备，防止因突然的运动应激导致肌肉损伤和心血管意外。强度一般为训练运动的1/2左右，时间5～10分钟，方式包括医疗体操、关节活动、肌肉牵张、呼吸练习或小强度的有氧训练。

（2）训练运动　指达到靶强度的训练。一般为15～40分钟，是耐力运动的核心部分。根据训练安排的特征可以分为持续训练、间断训练和循环训练法。

（3）整理运动（cool-down）　指靶强度运动训练后进行较低强度的训练，以使肌体逐步从剧烈运动应激逐步"冷却"到正常状态。其强度、方法和时间与准备活动相似。

4. 注意事项

（1）选择适当的运动方式　近年来慢跑逐渐减少，而快走逐步增多。游泳、登山、骑车等方式的应用也在增多。

（2）注意心血管反应　锻炼者应该首先确定自己的心血管状态，40岁以上者特别需要进行心电运动试验等检查，以保证运动时不要超过心血管系统的承受能力。

（3）保证充分的准备和结束活动　防止发生运动损伤和心血管意外。

（4）注意心血管用药与运动反应之间的关系。

5. 过度训练的表现　不能完成运动，活动时因气喘而不能自由交谈，运动后无力或恶心，慢性疲劳，失眠，关节酸痛，运动次日清晨安静心率突然出现明显变快或变慢。

6. 常用方法

（1）步行　是最常用的训练方式，优点是容易控制运动强度和运动量，简便易学，运动损伤较少。缺点是训练过程相对比较单调和枯燥。体弱者或心肺功能减退者缓慢步行可有良好的效果。快速行走可达到相当高的训练强度，步行速度超过7～8km/h的能量消耗可超过跑步。步行中增加坡度有助于增加训练强度。

（2）健身跑　指以提高身体健康为主要目标的跑步活动，属于高强度运动（8～16METs）。优点是运动强度较大，训练耗时较短，适用于体质较好的患者。但对下肢关节（特别是膝、踝关节）和相关的肌肉及韧带的负荷明显增大，属于高损伤性运动，所以近年来对中老年人不太提倡。

（3）骑车　可以分为室内和室外两类。室内主要是采用固定功率自行车，运动负荷可以通过电刹车或机械刹车调节。室外骑车包括无负重和负重骑车，优点是不受气候和环境影响，运动时可以方便地监测心电和血压，安全性好，运动负荷容易掌握和控制。缺点是比较单调和枯燥。室外骑车的兴趣性较好，缺点是负荷强度不易准确控制，容易受外界环境的影响或干扰，发生训练损伤或意外的概率较高，运动中难以进行监测。室外无负重骑车的强度较低，所以往往需要增加负重，以增加运动强度。下肢功能障碍者可采用手臂功率车的方式进行上肢耐力性锻炼。也可将上下肢踏车训练结合进行。训练时踏板转速 40～60 周/分钟时肌肉的机械效率最高。

（4）游泳　优点是运动时水的浮力对皮肤、肌肉和关节有很好的安抚作用，对关节和脊柱没有任何重力，有利于骨关节疾病和脊柱病患者的煅炼，运动损伤很少。由于水对胸腔的压力，有助于增强心肺功能。水温一般低于体温，运动时体温的散发高于陆上运动，有助于肥胖患者消耗额外的能量。温水游泳池的水温及水压对肢体痉挛者有良好的解痉作用，这类患者有时在陆上无法训练，但在水中仍然有可能进行耐力训练。缺点是需要游泳场地，运动强度变异较大，所以运动时要特别注意观察患者反应。运动前应在陆上有充分的准备活动。

（5）有氧舞蹈　指中、快节奏的交谊舞（中、快三步或四步等）、迪士科、韵律健身操等，活动强度可以达到 3～5METs，优点是兴趣性好，患者容易接受并坚持。缺点是由于情绪因素较明显，所以运动强度有时难以控制，对于心血管患者必须加强监护。

（二）肌肉耐力训练

肌肉耐力训练，指小负荷，多次重复或持续较长时间，以提高肌肉收缩耐力的锻炼方式。可以用哑铃、沙袋、墙拉器等器械。

1. 采用 40%～60% 最大收缩力的负荷，反复收缩 25～50 次/组，重复 3～5 组，每组间隔数分钟。每天 1～2 次。

2. 持续或反复牵拉胶带或拉力器，或反复提举、推压重量，直至肌肉疲劳，休息 2～3 分钟，重复进行 3～5 组/次，每天 1～2 次。

3. 持续进行等长收缩练习保持肌肉静力性收缩直至疲劳，例如半蹲或站桩。

4. 对于糖尿病患者注意避免肌肉酸痛，防止酸中毒发生。心血管疾病患者注意心血管反应，防止发生意外。

二、运动处方

（一）定义

运动处方是在运动功能评定的基础上，根据患者和运动者身体的需要，按其健康、体力以及心血管功能状况，为患者和运动者提供用处方的形式规定运动种类、运动强度、运动时间及运动频率，提出运动中的注意事项。它是指导患者和运动者有目的、有计划、科学锻炼的一种形式。

（二）运动处方的目的

1. 增进身体健康　包括两方面，一是预防疾病；二是改善身体状态，提高对环境的适应能力。

2. 提高身体功能　运动锻炼可使肌肉力量、耐力、爆发力，身体灵敏性、技巧性、平衡性、柔韧性等素质和运动能力得到加强。

3. 治疗疾病　运动作为康复治疗的一种手段，严格按处方进行，可大大提高运动中的安全感，尽可能少地出现意外。

（三）运动处方的类型

1. 治疗性运动处方　适用于某些疾病或损伤的治疗和康复。

2. 预防性运动处方　主要用于健身防病。

3. 竞技运动处方　专业运动员进行运动处方训练，以提高专业运动成绩为目的。

4. 心脏体疗锻炼运动处方　以提高心肺功能为主，用于冠心病、高血压、糖尿病、肥胖病等内脏器官疾病的防治、康复及健身。

5. 运动器官体疗锻炼运动处方　以改善肢体功能为主，用于各种原因引起的运动器官功能障碍及畸形矫正等。

（四）运动处方内容

1. 运动目的　通过有目的的训练达到预期的效果。

2. 运动项目　在运动处方中，为锻炼者提供最合适的运动项目关系到训练的有效性和持久性。选择运动项目，要考虑运动的目的，是健身的、还是治疗的；要考虑运动条件，如场地器材、余暇时间、气候等；还要结合运动者的兴趣爱好等。

3. 运动量

（1）运动持续时间　除去预备活动和整理活动外，运动持续时间为 15 ~ 60 分钟，一般为 20 ~ 30 分钟。

（2）运动强度　是运动时的剧烈程度，是运动处方的核心部分，也是最困难和最需要控制的部分，是衡量运动量的重要指标之一，运动强度可以用心率、代谢当量（METs）、最大吸氧量（VO_{2max}）表示。

4. 运动频度　即每周运动的次数。运动间隔时间过长或过短都会影响其效果。若每次有足够的运动量，一次训练效应可维持 2 ~ 3 天左右，如此推算，每周练习 2 ~ 3 次即可。1 次训练效应维持时间为 2 ~ 3 天，因此每周至少运动训练 2 ~ 3 次。但由于患者通常每次运动强度不足，提倡坚持每天运动为宜，或每周运动 5 次。下肢骨关节疾病患者，可隔天 1 次。

5. 运动程序　是指运动过程及运动流程，是制定运动处方的重要内容。通常将运动程序分为以下 3 个部分。

（1）准备活动（预备运动）　每次运动前需要有热身过程即准备活动，是逐渐增加运动强度的过程，可提高肌肉温度和心肺功能，减少肌肉损伤和心肌缺血。热身的时间 5 ~ 10 分钟，方式多为全身柔软体操、牵伸肌群练习、呼吸练习和慢跑。一般要求心率增加 20/ 分钟。

（2）训练运动　是运动处方的核心部分。根据运动处方内容中制定的运动项目、运动强度、运动时间、运动频率进行锻炼。具体训练方法如下。

1）持续训练法（continual training）　方式有快走、健身跑、骑自行车等，强度宜偏小在 60% ~ 75% VO_{2max}，完成运动后有劳累感，适用于健康人或经一定时间训练后的患者。

2）间断训练法（interval training）　在运动中予以休息，缓解运动的应激刺激。包括被动休息（完全不动）和主动休息（用其他的活动方式作为替代），运动/休息＝1/1 或 1/1.5，运动强度可适当提高（75% ~ 80% VO_{2max}），但累计达到靶心率的时间不应小于 10 ~ 15 分钟。适用于心脏病患者。

3）循环训练法（circuit training）　由一组不同运动方式组成，通常是大肌群、小肌群、动力性运动、静力性运动交替进行。本法同时提高有氧能力和无氧能力，内容丰富，易于患者接受。强度同持续训练法。

4）循环 – 间断训练法（circuit – interval training）　循环和间断训练相结合，提高兴趣，又有间断休息，运动强度不至于太大。靶强度同间断法。

（3）整理运动（放松活动）　运动后不能马上停止运动，而应做一些放松性的运动，以保持良好的静脉回流，维持一定的心输出量，防止出现直立性低血压或诱发心血管意外。方法有体操、散步、自我按摩等，时间 5 ~ 10 分钟。

（五）注意事项

1. 重视体检　为了保证运动的安全性，参加运动前要认真地进行全面的身体检查，特别要注意心血管系统的功能检查和运动器官的检查。

2. 循序渐进　必须遵守运动生物学原理严格制定运动量和运动程序，循序渐进的安排运动流程，否则会超出人体的负荷能力，损害患者健康，甚至发生致命的危险。

3. 运动处方与规律的生活习惯相结合 运动处方的制定应与参加运动的习惯和爱好相结合，可提高训练效果。运动时间可不受限制，但下午运动比上午好；患者要尽力戒除危害身体健康的不良嗜好，如嗜烟、酗酒；要根据气温的变化随时采取相应的措施添、减运动服装；运动后大汗淋漓，不要立刻洗澡，无论冷、热水均不适宜。

4. 预防发生运动性损伤 充分的准备活动和放松活动是预防发生运动性损伤和心血管以外的关键，其次就是选择适当的运动方式。

5. 运动营养问题 在运动处方中经常会忽略运动营养问题，由于运动营养的不合理造成运动器官的生物结构出现质量问题，运动时所需的营养素供应不足导致运动功能下降，不能很好地完成运动处方中所制定的运动计划。运动营养主要注意的问题包括：能量供需应平衡；蛋白质供给应充足；水、维生素和无机盐的摄入应充分；食物要多样化；培养良好的饮食习惯。

第八节 Bobath 技术

知识链接

神经发育疗法

神经发育疗法（NDT），又称神经生理疗法（NPT）或易化技术（facilitation technique），是以神经生理学和神经发育学为理论基础，促进中枢性瘫痪患者的神经肌肉功能的恢复，即促进软弱的肌肉和抑制过度兴奋的肌肉，恢复肌肉随意协调收缩的能力。

这是一类改善脑组织病损后，肢体运动功能障碍的治疗技术。他是依据神经系统正常生理功能及发育过程，即由头到脚、由近端至远端的发育过程，运用诱导或抑制的方法，使患者逐步学会如何以正常的运动方式去完成日常生活动作的训练方法。在康复治疗中常用的 NDT 技术有 Bobath、Brunnstrom、Rood、PNF、运动再学习技术等。

一、概述

（一）定义

Bobath 技术主张利用反射抑制性运动模式（reflex inhibiting pattern，RIP），抑制异常的姿势和运动，然后通过头、肩胛、骨盆等所谓的关键点，引出平衡、翻正、防护等反应，引起运动和巩固 RIP 的疗效，在痉挛等高肌张力状态消失之后，采用触觉和本体感刺激，以进一步促进运动功能恢复的一种运动疗法。

这项技术是由英国物理治疗师 Berta Bobath 和她的丈夫 Karel Bobath 共同创立，主要用于治疗偏瘫和脑瘫患儿。Bobath 疗法通过仔细的评价，寻找患儿发育过程中的主要问题，然后设法抑制其异常的运动模式和异常的姿势反射，根据他们发育顺序来促进其正常的运动，使其功能恢复。

（二）主要论点

使肌张力正常化和抑制异常的原始反射。中枢神经系统损伤后的患者，常常表现为异常的姿势和运动模式，这将大大干扰肢体的正常运动。如运用各种促进技术控制异常运动和异常的姿势反射，出现正常运动功后，在按照患者的运动发育顺序，即从低级到高级进行训练，促进正常运动功能的恢复。

（三）Bobath 技术的特点

通过关键点的控制及其设计的反射抑制模式和肢位的恰当摆放来抑制肢体痉挛，待痉挛缓解之后，通过反射、体位平衡诱发其平衡反应，再让患者进行主动的、范围的、不引起联合反应和异常运动模式的关节运动，然后再进行各种运动控制训练，逐步过渡到日常生活动作的训练而取得康复效果。

（四）适应证

本技术特别是用于中枢神经系统病损引起的运动功能障碍，如脑瘫、偏瘫等疾患。

二、治疗原则

（一）强调患者学习运动的感觉

Bobath 认为运动的感觉可通过后天的反复学习、训练而获得。反复学习运动的方式及动作可促进患者获得正常运动的感觉。为了学习并掌握运动感觉，需进行无数次各种运动感觉的训练。治疗师须根据患者的情况及存在的问题，设计训练运动，这些活动不仅诱发有目的性的反应，而且要充分考虑是否可以为患者提供相同运动重复的机会。只有反复刺激和重复动作才可促进和巩固动作的学习，像任何儿童或成年人学习一种新技能一样，患者需要不断地刺激与重复的训练机会，以便巩固学习过的动作。

（二）强调患者学习基本姿势与基本的运动模式

每一种技能活动均是以姿势控制、翻正反应、平衡反应及其他保护性反应、抓握与放松等基本模式为基础而发生的。依据人体正常发育过程，抑制异常的动作模式，同时通过关键点控制诱导患者逐步学会正常的运动模式，诱发出高级神经系统反应，如翻正反应、平衡反应及其他保护性反应，使患者克服异常动作和姿势，逐渐体验和实现正常的运动感觉和活动。

（三）按照运动的发育顺序制定训练计划

患者的训练计划必须与患者的发育水平相适应。在测定的过程中，应以发育的观点对患者进行评价，沿着发育的顺序进行治疗。正常的运动发育是按照从头到脚、由近及远的顺序，具体运动发育顺序一般是从头到脚、由近及远的顺序。具体运动发育顺序一般是从仰卧位—翻身—侧卧位—肘支撑卧位—坐—手膝跪位—双膝跪位—立位等。

（四）将患者作为整体进行治疗

Bobath 强调训练时要将患者作为一个整体进行训练。不仅要治疗患者的肢体运动功能障碍，还要鼓励患者积极参与治疗，掌握肢体在进行正常运动时的感觉。在训练偏瘫患者的下肢时，要注意抑制上痉挛的出现。总之，要防止患者身体的其他方面出现障碍，把患者作为一个整体制定治疗计划和训练方案。

三、常用治疗技术

Bobath 治疗技术缓解痉挛和改善异常的运动和姿势反射、促进患者的主动运动等有明显的实用价值。对患者在训练中出现的病理发射及异常运动模式首先应加以抑制，先从患者头部、躯干的控制能力出发进行强调，再针对与躯干相连的近端关节，如上肢的肩关节、下肢的髋关节等进行运动控制训练。当这些近端关节具备了一定的资助运动和控制能力之后，再着手开展远端关节的训练，如上肢肘、腕、手指关节、下肢膝、踝关节等。根据此治疗原则，常用的治疗技术主要包括以下方面。

（一）反射抑制性模式

反射抑制模式（reflex inhibating patten，RIP），是专门针对抑制异常运动和异常的姿势反射而设计的一些运动模式。异常运动主要包括痉挛模式动作、异常的姿势反射活动和联合反应等。仔细分析RIP可以发现，他们几乎与偏瘫患者的痉挛模式完全相反。

1. 偏瘫患者常见的痉挛模式是上肢屈肌亢进、下肢伸肌亢进，具体表现如下。头：患侧颈部侧屈，面部转向健侧；躯干：患侧躯干侧屈并向后方旋转；肩胛带：后撤、下沉；骨盆：上抬并向后方旋转；肩关节：内收、内旋；髋关节：伸展、内收、内旋；肘关节：屈曲；膝关节：伸展或过伸展；前臂：旋前；踝关节：跖屈、内翻；腕关节：掌屈、尺偏；脚趾：屈曲、内收；手指：屈曲。

2. 针对常见的痉挛模式，偏瘫患者的RIP方法如下。

（1）躯干抗痉挛模式　患者健侧卧位，治疗师站立于患者身后，一只手扶住其肩部，另一只手扶住髋部，双手做相反方向的牵拉动作，在最大的牵拉范围内停留数秒。

（2）上肢的抗痉挛模式　患侧上肢处于外展、外旋，伸肘，前臂旋后，伸腕或指、拇指外展的位置，可对抗上肢的屈曲痉挛模式。

（3）下肢的抗痉挛模式　患侧下肢轻度屈髋、屈膝，内收、内旋下肢，背屈踝、趾，可对抗下肢的伸肌痉挛模式。

（4）肩的抗痉挛模式　肩部向前、向上方伸展。

（5）手的抗痉挛模式　Bobath握手、负重支撑、牵位（拇指外展）。

（二）影响张力性姿势

影响张力性姿势（TIP）是利用反射性机制改善异常的肌张力。反射性的肌肉反应是获得运动控制的最早发育阶段。

1. 利用非对称性紧张性颈反射　非对称性紧张性颈反射是颈部肌肉和关节的本体感觉反应。当头转向一侧时，面部转向的一侧上肢出现伸展，而头枕后的另一侧上肢屈肌张力升高，即拉弓射箭式。故偏瘫患者将头转向患侧，可抑制痉挛，促进上肢伸展。

2. 利用对称性紧张性颈反射　对称性紧张性颈反射是个体感觉反射，由颈部肌肉和关节受到牵拉引出。即头部屈曲时，双上肢屈曲，双下肢伸展，如狼扑食；头部伸展时，双上肢伸展，双下肢屈曲，如看家狗。

3. 利用紧张性迷路反射　紧张性迷路反射是由头部位置的改变诱发出来的，即仰卧位时，全身伸肌张力升高，四肢呈伸肌模式；俯卧位时，全身屈肌张力升高，四肢呈屈肌模式。侧卧位时，对伸肌或屈肌张力的变化影响较小。尽量让患者采取侧卧位。

4. 利用阳性支持反射　阳性支持反射是趾腹和脚掌前部皮肤对外部刺激的一种反应，引起足骨间肌肉收缩，整个肢体的伸肌张力也会随着增高。故在训练中使足的外侧方及足跟先着地，能预防下肢痉挛的出现。

5. 利用交互性伸肌反射　给一侧肢体的足底刺激时，另一侧下肢体先屈曲后伸展。

（三）促进正常姿势反应

对于偏瘫患者，除了使其肌张力正常化，还应加强他们正常的姿势反应是人体运动的基本保证。这些姿势的反射对患者坐、站、走等运动功能都是最基本的和最重要的，中枢神经系统对一些反射和反应的控制是分层次的，如翻正反应、上肢的伸展保护反应和平衡反应均属于中脑、下皮质和皮质等部位控制。当中枢神经系统损伤后，正常的姿势反应会受到不同程度的破坏。因此对于偏瘫患者，要首先促进他们出现这些正常的姿势反应，并使之具备正常的姿势控制能力，才能进行各种功能的活动，促进患者随意运动的功能恢复。

1. 翻正反应　是当一种稳态（姿势）被打破时，身体重新排列获取新的稳态的能力。此反应常用来进行翻身、转移和平衡的训练。翻正反应是自动反应，它维持着：①头在空间中的正常姿势。②头颈和躯干间的正常序列关系。③躯干与肢体间的正常排列。翻正反应可分为视翻正反应、迷路性翻正反应、颈翻正反应、躯干翻正反应。

2. 平衡反应　是维持全身平衡的一种反应。平衡反应使人体在任何体位时均能维持平衡状态，它是一种自主的反应，受大脑皮层的控制，属于高级水平的发育性反应。

3. 上肢保护性伸展反应　是指身体突然受到外力作用失去平衡时，四肢伸出防护跌伤的反应。在各种体位下诱发上肢伸展反应俯卧位上肢支持体重；四点爬体位下上肢支持体重；端坐位。

（四）床上良好体位保持和体位转换

脑卒中后的偏瘫患者出现异常的肌张力及不良姿势，如肩关节内收、内旋、肘关节屈曲、前臂旋前、腕关节及手指关节屈曲；下肢髋关节处于外旋、膝关节过度伸展、足内翻及下垂等异常姿势和挛缩。为防止因痉挛造成的关节受限、挛缩，患者在卧床期间应保持良好体位。因此，急性期正确的姿势摆放是非常重要的，使肢体处于抗痉挛位。待痉挛缓解后，良好的体位可用被子、枕头等予以辅助。但是，无论保持什么姿势，如果不进行体位转换，肢体也会在改体位下发生痉挛、变形。因此，在偏瘫患者的急性期，保持良好的体位和体位变换必须结合进行。

（五）关键点的控制

关键点是指人体的某些特定部位，这些部位对身体其他部位或肢体的肌张力具有重要影响。关键点的控制主要包括：①中心控制点，胸骨柄中下段，主要控制躯干的张力；②近端控制点，头部、骨盆、肩部等，分别控制全身、骨盆和肩胛带部位的张力；③远端控制点，手指、足，分别控制上肢、手部、下肢及足等部位的张力。治疗师可以通过在关键点的手法操作来抑制异常的姿势反射和肢体的肌张力，引出或促进正常的肌张力、姿势反射和平衡，远近端关键点相互配合控制肢体的运动。

1. 头部关键点的控制　①前屈：全身屈曲模式占优势，抑制全身伸展模式，完成促进屈曲姿势。②后伸：颈部伸展，全身伸展占优势，抑制全身屈曲模式，完成伸展姿势、促进伸展运动。③旋转：用于破坏全身性伸展和屈曲模式。

2. 躯干关键点的控制　胸骨柄中下段，主要控制躯干的张力。躯干伸展，使全身伸肌占优势，成为抑制全身性屈曲模式的方法；躯干旋转，可以破坏全身性屈曲、伸展模式。

方法：患者取坐位，治疗师位于患者身后，双手放在胸骨柄的中下段，操作时，指示患者身体放松，治疗师双手交替把患者向左右及上下缓慢拉动，做出"∞"字形柔和的弧形运动，重复数次，直至患者躯干出现张力的缓解。拉动患者时，应注意缓慢进行。然后，治疗师将一只手放在患者的背部，另一只手放在胸骨柄上下挤压，使患者塌胸，放在背部的手向前上方推，使患者挺胸，重复数次，既可降低躯干的肌张力。

3. 肩胛及上肢关键点的控制　保肩胛带向前伸则全身屈曲占优势，能抑制头向后方过伸的全身伸展模式；肩胛带处于回缩位，全身伸展模式占优势，可抑制因头前屈而致的全身屈曲模式，而促进抗重力伸展活动。

4. 下肢及骨盆关键点的控制　坐位骨盆后仰时，上半身屈曲位占优势，下肢伸展位占优势；骨盆前倾坐位时，上半身伸展占优势，下半身屈曲占优势；站位时成后仰姿势，全身伸展模式；站位时成前倾姿势，全身屈曲模式。

5. 远端关键点的控制　对于上肢屈肌张力高的患者，治疗师可以通过控制拇指来缓解痉挛，治疗师一只手握住患手拇指，使其呈外展、伸展位，另一只手握住其余四指，持续牵拉片刻即可解除手指痉挛；患侧下肢肌张力较高时，治疗师可将患者的踝关节背屈和外翻作为远端关键点进行控制，将缓解下肢较强的伸肌痉挛，包括踝关节的跖屈、内翻。

关键点控制的作用：使身体建立并保持正常的对线关系；减轻和消除异常肌张力和异常的姿势模式；对患者躯干和肢体肌群进行正常模式的再教育；促使脑卒中患者出现主动的运动模式。

（六）推－拉技巧

推－拉技巧是一种挤压、牵拉关节的技巧，主要包括对患者肢体进行轻微的推、拉来促进肢体的伸展和屈曲，当屈肌紧张占优势时，可使用推的技术缓解肢体的屈肌张力，加强伸肌的控制能力。通常主要的手法有：压迫性轻推，利于关节的伸展；轻微牵拉，利于关节的屈曲。

（七）拍打

拍打痉挛肌的拮抗肌可促使拮抗肌肌肉收缩，缓解痉挛肌的张力。例如：当患侧下肢站立负重时，可拍打患侧臀中肌，促使其收缩，可缓解髋关节内收肌痉挛。当肱二头肌痉挛时，可拍打其拮抗肌，促使其收缩，可达到缓解上肢屈曲痉挛的目的。拍打技术等常作为辅助手段应用，加强肢体的控制能力。

（八）肢体置放和控制

1. 定位置放训练 定位置放是指将肢体放在一定的关节活动范围内。在肢体能控制后，可训练患者主动将肢体定位在关节活动范围的各个点上，然后由此位置向上和向下活动，再返回原处。初期时，肢体可能因控制不良而逐步下降，此时治疗师可在肢体的下方轻轻拍打，使之能在此体位下控住。

2. 按住训练 将肢体的末端被动地移到空间，使只停留在关节活动范围的某一点上，然后撤去支持，指示患者将肢体控制在该位置上不动并使其保持一段时间，在此期间肢体实际上是在进行一种肌肉的等长收缩。当患者具备控制肢体的能力后，在进行肢体的定位置放训练。

（九）辅助器具

辅助器具如四点拐和偏瘫步行器在偏瘫患者的早期不强调使用，踝关节的矫形鞋也应尽可能避免。因为患者常常将身体重心倾向于健侧，而对于偏瘫患者应强调加强患侧肢体的负重能力。当患侧下肢张力较高时，治疗师可将患者的踝关节背屈和外翻，缓解下肢较强的伸肌痉挛，包括踝关节的跖屈、内翻。如果治疗师利用远端关键点不能有效地控制肢体的肌张力，那么就应利用踝关节矫形器进行矫正。理想的矫正位置应使踝关节背屈和外翻，使小腿肌肉处于牵张位置，持续的牵拉使肌肉产生适应现象，从而降低了小腿三头肌的紧张力。

（十）患侧肢体的负重

此技术可刺激本体感受器，这是因为肢体的负重可加强患肢的感觉能力，并加强对患肢的控制能力。当患者的一侧肢体出现肌张力升高时，负重训练可改善伸肌、屈肌之间的张力平衡，以增加肢体的稳定性；另外，肢体的负重可防止骨质疏松等并发症的出现。患侧上肢的负重训练如下：患者坐位，治疗师使患侧上肢外旋、外展，肘后伸，前臂旋后，伸腕，手指伸展，拇指外展等，平放在身体一侧进行负重，即将身体的重量移到上肢，同时治疗师可在患者的肩部，沿上肢长轴的方向施加向下的压力，以加强肢体的负重力量，待患者能主动进行控制后，可让患者在上肢负重的情况下轻微地屈曲、伸展肘关节。下肢的负重训练与上肢的基本相似。

四、临床应用

以偏瘫患者的训练为例，Bobath 将偏瘫患者恢复阶段划分三个不同时期：迟缓期、痉挛期和相对恢复期，各期治疗技术均有所不同。

这些阶段的治疗主要根据肌张力的出现和减弱而制定，此时不考虑运动功能的其他方面。在偏瘫患者的迟缓期，应加强高级姿势反应和患侧肢体的负重训练来刺激运动功能的恢复。在训练时，不要使用阻力，因为过强的阻力将增强肌肉的张力，对于大多数患者，应该以缓解他们的痉挛作用为治疗目的。对于偏瘫患者的痉挛期，应该尽可能应用反射抑制性抗痉挛模式来缓解肢体的肌张力。而相对恢复期，应促进肢体的分离运动，如手指的分离运动等作为训练目的。根据 Bobath 主要的观点可具体为偏瘫患者的肌肉痉挛、共同运动和异常的姿势反射等将妨碍正常运动模式的形成，待偏瘫患者的痉挛缓解之后，再促进正常的运动模式及正常的姿势反射。

目标检测

答案解析

A1/A2 型题

1. 运动治疗技术属于（　　）
    A. 物理治疗　　　　　　B. 作业治疗　　　　　　C. 言语治疗
    D. 心理治疗　　　　　　E. 康复工程
2. 可提高人体长时间工作能力的训练是（　　）
    A. 肌力训练　　　　　　B. 耐力训练　　　　　　C. 关节活动度训练
    D. 呼吸训练　　　　　　E. 放松训练
3. 运动潜在的危险不包括（　　）
    A. 运动损伤　　　　　　B. 诱发心脑血管事件　　C. 消耗体力
    D. 脏器功能过负荷　　　E. 脏器功能衰竭
4. 运用各种促进技术控制异常运动，并按照运动发育顺序促进正常运动功能恢复，称为（　　）
    A. Bobath　　　　　　　B. Rood　　　　　　　　C. Brunnstrom
    D. PNF　　　　　　　　E. 运动再学习
5. 运动治疗的作用不包括（　　）
    A. 维持和改善运动器官的功能
    B. 增强心肺功能、调节精神和心理状态
    C. 促进代偿功能的形成和发展
    D. 以疾病为中心进行诊断及治疗
    E. 提高神经及内分泌系统的调节能力

（黄　毅）

书网融合……

| 重点小结 | 微课1 | 微课2 | 微课3 | 微课4 | 微课5 |

| 微课6 | 微课7 | 微课8 | 微课9 | 微课10 |

| 微课11 | 微课12 | 微课13 | 微课14 | 习题 |

第四章 物理因子治疗技术

学习目标

知识目标：通过本章节学习，掌握各种物理因子治疗技术的定义、护理要点；熟悉物理因子治疗技术应用范围；了解物理因子治疗技术的作用原理。

能力目标：能正确地将各物理因子治疗技术应用于康复护理工作中；能配合医师和治疗师对患者的康复训练进行督促和指导。

素质目标：通过本章的学习，树立职业信心，培养爱岗敬业、细心踏实、思维敏捷、医者仁心的康复治疗职业精神。

情境导入

情境：王某，女，50岁，右肩关节周围疼痛、活动受限5个月，因近两日加重就诊。经检查患者的右肩关节前屈、后伸、外展、内外旋活动均受限，关节僵硬，基本生活可自理，肩峰下有明显压痛点。查体：左肩前屈100°，后伸10°，外展90°，内旋45°，外旋55°。X线检查：无明显异常。诊断为：左肩关节周围炎。

思考：1. 可采用哪种传导热疗法？

2. 如何制定康复治疗方案？

第一节 概 述

物理因子疗法是研究和应用天然或人工物理因子作用于人体，并通过人体神经、体液、内分泌和免疫等生理调节机制，达到康复目的的方法，简称理疗，如电疗法、光疗法、超声波疗法、热疗法等。

一、物理因子治疗的分类

1. 自然物理因子 自然物理因子很多，包括自然之物与自然环境，如日光、大气、海水、矿泉、泥土、热沙、高山、岩洞、森林、时序、方向等。

2. 人工的物理因子 是通过人工方式获得的物理因子，具有良好的操控性，如电、光、声、磁、热、冷、水等。

（1）电疗 直流电疗法、低频电疗法、中频电疗法、高频电疗法。

（2）光疗 红外线疗法、可见光疗法、紫外线疗法、激光疗法。

（3）声疗 超声波疗法、超声雾化疗法、超声透入疗法。

（4）磁疗 静磁场疗法、动磁场疗法、磁处理水疗法、低频脉冲电磁场疗法、经颅磁刺激疗法。

（5）冷、热疗 传导热疗法、冷疗法。

（6）水疗 擦浴、浸浴、淋浴、水中运动等。

（7）其他治疗　生物反馈疗法、压力疗法及冲击波疗法等。

二、物理因子治疗的应用对象

在许多疾病的治疗中，如果能及时而合理地应用理疗，就会加强药物对病变局部的作用，促进吸收，有利于症状的缓解过程的缩短及防止或纠正后遗症。

理疗作为一种主要的或辅助的治疗手段，常用于急、慢性病，器质性或功能性疾病的治疗及康复。临床可应用于各种疾病，如骨科、外科、内科、神经科、儿科、妇产科、肿瘤科及精神科等患者，尤其是慢性病和老年病患者。

三、物理因子治疗的作用

1. **消炎**　如对急性炎症可选用紫外线、微波、超短波疗法，对亚急性或慢性炎症可选用短波、红外线疗法。

2. **镇痛**　如磁疗、干扰电疗法、经皮神经电刺激疗法均有显著的镇痛作用。

3. **镇静**　水疗、电睡眠疗法、空气负离子疗法等。

4. **兴奋作用**　如低频及中频电疗法可以治疗肌肉萎缩。

5. **改善血液循环**　水疗、直流电疗法、高频电疗法等都可引起人体组织充血反应。

6. **调节植物神经及内脏功能。**

7. **松解粘连及软化瘢痕**　超声波、音频电疗法均有明显的松解粘连及软化瘢痕作用。

8. **杀菌**　例如紫外线疗法。

9. **治癌**　高频、微波、热疗等方法对治疗癌症有一定效果。

四、物理因子治疗的适应证及禁忌证

（一）适应证

1. **炎症**　如急性、亚急性和慢性炎症，包括化脓性或非化脓性、体表和深部炎症。

2. **各类损伤**　软组织损伤、神经损伤。

3. **粘连及瘢痕**　术后粘连、瘢痕增生。

4. **溃疡**　皮肤溃疡、胃溃疡、伤口未愈合。

5. **功能障碍性疾病**　肌肉、关节、血管、内脏、代谢、内分泌功能障碍及神经官能症。

（二）禁忌证

严重的心脏病和动脉硬化、动脉瘤、出血倾向、高热、恶液质、活动性肺结核及癌肿均属理疗禁忌证。

第二节　电疗法

PPT

一、直流电及直流电药物离子导入疗法

应用方向固定、强度不随时间变化的电流治疗疾病的方法称直流电疗法，通常使用的直流电电压为 30～80V、电流小于 50mA。利用直流电将药物离子导入体内治疗疾病的方法称直流电药物离子导

入疗法，目前在临床应用较普遍。

（一）生理和治疗作用

直流电作用于机体时，其生理和治疗作用有：①促进局部小血管扩张和加强组织营养；②对神经系统有明显的影响，产生镇静和兴奋作用；③直流电阴极有消炎、促进伤口肉芽组织生长、软化瘢痕和松解粘连的作用，阳极可减少渗出，减轻组织水肿；④对静脉血栓有促进血栓溶解的退缩作用和使血栓机化的作用；⑤促进骨折愈合；⑥微弱直流电治疗冠心病；⑦治疗癌症。

直流电药物离子导入疗法具备的主要特点有：①兼有药物和直流电的双重作用，除直流电作用外，还取决于所用药物的药理特性；②导入的是药物的有效成分，不破坏药理作用；③在皮内形成药物的"离子堆"，药物作用时间显著延长，对于表浅病灶特别有利；④可通过神经反射途径引起机体反应，达到治疗效果；⑤导入药量少，不损伤皮肤，不引起疼痛，不刺激胃肠道，患者易于接受。

（二）临床应用

1. 适应证　主要有神经炎、神经痛、周围神经损伤、自主神经功能紊乱、慢性溃疡、窦道、瘢痕粘连、角膜浑浊、虹膜睫状体炎、血栓性静脉炎、高血压病和冠心病等。

2. 禁忌证　高热、昏迷、急性湿疹、对直流电过敏、安装心脏起搏器、心力衰竭、局部植入金属异物、出血倾向疾病、恶性肿瘤等。此外，若局部皮肤有破损者慎用。

（三）护理要点

应保持皮肤完整，治疗中注意衬垫的使用，避免灼伤皮肤；正极下组织水分减少，蛋白质分散度低，皮肤较干燥，治疗后局部可使用润肤剂，若有皮肤过敏，但治疗必须进行时，治疗后局部可使用氟轻松软膏涂敷。

二、低频电疗法

应用 1000Hz 以下的脉冲电流治疗疾病的方法，称低频电疗法。常用的有感应电疗法、经皮神经电刺激疗法（transcutan electrical nerve stimulation，TENS）、功能性电刺激疗法（funetional electrical stimulation，FES）、神经肌肉电刺激疗法（NMES）等。

（一）生理作用和治疗作用

兴奋神经肌肉组织；促进局部血液循环；镇痛，即时镇痛和累积性镇痛作用。

（二）临床应用

1. 适应证　失用性肌肉萎缩、肌张力低下、软组织粘连、血液循环障碍、便秘等。TENS 适用于各种急慢性疼痛，对急性疼痛具有很好止痛效果，常用于软组织损伤、神经痛、手术后的止痛，治疗慢性疼痛，如腰背痛、关节痛、患肢痛，头痛等。FES 适用于上运动神经元瘫痪、呼吸功能障碍、排尿功能障碍、肩关节半脱位、特发性脊柱侧弯等。NMES 适用于神经失用症、失用性肌肉萎缩、肌腱移植术后、外周神经损伤等。

2. 禁忌证　局部植入金属异物、出血倾向疾病、恶性肿瘤、意识障碍等。

（三）护理要点

治疗前与患者沟通，告知患者治疗中的正常感觉；帮助患者做好治疗前准备，如假肢和矫形器的处置；患者治疗部位若有创伤或进行过有创检查或治疗（如局部穿刺、注射等）之后 24 小时内应停止该项治疗；治疗中要经常询问患者的感觉，若有异常应立即检查处理；老年人、儿童、体弱者应适当减少治疗时间，降低输入强度。

三、中频电疗法

应用频率为 1000 ~ 100000Hz 的脉冲电流治疗疾病的方法，称为中频电疗法。临床常用的有等幅正弦中频（音频）电疗法（频率为 1000 ~ 20000Hz）、干扰电疗法（差频为 0 ~ 100Hz 的低频调制中频电）和调制中频电疗法（10 ~ 150Hz 的低频电流调制而成）。

（一）生理和治疗作用

无电解作用；克服机体组织电阻，增加作用深度；兴奋神经肌肉组织；镇痛；促进血液循环；锻炼骨骼肌；软化瘢痕和松解粘连；提高活性生物膜通透性的作用。

（二）临床应用

音频电疗法主要适用于手术后粘连、瘢痕疙瘩、肠粘连、肩关节周围炎、慢性关节炎、慢性盆腔炎、慢性咽喉炎、腰肌劳损、注射后硬结等。禁忌证：急性感染性疾病、出血性疾病、局部植入金属异物、心区、妊娠期妇女腰腹部、带有心脏起搏器者、肿瘤、严重心力衰竭、肝肾功能不全等。

干扰电疗法适用于周围神经损伤或炎症引起的神经麻痹、肌萎缩和神经痛、骨关节、软组织疾患、妇科慢性炎症、术后粘连、术后肠麻痹、胃下垂、迟缓性便秘、胃肠功能紊乱、儿童遗尿症、尿潴留等。禁忌证：急性炎症、出血倾向、局部植入金属异物、妊娠期妇女腰腹部、严重心脏病等。

调制中频电疗法适应证、禁忌证同干扰电疗法。

（三）护理要点

同低频电疗法。

四、高频电疗法

将频率高于 100kHz 的电流应用于治疗疾病的方法称为高频电疗法。目前临床常用的高频电疗法有短波疗法、超短波疗法、微波疗法。

（一）生理和治疗作用

1. 热效应　高频电的温热效应为"内源"热，即组织吸收电能和转化为"内生"热，并非体外热辐射的加热，热作用可达体内深部组织，其热效应作用有镇痛、改善血液循环、消炎、降低肌张力、加速组织生长修复、增强免疫功能、治疗肿瘤等。

2. 非热效应　即小剂量高频电流作用于人体时，人体在不产生温热感的前提下，引发的生物物理效应，如调节神经兴奋性、促进神经纤维再生、加强白细跑吞噬功能等。

（二）临床应用

1. 适应证　使用中、小剂量的高频电流可治疗各种特异或非特异性的急慢性炎症；使用大剂量高频电流可用于治疗表浅肿瘤。

2. 禁忌证　恶性肿瘤（中小剂量）、妊娠、有出血倾向、高热、急性化脓性炎症、心肺功能衰竭，装有心脏起搏器、体内有金属异物、颅内压增高、活动性肺结核等，女性患者经期血量多时应暂停治疗。

（三）护理要点

发热患者，当天体温超过 38℃者，应停止治疗；女性患者经期，下腹部不宜进行高频电疗；治疗部位如有创伤，或遇其他有创检查（局部穿刺、注射、封闭等）之后 24 小时内不宜进行；治疗部位伤口有渗出者，应先处理伤口后，再进行治疗；治疗中应注意特殊部位的保护（如眼、生殖器、小儿骨骺端）；治疗中经常询问患者的感觉，尤其是感觉障碍者，以免烫伤发生。

第三节　光疗法

PPT

应用人工光源和日光辐射治疗疾病的方法称为光疗法。临床常用的有红外线疗法、可见光疗法、紫外线疗法、激光疗法。

一、红外线疗法

红外线疗法是采用红外线照射人体治疗疾病的方法，其治疗作用的基础是温热效应。

（一）治疗作用及临床应用

1. 作用　能改善局部血液循环；加快渗出物吸收，消炎消肿；促进渗出性病变表层组织干燥、结痂；降低肌张力，缓解肌肉痉挛；降低感觉神经兴奋性，达到镇痛作用等。

2. 适应证　亚急性和慢性损伤，如肌肉劳损、踝关节扭伤等；软组织炎症，如疖、蜂窝织炎、慢性淋巴结炎等；各种骨性关节病；其他：神经炎、静脉炎、胃肠炎、冻疮等。

3. 禁忌证　恶性肿瘤、急性炎症、出血倾向、高热、严重动脉硬化、活动性结核等。

（二）护理要点

因红外线照射眼睛易引起白内障及视网膜灼伤，所以照射红外线时应戴绿色防护镜或用湿纱布或纸巾遮盖眼睛。急性创伤24～48小时内局部不宜用红外线照射。植皮术后、新鲜瘢痕处、感觉障碍者如老年人、儿童、瘫痪患者等要适当拉开照射距离，预防烫伤。治疗过程中要经常询问患者，观察患者反应，如患者有心慌、头晕、局部过热等应及时调整或停止治疗；患者不得随意移动，防止触碰到灯具造成灼伤。多次治疗后，治疗部位可出现网状红斑，以后可有色素沉着。

二、紫外线疗法

应用紫外线照射治疗疾病的方法称为紫外线疗法，紫外线根据波长分为长波紫外线、中波紫外线、短波紫外线。

（一）治疗作用及临床应用

1. 作用　能杀菌、消炎、止痛、脱敏；促进组织再生；促进维生素D形成，抗佝偻病；增强机体免疫力；沉着色素等。

2. 适应证　急性化脓性炎症（疖、痈、乳腺炎、蜂窝织炎等）、静脉炎；溃疡、压疮、冻伤、烧伤、气管炎、支气管哮喘、肺炎、风湿性关节炎、类风湿关节炎、神经炎、神经痛、偏头痛、玫瑰糠疹、带状疱疹、白癜风、银屑病等。全身照射可治疗佝偻病、骨软化病、骨质疏松、骨折等。

3. 禁忌证　恶性肿瘤、高热、心肝肾功能衰竭，出血倾向、活动性肺结核、皮肤癌变、急性湿疹，红斑性狼疮、光过敏性疾病、应用光敏药物（除外光敏治疗）者。

（二）护理要点

治疗室要保持空气流通，室温在22℃左右，可用单独房间或屏风隔断；照射距离不宜过短，以防烫伤；照射时应注意保护患者及操作者的眼睛，避免发生电光性眼炎；严密遮盖非照射部位，以免超面积超量照射；光敏者应先测紫外线生物剂量。

三、激光疗法

激光疗法是一种因受激光辐射而发出的光，具有方向性强、亮度高、单色性好、相干性好的特点。

（一）治疗作用及临床应用

1. 作用 激光作用于生物组织可产生热效应、机械效应、光化效应电磁效应和生物刺激作用，可消炎、止痛，促进组织生长，通过对体表特定部位或穴位照射还可调节改善脏腑功能；高能量破坏性的激光应用于割切、焊接和烧灼。

2. 适应证 皮肤良性赘生物和良性肿瘤、面神经炎、三叉神经痛、气管炎、支气管哮喘、肩周炎、风湿性关节炎、原发性高血压病、闭塞性脉管炎等。

3. 禁忌证 出血倾向疾病、恶性肿瘤、皮肤结核等。

（二）护理要点

烧灼治疗后应保持局部干燥，避免局部摩擦，尽量使其自然脱痂；照射治疗时，不得直视光源，操作者要戴激光防护镜，戴手套防止对皮肤损伤；治疗过程中，应经常询问患者的感觉，以舒适温度为宜，并根据患者感觉随时调照射距离，患者不得随意变换体位或移动激光管。

第四节　超声波疗法

PPT

频率大于20kHz的声波超过人耳听阈，称为超声波，应用超声波治疗疾病的方法称为超声波疗法。

一、生理和治疗作用

具有机械效应、温热效应及多种理化效应，有加速局部血液循环、改善组织营养、促进组织代谢、使神经兴奋性下降、镇痛、降低肌张力、促进骨痂生长等作用。

二、临床应用

1. 适应证 软组织损伤、瘢痕、注射后硬结、骨关节炎、血肿、肩周炎、腱鞘炎、坐骨神经痛、类风湿脊柱炎等。

2. 禁忌证 急性化脓性炎症、出血倾向、严重心脏病、局部血循障碍、骨结核、椎弓切除后的脊髓部位、小儿骨骺部位、妊娠期妇女下腹部等。眼与睾丸部慎用超声波疗法。

三、护理要点

使患者了解治疗的正常感觉；观察治疗后反应，如有不适，应及时向施术者反应，调整治疗；体温38℃以上者应暂时停止治疗；遇其他有创检查（局部穿刺、注射、封闭等）之后24小时内停止治疗。

第五节　石蜡疗法

PPT

石蜡疗法是利用加热熔解的石蜡作为传导热的介质，将热能传至机体，以预防和治疗疾病的方法。

一、物理特性

1. 石蜡由高分子碳氢化合物所构成，是一种白色或淡黄色半透明的无水、无臭、无味的固体，其化学结构式为 C_nH_{2n+2}，含有 16～35 个碳原子的正烷烃，有少量的异构烷烃和环烷烃。石蜡呈中性，不易与酸、碱发生反应，在一般情况下不与氧化物发生反应。不溶于水，微溶于乙醇，易溶于乙醚、汽油、苯、煤油、三氯甲烷等。

2. 石蜡是石油的蒸馏产物，熔点为 30～70℃，沸点为 350～560℃。治疗用石蜡的比重为 0.9，熔点为 50～56℃，沸点为 110～120℃。当石蜡加热到 100℃或更高时，在与氧气充分接触的条件下，容易被空气中的氧气氧化变质。医用高纯度石蜡含油量为 0.8%～0.9%，我国已大量生产高纯度医用石蜡，供医疗工作应用，

3. 石蜡的比热为 0.5～0.78cal/（g·℃），热容量大，故为良好的带热体。导热性小（导热系数 0.00059），易被人体所接受。由于石蜡不含水分，且气体和水分不能透过，使热不能对流、热量不易向四周扩散，因而其蓄热性能好。

4. 加热的石蜡冷却时，能释放出大量的热能。每千克石蜡熔解或凝固时，吸收或放出的热（熔解热或凝固热）平均为 39cal。蜡层越厚，熔解石蜡的温度越高，由液态变为固态的过程就越慢，保存温热的能力也就越强。

5. 石蜡具有良好的可塑性、黏滞性和延展性。常温下为固体，加热到熔点时即变为液体，再冷却到一定温度时便凝固成半固体。凝固后的石蜡能在 70～80 分钟内保持 40～48℃，且能随意伸缩变形紧贴于体表各部。石蜡向人体的热传导是缓慢进行的，蜡疗时可使局部皮肤温度升高并保持在 40～45℃。

二、治疗原理及治疗作用

（一）治疗原理

1. 石蜡对人体的化学作用很小，其化学作用取决于石蜡中矿物油的含量和成分。医用高纯度石蜡，含油量为 0.8%～0.9%，对皮肤、瘢痕有润泽作用，可使之柔软、富有弹性。如向石蜡中加入某种化学或油类物质，用于治疗时能产生相应的化学作用。

2. 石蜡的热容量大、蓄热性能好、导热性小，能使皮肤耐受较高温度（55～60℃）的温热作用，且保持较长时间。石蜡的温热作用较深，可达皮下 0.2～1cm。治疗后局部温度很快升高 8～12℃，经过 5～12 分钟后皮温缓慢下降，在 30～60 分钟内保持较高的温度。

3. 石蜡具有良好的可塑性与黏滞性，能与皮肤紧密接触，同时随着温度降低、冷却凝固、体积缩小（体积可缩小 10%～20%），产生对组织轻微的挤压，起到机械压迫作用，从而促进温热向深部组织传递。

（二）治疗作用

1. 改善局部血液循环，促进水肿、炎症消散　蜡疗的温热作用使局部毛细血管扩张、血流加快，

改善局部血液及淋巴循环，有利于组织代谢产物的排除和对营养物质的吸收，从而起到抑制炎症发展、促进组织愈合的作用。石蜡的机械压迫作用也可使皮肤毛细血管轻度受压，能防止组织内淋巴液和血液的渗出。用于治疗急性扭挫伤，可减轻软组织肿胀，促进炎性浸润消散吸收，并有良好的止痛作用。

2. 促进上皮组织生长、创面愈合，软化松解瘢痕组织及肌腱挛缩　石蜡本身的油质和其冷却凝固时对皮肤的压缩，可使皮肤保持柔软、弹性，防止皮肤过度松弛和形成皱褶，提高皮肤紧张度。对瘢痕、肌腱挛缩等有软化及松解作用，并可减轻因瘢痕挛缩引起的疼痛。蜡疗可使局部皮肤代谢增高，营养改善。石蜡中的某些碳氢化合物能刺激上皮生长，加速表皮再生过程和真皮结缔组织增生过程，故能促进创面愈合。此外，石蜡治疗的机械压迫作用对新鲜创面有一定的止血作用，长时间的蜡敷可促进溃疡愈合及骨痂生长。

三、治疗技术

（一）设备

1. 基本设备　开展蜡疗需要熔点为 50～56℃ 的白色医用石蜡；电热熔蜡槽，上层为蜡液，底层为水，在槽底以电热法加热熔蜡，也可以采用双层套锅（槽）隔水加热熔蜡；以及其他物品，如耐高温塑料布、木盘或搪瓷盘、铝盘、搪瓷筒、搪瓷盆、铝勺、毛刷、保温棉垫、0～100℃ 温度计、刮蜡小铲刀、毛巾等。需要注意的是，应单设熔蜡室，以避免石蜡气味对患者造成的不良刺激；室内要有良好的通风设备，地面应是地砖或是水泥，墙面应刷防火漆，同时应设有防火设备。随着智能蜡疗机的使用，蜡疗在临床应用中更加方便。

2. 石蜡的选择　蜡疗用的是医用高纯度石蜡，外观洁白、无杂质，pH 为中性，不含有水溶性酸碱，含油量不大于 0.9%，黏稠性良好。熔点在 54～56℃，最适宜蜡饼治疗，蜡浴用的蜡熔点可低些。

3. 石蜡的加热

（1）熔蜡量　每次熔解的石蜡量，根据不同的蜡疗方法和部位的需要而定，一般按每次治疗用蜡 300～500g 计算。

（2）加热方法　加热熔解石蜡一般采用水浴加热法。如隔水加热法，将石蜡加热熔化到 60～65℃。如果加温过度或超过 100℃ 均能使石蜡氧化变质，可刺激皮肤产生皮炎，并影响石蜡的可塑性与黏滞性。同时，应注意避免水浴锅中的水或锅内蒸汽所凝结的水流滴入蜡中，由于水的导热性比蜡大，当同样温度的水和石蜡同时作用于皮肤时，就会因水滴而引起烫伤；如果水滴进入蜡中，可采用煮沸的方法使水分蒸发出去。

（3）防止石蜡变质燃烧　不可将熔蜡锅直接放在炉上加热，因为，此法不仅可以导致石蜡氧化变性，还可使底层石蜡烧焦变味，甚至可引起燃烧。

4. 石蜡的重复使用　石蜡可重复使用，但因每次蜡疗都会造成总量的 5%～10% 损失量，因此，一般每 1～3 个月加入 1 次 15%～25% 的新石蜡；重复使用的次数，一般不要超过 5～7 次。但应用在创面、溃疡面及体腔部的污染石蜡不可重复使用。

5. 石蜡的清洁　石蜡反复使用后，会有汗液、皮屑、尘埃等杂质混入蜡中，从而降低蜡的热容量、导热性、可塑性及黏滞性，从而影响蜡疗的治疗作用；因此，必须对使用后的石蜡定期进行清洁，以清除其中的杂质维持其较好的治疗效果，一般每周或每半月清洁 1 次。常用的石蜡清洁方法有以下几种。

（1）水煮清洁法　加等量水于石蜡内煮沸 30 分钟，使蜡中杂质溶于水中沉淀于蜡底层，冷却凝固后将污蜡切去。

（2）白陶土清洁　向熔解的石蜡中加白陶土或白土 2%～3%，加热到 90℃并搅拌 30 分钟蜡内污物杂质即被吸附并沉积于底部，凝固后将污蜡切去。

（3）沉淀清洁法　用几层纱布或细孔筛等对熔化的石蜡进行过滤，将过滤后的石蜡静置冷却，或将蜡熔解后搅拌使污物下沉，上层为清洁的石蜡，凝固后切除沉积于石蜡底部比重较大的杂质。

（4）清洗法　每次治疗后，将取下的蜡立即用急流水冲洗，以清除黏附在蜡表面的汗液、皮屑等污物杂质。

（5）滑石粉清洁　向熔解的石蜡中加滑石粉 2%～3%，静置后将澄清的蜡液倒出或等蜡液凝固后将下层污蜡切除。

6. 石蜡的消毒　将石蜡加热到 100℃，经过 15 分钟即可达消毒目的。

（二）治疗方法

1. 蜡饼法　将加热后完全熔化的蜡液倒入铺有塑料布或橡胶布的搪瓷盘或铝盘中，使蜡液厚 2～3cm，自然冷却至石蜡初步凝结成块（表面温度为 45～50℃）。患者取舒适体位，暴露治疗部位，下垫棉垫与塑料布。将蜡块取出，敷于治疗部位，外包塑料布与棉垫保温。每次治疗 20～30 分钟。治疗完毕，将取下的蜡块用急流水冲洗后，放回蜡槽内。每日或隔日治疗 1 次，15～20 次为一个疗程。本法适用于较大面积的治疗，蜡饼面积的大小，根据治疗部位而定，一般用于大腿和脊柱部的蜡饼为 50cm×30cm；腰、腹部为 40cm×20cm；关节部位可小一些。

2. 蜡袋法　用厚为 0.3～0.5mm 的透明聚乙烯薄膜压制成大小不等的口袋，倒入塑料袋容积 1/3 的溶解石蜡，排除袋内空气封口备用。治疗时将蜡袋放入热水中加热，使蜡吸收热量至 60℃熔解，水温不要超过 100℃，取出后放于治疗部位，可代替蜡饼。本法的优点是温热作用比蜡饼法强，操作简单易行，容易保持蜡的清洁，并易于携带，且不浪费石蜡。其缺点是不能够充分发挥石蜡的理化特性，如机械压迫作用和润泽作用等。

3. 刷蜡法　将熔蜡槽内的蜡熔化并恒温在 55～60℃，患者取舒适体位，暴露治疗部位，用毛刷浸蘸蜡液后在治疗部位迅速而均匀地涂抹，使蜡液在皮肤表面冷却形成一层导热性低的蜡膜保护层。再在保护层外反复涂刷，直至蜡厚 0.5cm 时，外面再包一块热蜡饼，然后用塑料布、棉垫包裹保温。每次刷蜡层的边缘不要超过第一层，以免烫伤。每次治疗 20～30 分钟。治疗完毕，将蜡块取下、蜡膜层剥下，清洁患者皮肤及蜡块，把蜡块放回蜡槽内。每日或隔日治疗 1 次，10～20 次为一个疗程。该法能够加强石蜡的机械压迫作用，如治疗亚急性挫伤、扭伤等，以防止继续渗出及促使渗出液吸收。适用于四肢的治疗，操作较为方便。

4. 浸蜡法　将熔蜡槽内的蜡熔化并恒温在 55～60℃，患者取舒适体位，先将需治疗的手或足按刷蜡法涂抹形成一层蜡膜保护层后，再没入蜡液并立即提出，反复没入提出多次，直到体表的蜡层厚达 0.5～1cm 成为手套或袜套样，然后再持续浸于蜡液中。注意再次浸蜡时蜡的边缘不可超过第一层蜡膜边缘，以免烫伤。治疗完毕，患者将手或足从蜡液中提出，将蜡膜层剥下清洗后放回蜡槽内。每次治疗时间与疗程与蜡饼法相同。优点是保温时间长，适用手或足部的治疗。

5. 蜡垫法　本法是石蜡的综合治疗法，将浸有熔解蜡的纱布垫冷却到皮肤能够耐受的温度时，放于治疗部位上，然后再用较小的纱布垫浸有 60～65℃高温的石蜡放在第 1 层纱布垫上，再放上油布棉垫保温。

四、临床应用

（一）适应证

根据蜡疗的生化作用、生理作用及其治疗作用，蜡疗在临床中的适应证是非常广泛的，可应用于以下疾病。

1. 外科疾病 软组织扭挫伤、腱鞘炎、滑囊炎、腰背肌筋膜炎、肩周炎、颈椎病、腰椎间盘突出症、慢性关节炎及外伤性关节疾病、术后、烧伤、冻伤后软组织粘连、瘢痕及关节挛缩、关节纤维性强直等。

2. 内科疾病 慢性肝炎、慢性胆囊炎、慢性胃肠炎、胃或十二指肠溃疡、盆腔炎性疾病等。

3. 神经系统疾病 外周神经外伤、神经炎、神经痛、神经性皮炎等。

（二）禁忌证

1. 皮肤对蜡疗过敏者。

2. 高热、急性化脓性炎症、厌氧菌感染、有出血倾向患者。

3. 甲状腺功能亢进、恶性肿瘤、结核病、心肾功能不全患者。

4. 妊娠、温热感觉障碍者、1 岁以下的婴儿。

（三）注意事项

1. 石蜡在加热过程中的注意事项

（1）不得直接加热熔解，以免石蜡烧焦、变质。石蜡易燃，保存及加热时应注意防火。

（2）定期检查加热仪器及电线，恒温器失灵及电线老化时应及时更换，以免过热引起燃烧。

（3）反复使用的石蜡，应定时清洁、消毒、加新蜡，以保证蜡质。

（4）石蜡在加热过程中释放出的有毒气体能够对人体造成伤害；因此，治疗室内要保持空气流通，要具备通风设备。

2. 石蜡在治疗过程中的注意事项

（1）根据不同的治疗方式，嘱患者取卧位或坐位。

（2）治疗部位要清洗干净，如有长毛发可涂凡士林，必要时可剃去。

（3）治疗时准确掌握蜡的温度，严格执行操作常规，防止烫伤。

（4）在治疗过程中，患者不得任意活动治疗部位，以防止蜡块或蜡膜破裂后蜡液流出而致烫伤。

（5）治疗时要注意观察患者反应，患者如感觉过烫应及时终止治疗，检查原因并予以处理。

（6）在皮肤感觉障碍、血液循环障碍等部位蜡疗时蜡温宜稍低，骨突部位可垫小块胶布，以防止烫伤。

（7）部分患者应用蜡疗后治疗部位可出现皮疹、瘙痒等过敏反应，应立即停止蜡疗，休息观察15 分钟左右，并对症处理。

第六节　压力疗法

PPT

一、概念

压力疗法是指改变机体局部的压力，以治疗某些疾病的一种疗法。压力疗法通过改变机体的外部压力，达到促使血管内外物质交换的目的，同时可以改善由于血液黏稠度增大或有形成分性质的改变而引起的物质交换障碍，促进溃疡、压疮等的愈合，促进组织的再生、修复，促进水肿的吸收。

二、压力疗法的分类

如果正常的环境下大气压为"零"，则把高于环境大气压的压力称为正压，低于环境大气压的压力称为负压。故压力疗法可分为正压疗法与负压疗法，或两种压力交替的正负压疗法。中国传统医学的拔罐疗法，也可以看作一种局部的负压疗法。

20世纪90年代后，随着微电脑技术的日趋普及，正负压疗法的设备有了较大的改进，仪器比过去明显轻巧、精致和易于操作，同时临床的适用范围逐渐扩大，正在逐渐推广应用中。临床上，压力疗法一般常以改变肢体压力为主，多用于四肢疾病的治疗。其既可以是增加压力，也可以是减少压力或两者交替进行，故本章主要介绍正压疗法（正压顺序循环疗法、皮肤表面加压疗法、体外反搏疗法）、负压疗法和正负压疗法。

三、正压疗法

正压疗法指利用高于大气压的压力作用于人体的治疗方法。目前临床常用的方法包括改善血液淋巴循环的正压顺序循环疗法和防治瘢痕增生的皮肤表面加压疗法（压力衣），及体外反搏疗法。

（一）物理特性

正压顺序循环疗法一般采用气袋式加压装置，将肢体组织间隙的过量积液由肢体远端向近端挤压，促进静脉血和淋巴液沿正常生理方向回流，促进肢体血液和淋巴循环。皮肤表面加压疗法则通过对人体体表施加适当的压力，以预防或抑制皮肤瘢痕增生、防治肢体肿胀，是经循证医学证实的防治增生性瘢痕最为有效的方法之一，常用于控制瘢痕增生、防治水肿和促进截肢残端塑形。体外反搏作用机制主要是提高动脉舒张压，促进侧支循环建立，进而改善器官组织的缺血状态。

正压疗法不管以哪种方式，当正压作用于局部肢体时，毛细血管和静脉中的血液以及淋巴管中的淋巴液受到挤压，向压力小的肢体部位流动，如果这种压力梯度设计是从远心端向近心端依次进行，即可使外周淤积的血液、淋巴液向中心回流，而随着局部毛细血管和淋巴管的排空，引起组织水肿的液体回流到血管和淋巴管的数量相对增加，使局部水肿减轻。

（二）治疗原理

1. 正压顺序循环疗法

（1）增加纤溶系统的活性　目前研究显示，正压顺序循环治疗可增加纤溶系统的活性，刺激内源性纤维蛋白溶解。其机制可能与减少纤维蛋白溶酶原活化素抑制因子-1、增加组织型纤维蛋白溶酶原活化素的活性有关。

（2）提高组织液静水压，迫使静脉血和淋巴液回流　人体组织液静水压正常约为1.33kPa，肢体加压时，经组织间压力传导，组织液静水压可提高到6.67kPa以上，从而产生克服毛细血管内压及组织间胶体渗透压的作用，促进组织间液向静脉及淋巴管内回流。同时套在肢体上的气囊，由远端向近端序贯充气及排气产生挤压、放松的效果，这种压力由远端向近端产生梯度式的压差，从而使静脉血和淋巴回流，有利于肢体水肿的消退。

正压顺序循环治疗过程中，肢体血管被反复压陷和放松，增加了血管内的压力差，有利于血管的扩张和再通，肢体动脉侧支和吻合支开放增加，使肢体远端供血、供氧增加，在适当保压时间下，血管顺向流量的增加明显大于反向流量的增加。治疗过程中，加压时可使小腿静脉血管排空，减压时静脉血液自动回流，增加静脉血流速度，减少血液淤滞的成分，并形成脉动流，从而有促进肢体血液循环的作用。气压治疗仪的气囊随着压力的上升对肢体进行大面积的挤压、按摩，其挤压力和刺激可达深部肌肉、血管和淋巴管。加压时使加压部位静脉血管尽量排空，加速血液回流或流向周围毛细血管，骤然减压时使静脉迅速自动充盈，从而显著地增大血流速度。研究表明静脉受到挤压时血流的速度可达无挤压时速度的 175%~366%，气压脉动挤压时比无挤压时静脉血流量增加达 175%。血流的搏动性显著地降低了血液淤滞，减少了血栓的形成。由于血流速度增快，流经局部的血流量增大，从而增加了氧和其他营养成分的供给，促进新陈代谢，增强网状内皮细胞的吞噬功能，促进渗出液的吸收，加速病理产物的代谢和排泄，因而具有消除肿胀、促进溃疡愈合、增强对非细菌性炎症的消炎止痛作用。

2. 皮肤表面加压疗法　瘢痕是皮肤组织创伤修复后的必然产物，一般认为修复细胞中成纤维细胞的大量增殖与凋亡抑制、细胞外基质中胶原纤维合成降解失衡、部分生长因子的大量产生及三者的密切关系构成了病理性瘢痕形成的生物学基础。皮肤表面加压疗法用于治疗瘢痕的机制目前尚不清楚，综合文献报道认为，治疗局部长期缺血、缺氧可导致下面一系列变化。

（1）缺氧状态下承担细胞氧化功能的线粒体形态学发生改变，如肿胀、空泡变性等，功能减退甚至消失，导致成纤维细胞增殖及合成胶原等细胞外基质障碍，胶原纤维产生减少，从而抑制瘢痕生长。

（2）肌成纤维细胞发生退行性变，释放出的溶酶体酶水解包绕在胶原结节外的异常黏多糖，促进胶原酶水解胶原结节，从而使螺旋状排列的胶原变为平行排列。

（3）缺血后局部 $\alpha_2 - M$ 球蛋白减少，对胶原酶的抑制作用减弱，胶原酶增加，破坏胶原纤维。

（4）缺血后合成黏多糖所需的酶减少，水肿减轻，减少了黏多糖的沉淀与合成，使胶原纤维生成减少。

（5）加压可减轻局部的水肿，减弱葡萄糖氨基淀粉酶的水合作用，减少黏多糖的沉积与合成，抑制瘢痕的增生，经过正规的加压疗法后，瘢痕软化，组织学观察见胶原纤维变细、排列规则；透射电镜检查见成纤维细胞减少、线粒体空泡化、内皮细胞核破碎、胶原纤维呈细束状；扫描电镜不见胶原纤维结节状结构。

3. 体外反搏疗法

（1）**体外反搏血流动力学特征及其对血管内皮细胞作用的生物力学基础**　体外反搏是在心脏舒张期序贯地加压于小腿、大腿和臀部，驱动血液向主动脉反流，产生舒张期增压波，如耳脉波。由此出现的双脉动血流是体外反搏独特的血流动力学特征。这种双脉动方式及其强度对动脉系统的作用是其他治疗方法不可能实现的。

（2）**体外反搏对人体的生物化学改变**　体外反搏对冠状动脉侧支循环有影响，并有促血管新生的作用。增强型体外反搏装置（EECP）显著提高舒张期冠状动脉灌注压，可直接使原已存在的血管吻合支开通，建立侧支循环；EECP 引起的高切应力可直接促使血管内皮细胞释放生长因子如血管内皮生长因子（VEGF）、纤维细胞生长因子（FGF）、血小板衍生生长因子（PDGF）、肝细胞生长因子（HGF）等，现认为 HGF 的促血管新生作用较 VEGF 更强大。血管生成和血管新生是一个极其复杂的病理生理过程，这些生长因子及 NO 在此过程中可能起重要作用。新生的血管发生重构，最终形成具有功能的侧支循环，其始动因素仍是切应力。

（3）**体外反搏改善血管内皮细胞功能**　对于体外反搏治疗冠心病的机制，过去认为主要是提高灌注压力，促进侧支循环，改善组织供血，改善血液流变学的异常。随着血管医学研究的飞速进展和长期的体外反搏应用实践，发现反搏过程中双脉动血流的作用不仅仅在于改善血流动力学效应本身，而且还在于提高血流切应力（即血流作用于血管壁的摩擦力）。提高了的血流切应力作用于血管内壁，导致血管内皮细胞形态与功能发生一系列良性变化，从而调动血管内皮细胞功能的修复及抗动脉粥样样硬化，这是体外反搏治疗冠心病的另一重要机制。

（三）治疗作用

1. 正压顺序循环疗法的作用 有研究显示，使用正压顺序循环治疗后可使下肢静脉排血量增加23%，血流速度增加（77±35）%，在充气加压期间，血流速度有短暂时间为零，提示静脉排空良好。治疗后，血中纤维蛋白降解产物和纤维蛋白原降解产物显著增加，复合物也显著增加，而优球蛋白溶解时间明显缩短，PAI-1也减少，股静脉血流量明显增加。停用后，上述结果迅速恢复到原来水平。有一组研究数据显示，在预防术后静脉血栓形成方面，本疗法与低分子肝素的预防效果相近。

2. 皮肤表面加压疗法的作用

（1）控制瘢痕增生 压力疗法可有效预防和治疗增生性瘢痕。

（2）控制水肿 可促进血液和淋巴回流、减轻水肿。

（3）促进肢体塑形 可促进截肢残端塑形，利于假肢的装配和使用。

（4）预防关节挛缩和畸形 通过控制瘢痕增生可预防和治疗因增生性瘢痕所致的挛缩和畸形。

（5）预防下肢静脉曲张 可预防从事久坐或久站工作人群下肢静脉曲张的发生。

3. 体外反搏疗法的作用

（1）提高主动脉内舒张压，增加冠状动脉灌注压以及体内重要生命脏器的血液灌注量。

（2）促进建立侧支循环，改善血液黏度，加快血流速度。

（四）治疗技术

1. 设备

（1）正压顺序循环治疗设备 为气袋式治疗装置，目前临床上应用广泛，因仪器体积小、操作简便，可在患者家庭中使用。治疗仪器由主机（气泵和控制系统）、导气管道和上下肢气囊三部分组成。根据型号不同，目前厂家生产的有4~12腔不等的气袋治疗设备，每腔压力为0~180mmHg可调，采用梯度加压的工作方式，可作用于上、下肢。腔的数量越多，分级加压层次越多，对于逐级加压更有利。每腔压力可单独设定，如遇伤口处不宜加压，可设定该处"零"压力跳过此处。套简坚固耐用，内有衬垫方便拆洗，并且有些设备可选配髋部套筒，同时可选择多种工作模式，单独设立各气囊充气的顺序及压力，既可完成由远端向近端的顺序循环加压治疗，必要时亦可完成由近端向远端的反向顺序循环加压治疗。对一些以改善末梢循环为目的的治疗，也可选用组合正向与反向加压交替的治疗模式。

（2）皮肤表面加压疗法设备 常用的工具和设备包括缝纫机、加热炉、剪刀、裁纸刀、直尺、软尺、恒温水箱、热风枪及各种绷带、压力衣、压力垫、支架制作材料等。

（3）体外反搏设备 按驱动动力，可分为气压式和液压式；按充气方式，可分为非序贯式和序贯式；按反搏部位，可分为双下肢反搏、双下肢加臀部反搏、四肢反搏及四肢加臀部反搏；按正负压力，可分为正压反搏和正负压反搏。目前，国内多数医院使用的体外反搏仪为单纯正压型和正压、负压双向型，两种型号均为四肢序贯式充排气反搏仪。体外反搏装置的基本结构均由三大部分组成：控制系统、床体和专用气泵。

2. 治疗方法

（1）正压顺序循环疗法

1）患者取坐位或仰卧位，保证患者处在舒适、安全的体位。

2）患者肢体局部若无异常，可选择大小合适的气囊套在患肢上，并拉好拉链。

3）将导气管按顺序插在气囊接口上。

4）设定压力及时间，打开电源即开始治疗。其末端压力可设定在13.3~17.3kPa（100~

130mmHg），其他各节段压力由电脑控制相应递减，或人为手动调节。每次治疗20～30分钟，特殊患者可适当调整但以＜60分钟为宜。

5）治疗每日1次或2次，6～10次为一个疗程。

（2）皮肤表面加压疗法　常用的加压疗法包括海绵加压固定法、热塑料夹板法、绷带加压法、压力衣加压法、硅胶膜贴敷加压法及附件。

1）海绵加压法　①将聚丁二烯盐海绵剪成与所压迫瘢痕同样大小；②用黏胶将海绵固定于瘢痕处；③用弹力绷带和弹力套压迫；④每隔4～7日更换1次；⑤压迫致瘢痕至充血消退、变软、复平后再巩固治疗1～2个月，防止复发。

2）热塑料夹板法　①热塑料夹板为1,4－异戊二烯塑料制品，具有可塑性，在72～77℃热水中可软化，在软化时容易被塑形成所需的形态，冷却10分钟即变硬、定型。根据上述特性，临床上将裁剪好的热塑料夹板，放入72℃的水中软化后置于患处塑形。②因其塑形后变硬无弹性，故应内衬海绵和纱布，防止其直接接触皮肤造成皮肤破损，同时为增加透气性，将热塑料夹板软化后快速打孔，并经常更换衬垫及敷料，保持敷料干燥，避免因潮湿引起皮肤感染。

3）绷带（bandage）加压法　指通过使用绷带进行加压的方法，根据使用材料和方法的不同，绷带加压法包括弹力绷带加压法、自粘绷带加压法、简状绷带加压法等。

4）压力衣加压法　通过制作压力服饰进行加压的方法，包括成品压力衣加压法和量身定做压力衣加压法。①成品压力衣加压法：可通过使用购买的成品压力衣进行压力治疗。如选择合适、作用等同量身定做的压力衣。特点为做工良好、外形美观、使用方便及时、不需量身定做，适合不具备制作压力衣条件的单位使用。缺点为选择少、合身性差，尤其是严重烧伤肢体变形者难以选择适合的压力衣。②量身定做压力衣加压法：利用有一定弹力和张力的尼龙类织物，使用双苯二甲酸、乙二酯纤维及含有88％以上的聚氨甲酸乙酯的长链聚合体纤维组成的珠罗纱立体织物，根据患者需加压的位置和肢体形态，通过准确测量和计算，制成头套、压力上衣、压力手套、压力肢套、压力裤等。优点为压力控制良好、穿戴舒适、合身。缺点为制作程序较复杂、需时长，外形不如成品压力衣美观。

5）硅胶膜贴敷加压法　使用材料为硅胶膜，将硅胶膜贴敷于瘢痕处即可。

6）附件　在进行压力治疗时需要配合使用一些附件以保证加压效果，同时尽量减少压力治疗的不良反应。①压力垫：由于人体形状不规则，为了保持四面或平面瘢痕均匀受压或增加局部压力，需在穿压力衣时配置压力垫。压力垫常用的材料有海绵、泡沫、塑性胶、合成树脂、合成橡胶、热塑板等。②支架：也常用于配合压力衣使用，以保护鼻部、前额、双颊、耳廓、鼻孔、掌弓等易受损伤或易变形的部位。支架常用材料为低温热塑材料。

（3）体外反搏疗法

1）治疗前准备　①向被治疗者说明治疗时有肢体紧束感及跳动感，无明显的不适及危害，免除患者因紧张造成的心率改变而影响反搏效果。②患者仰卧于反搏床上，连接心电电极，红色阳极置于心尖部，白色阴极置于胸骨右缘第二或第三肋间，黑色地线置于剑突下方。用胶布将相应电极固定牢固，防止在治疗中松动而影响触发反应。③使用前检查各接头连接是否正确和牢固，将充排气开关置于"0"位，并将心电模拟开关置于"模拟位"。打开监控系统电源，调整相关旋钮使心电波、充排气信号、脉搏波在示波荧光屏上的亮度及位置适宜。④根据患者体形选择合适的气囊套包扎于四肢及臀部，患者应穿棉质柔软衣裤，注意包扎时拉平衣裤，以防打褶处摩擦损害皮肤。气囊套要松紧适度，一般以在气囊套与肢体间能插入两指为宜。气囊套连接软管不可扭曲，并有适当的余量。⑤置心电开关于"心电位"，开启导联开关后，在示波屏上显示心电波，推动充气调节旋钮的位置使充气信号落在下波顶峰处，推动排气旋钮使排气信号在下一个QRS波之前50毫秒结束，心率较慢者可根据情况提早排气。

2）开机步骤及监控 ①如果患者心率正常，反搏比率开关置于"1：1"档位，即反搏次数与心率次数一致；如患者心率过快，反搏比率开关可置于"1：2"档，即两次心搏进行一次反搏。②开启充排气开关，可听到电磁阀启动声响，将调节阀旋转至起始端，防止开泵时充气压力突然上升。③开启气泵开关，旋转调压阀使充气压力逐渐上升，治疗充气压维持在 0.035 ~ 0.042MPa，气囊序贯时限为 40 ~ 50 毫秒。④将脉搏传感器耳夹夹于患者耳垂，开启脉搏观察开关，在荧光屏上观察脉搏曲线。通过调整充气钮（调整充气时限）和调整调压阀，使反搏波起始于主波峰值之后约 50 毫秒处或于重搏波起始切迹处。一般认为反搏波波峰略高于主波峰约 20% 或至少与主波持平，效果较好。⑤反搏气压应尽量保持相对恒定，充气压以压力表指针摆至最大时的读数为准，当患者心率发生变化时，需调整调压阀，避免压力过高或过低，当控制系统发生故障或患者心律失常时，应立即关闭气泵，排除故障或心率正常后重新开启仪器。

3）关机步骤 ①首先旋转调压阀，使压力下降，再关闭气泵。②先关闭全部充气开关，然后关闭排气开关。③关闭耳脉开关，取下脉搏传感器、心区皮肤表面电极，解除全部气囊，将各开关、旋钮恢复到"0"位或原位。关闭监控系统电源（新型设备为按键式调节控制钮）。

（4）EECP 的疗程 标准疗程是 36 小时，可分为每天进行 1 ~ 2 小时。一般持续 7 ~ 8 周。过去推荐患者每年接受两个标准疗程的治疗（上、下半年各一次），但具体 EECP 的最佳疗程如何确定，目前还缺乏大规模的临床研究资料。

3. 临床应用

（1）正压顺序循环疗法

1）适应证 创伤后水肿；回流障碍性水肿；截肢后残端肿胀；复杂性区域性疼痛综合征；静脉淤滞性溃疡；对长期卧床或手术被动体位者预防下肢深静脉血栓形成。

2）禁忌证 肢体重症感染未得到有效控制；近期下肢深静脉血栓形成；大面积溃疡性皮疹有出血倾向者。

（2）皮肤表面加压疗法

1）适应证 大面积增生性瘢痕的治疗；瘢痕疙瘩手术或放疗后的辅助治疗。

2）禁忌证 创面感染未愈合。

（3）体外反搏疗法

1）适应证 冠心病；病态窦房结综合征（心率在 40 次/分以上）；心肌炎恢复期；结节性大动脉炎；高血压病，血压控制在 160/100mmHg 以下；血栓闭塞性脉管炎；缺血性脑血管意外；短暂脑缺血发作；腔隙性脑梗死；脑血管栓塞；椎 – 基底动脉供血不足等。

2）禁忌证 血压 > 160/100mmHg；心率 >140 次/分；主动脉瓣关闭不全；大动脉病变，如夹层动脉瘤；肺梗死，肺心病；梗阻型心肌病，二尖瓣狭窄；脑水肿及有发生脑水肿趋势的情况；肢体有感染，皮炎，静脉炎，及新近有静脉血栓形成；有全身或局部出血倾向。

四、负压疗法

负压疗法是指将低于大气压的压力应用于人体有目的地治疗疾病的一种方法。负压疗法可分为全身负压和局部负压两种，目前仅局部负压治疗用于临床治疗。局部负压有腹部负压、股部负压、下半体负压、肢体负压及拔火罐等。目前常用的是肢体负压疗法，肢体局部负压疗法又称大火罐疗法，是在中医学拔火罐疗法的基础上发展而来，具有安全、简便、无创及疗效显著等优点，本部分简单介绍肢体负压疗法。

（一）物理特性

当负压作用于肢体时，由于肢体外部的压力低于体内压力，血管被动扩张，同时沿动脉血流方向的压力梯度较正常状态明显增大，肢体产生被动充血，流入微循环的动脉血相对增加，使肢体的营养和能量供应得以提高，有利于组织的修复及微循环的重建。

（二）治疗原理及治疗作用

目前对于负压疗法的作用机制尚不十分清楚，可能与下列因素有关。

1. 负压下血管被扩张，血管跨壁压增高，血流量增加。

2. 改善微循环。通过对上肢末端指甲微循环的观察，治疗后93%的患者得到改善。

3. 促进侧支循环建立，可促进早期病变血管的扩张，晚期周边血管扩张代偿。

4. 减轻缺血肢体自由基损伤。

5. P 物质及降钙素基因相关肽（CGRP）的释放增多。

6. 使 P 物质及 CGRP 免疫反应阳性神经纤维减少。

（三）治疗技术

1. 设备　负压疗法的设备为专用的负压舱。可将上肢或下肢单独放入舱内，出入口处由专用的垫圈密封，用空压机抽取舱内空气，产生负压。舱体留有可观察肢体情况的"窗口"。

2. 治疗方法

（1）患者取坐位或仰卧位。

（2）调整好压力舱的高度和倾斜角度，以使患者在治疗过程中保持舒适体位利于治疗。如患肢水肿，可采取水平位；如有动脉循环障碍而无水肿，可稍向下倾斜。压力舱底部垫数层大毛巾。

（3）将患肢裸露，伸入舱内，用与患肢周径相符的柔软而有弹性的垫圈，使之在压力舱口处固定，并密封舱口。

（4）适当移动治疗仪，使舱口尽量靠近患肢根部，再用皮带将患者的座椅或床与仪器固定。

（5）设定所需的负压值，上肢压力范围为 $-8.6 \sim -13.3$ kPa（$-65 \sim -100$ mmHg），一般为 -10.7 kPa（-80 mmHg）；下肢压力范围为 $-10.7 \sim -17.3$ kPa（$-80 \sim -130$ mmHg），一般为 -13.3 kPa（-100 mmHg）。

（6）打开电源开关，舱内压力从"0"开始缓慢下降至负压设定值，开始计时。

（7）每次治疗 $10 \sim 15$ 分钟，每日 1 次，$10 \sim 20$ 次为一个疗程。

（四）临床应用

1. 适应证　一般认为凡肢体缺血性疾病，若不宜手术或患者不愿手术，均可应用负压治疗，如雷诺现象（雷诺病）、血栓闭塞性脉管炎、脑血管意外后偏瘫、糖尿病足及下肢坏疽等。

此外不同部位的负压疗法有着其自身的适应证，如腹部负压最早用于缩短产程和减轻分娩疼痛，下半体负压用于治疗充血性心力衰竭。另外，有的仪器在负压舱内配有药液雾化和吹氧装置，以取得更好的疗效。还可以用特制形状的负压治疗仪作用于阴茎，治疗功能性阳痿。

2. 禁忌证　出血倾向、静脉栓塞早期、近期有外伤史、动脉瘤、大面积坏疽、血管手术后、治疗部位有感染灶、治疗部位有恶性肿瘤等。

五、正负压疗法

正负压疗法（VCT）是利用高于和低于大气压的压力交替作用于人体局部以促进血液循环的物理疗法。

（一）物理特性

正负压疗法目前主要应用于人体四肢，通过改变肢体外部的压力，达到增加血管跨壁压力以促进肢体血液循环的目的。其不仅可用于肢体血管疾病，还可应用于由血液循环障碍所引起的各种疾病的治疗。

（二）治疗原理及治疗作用

当施予高于大气压的压力时，肢体毛细血管、静脉及淋巴管内的液体受到挤压，向压力小的即处于常压下的肢体近心端方向流动，促使外周淤积的血液加速进入血液循环，随着毛细血管的排空，使组织间水肿的液体易于回到血管中，有利于水肿的消退。当负压作用于肢体时，由于外部压力低于体内压力，血管被动扩张，并且使沿动脉血流方向压力下降梯度增大，肢体被动充血，促使大量动脉血流入，改善组织循环，增加了肢体营养和能量供给，有利于组织的修复和建立侧支循环。

总之，由于正负压变化是周期性的，促使毛细血管壁两侧压力也产生一个周期性的压力差，相当于在微循环内加入一个吸排泵的作用，它可促进血管内外的物质交换，改善由于各种病因造成的物质交换障碍，促进溃疡、压疮以及局部因营养障碍引起的各种病变的修复。

（三）治疗技术

1. 设备　目前所采用的正负压疗法装置多为电脑调控舱或压力治疗舱，可单纯进行负压治疗，也可单纯进行正压治疗，还可进行正负压交替治疗。正负压疗法装置与负压疗法设备的不同之处是，除了可加负压外，空压机还可向舱内加压，即正负压的转换。舱式正负压治疗仪主要由透明筒状压力舱及密封肢体固定装置、操作和控制系统、压力表等组成。

2. 治疗方法

（1）患者取坐位或仰卧位。

（2）调整好压力舱的高度和倾斜角度，以使患者在治疗过程中体位舒适便于治疗。如患肢水肿，可采取水平位；如无水肿仅有动脉循环障碍，可稍向下倾斜。压力舱底部可垫数层大毛巾，以增加舒适性和稳定性。

（3）将患肢裸露，伸入舱内，用与患肢周径相符的柔软而有弹性的垫圈，使之在压力舱口处固定，并密封舱口。

（4）移动治疗仪，使舱口尽量靠近患肢根部，再将患者的座椅或床与仪器用皮带固定好。

（5）设定所需的正、负压力值。通常设定在 $-6.67 \sim 13.3$ kPa（$-50 \sim 100$ mmHg）较合适。治疗时宜从正压开始，使四肢淤血排出后，再给予负压使之充血。

（6）设置持续时间。打开电源开关，舱内压力从"0"开始缓慢增高，达到设定的正压值后维持一段时间，缓慢下降至负压设定值，保持一段时间后，再缓慢回升，每个周期的时间为 90 秒或更长。

（7）单侧肢体每次治疗 30～60 分钟，若双侧均需治疗，则每一肢体治疗 45 分钟；若病情较重，患肢可治疗 1.5 小时，另一肢体治疗 30 分钟。

（8）病情极重者，可每日治疗数次，但不宜 1 次连续治疗时间过长。一般每日 1 次，或每周治疗 5～6 次，如病情有所减轻，可减至每周治疗 3 次。20～30 次为一个疗程。病情较轻的患者可结合运动疗法进行治疗。

（四）临床应用

1. 适应证

（1）单纯性静脉曲张、静脉炎早期和病情已经稳定的动脉栓塞引起的循环障碍。

（2）四肢动脉粥样硬化、动脉中层硬化、血栓闭塞性脉管炎。

（3）周围血液循环障碍，包括外伤后血管痉挛、雷诺现象（雷诺病）、弛缓性瘫痪合并循环障碍（如复杂性区域性疼痛综合征）。

（4）免疫性疾病引起的血管病变，如多发性动脉炎、硬皮病、类风湿关节炎合并脉管炎、系统性红斑狼疮。

（5）糖尿病性血管病变。

（6）局部循环障碍引起的皮肤溃疡、压疮、组织坏死。

（7）其他非禁忌疾病引起的血液循环障碍，如真性红细胞增多症早期。

（8）淋巴水肿，如乳腺癌术后术侧上肢淋巴性水肿。

（9）冻伤。

（10）预防术后下肢深静脉血栓形成等。

2. 禁忌证　同上一部分"负压疗法"中的"禁忌证"。

·知识链接

拔罐疗法

现代医学认为拔罐具有机械性刺激和温热治疗的作用，罐内形成的负压可使毛细血管充血、破裂出血，少量的血液进入组织间隙，从而产生淤血。温热作用能使血管扩张，促进局部的血液循环加快，改善充血状态，增强新陈代谢，使体内的代谢产物、毒素加速排出，改善局部组织的营养状态，增强血管壁的通透性，提高白细胞和网状细胞的吞噬能力，增加了局部的抵抗力。同时物理性的机械刺激和温热刺激可通过皮肤感受器的传入纤维到达中枢神经系统，后者调节兴奋与抑制过程，使之趋于平衡，加强大脑对身体各个部分的调节，使患部皮肤相应的组织代谢旺盛，提高吞噬作用，促进机体恢复原有功能，使疾病痊愈。

第七节　高压氧治疗

PPT

一、高压氧的兴起与展望

高压氧是随着高气压医学、潜水医学和氧疗法发展起来的一种特殊治疗方法。早在 1662 年文献上就有用潜水箱治疗患者的记载。1775 年氧分离成功，随后即引入高气压医学。1887 年，第一次在二个氧压下成功地治疗疾病，为高压氧的临床应用奠定了良好基础。

19 世纪 30 年代，法国建造了一批高压空气舱，在 2～4 个标准大气压下治疗疾病，这种被称为"压缩空气浴"疗法一度在欧洲盛行。由于当时对高气压治疗的基本生理过程缺乏足够认识，对临床治疗缺乏基础实验研究，高压氧的发展一直处于时起时伏、盛衰无常的状态。

到 21 世纪 20 年代，美国又一度兴起用高压氧治疗高血压、糖尿病、癌肿及梅毒等疾病，并在欧洲推广。但这种做法很快受到美国医学会的严厉批评而冷落。直到 1950 年证明了高压氧可以治疗一氧化碳中毒，1955 年用于协助治疗恶性肿瘤获得成功，1956 年荷兰报告了大型氧舱的兴建及其在高压舱内行心内直视手术成功的经验，1961 年应用于气性坏疽治疗取得突破性进展，并于 1962 年 3 月在《美国外科学杂志》发表了"无血的生命"一文后，高压氧再度引起世界各国医学界的重视与极大兴趣，各国相继开展。

高压氧在我国开展也较早，且发展迅速。1952 年首次在上海建成大型加压舱供训练潜水员和相关医学研究之用。1964 年在福建首先建成医用高压氧舱。1966 年后，上海、杭州、南京、北京等相继建成大型高压氧舱，进一步推动了我国高压氧医学发展。进入 20 世纪 70 年代后更迎来了我国高压氧发展的黄金时代。

二、高压氧医学基本概念

高压氧医学主要任务是研究机体在高气压环境下吸氧时，组织器官对高压氧所产生的不同反应、反应机制、条件以及对机体生理功能的影响，从而阐明高压氧治疗多种疾病的原理。

（一）高气压环境

从生理学上讲，凡超过1个大气压强的压力环境称高气压环境。物理学规定，当温度为0℃、在纬度45°的海平面上，大气压强为101.1kPa（760mmHg）/cm²，称一个大气压或称常压。高压舱内用压缩空气所加压力称为"附加压"，用压力表显示，故又称"表压"。附加压加常压等于绝对压。

国际上压强的标准公制单位为帕斯卡（Pa），与其他计量单位关系如下。

2ATA = 1520mmHg/cm = 2kg/cm = 200kPa = 0.2MPa = 水深10米水压

1ATA = 760mmHg/cm² = 1kg/cm = 100kPa = 0.1MPa = 海平面大气压强

在高气压环境下吸氧治疗称高压氧（hyperbaric oxygene，HBO），治疗时一般均以绝对压表示。

（二）加压舱

在高气压环境下进行治疗的特殊设备称加压舱，具有耐压、防火、防爆监测等一系列安全要求。国内规定：在加压舱内如果用压缩空气加压称高压舱；用纯氧加压称高压氧舱。按规模分为单人、小型、中型和大型舱；按用途分为治疗舱、手术舱和过度舱。加压舱基本组成包括舱体和舱内设施、加压系统、供氧系统、空调通风系统、通信系统、照明系统、空气净化系统、操作控制台（包括电脑控制系统）、设备安全运行监测系统、生命体征监测系统。

三、高压氧基本原理

（一）依据物理学上的气体溶解和气体分压定律，提高吸入气的氧分压

已知机体输送氧有两种形式。一种是直接以物理状态溶解在血浆内，它所溶解的氧量受气体溶解定律支配，即在一定温度下，气体的溶解量与其压强成正比。由于其量极微，在输送氧功能上不占重要地位。另一种是氧与血红蛋白（Hb）结合，形成氧合血红蛋白（HbO_2），正常人每100ml血携带18.2～19.1ml氧，在常压环境下氧主要以这种形式输送。由于红细胞本身结构的限制，氧与血红蛋白的结合有一定限度，即使吸纯氧，血红蛋白完全被饱和，每克血红蛋白最多仅结合1.34ml氧，增加吸入气中氧浓度并不完全相应增加氧含量，此关系呈生理上"S"形曲线关系（氧合血红蛋白饱和曲线）。要较大限度提高血氧含量唯一方法就是人为地提高环境内气体压，通过吸氧进而提高肺内吸入气体的氧分压，随着肺内吸入气氧分压成倍的提高，也就可成倍地提高血浆内物理溶解氧和动脉血张力。在3ATA下吸氧，肺泡内氧分压提高22倍，动脉血氧分压也提高22倍，由常压下的13kPa提高到292kPa，物理溶解的氧含量每100ml达6.6ml高于常压下静息状态动静脉的氧含量差供氧所占比例，物理溶解氧由常压下的3.6%提高94.4%，随着动脉血氧张力升高，全身各组织氧分压也成倍提高。例如在1ATA下脑皮质氧分压为1.7～2.1kPa，在3ATA氧压下可增至145kPa左右，显然为组织的供氧提供了良好的条件，对迅速纠正组织缺氧有明显作用。与此同时组织氧储备与血氧弥散距离则相应提高，

（二）依据高分压氧的机械效应

高压氧疗法的主要特征是随着治疗进行，舱内气压与氧压呈有规律的改变，这种气压改变对机体所造成的影响称高气压效应，主要有以下影响。

1. 随着压力升高，可使气泡或肠段成比例缩小。对于因潜水作业、体外循环手术、外伤、注射

等所致的空气栓塞症，加压治疗是唯一特效疗法。对于麻痹性肠梗阻、嵌顿疝（无肠坏死者）等可使膨胀的肠段缩小，肠段血氧供应改善，嵌顿疝复位。

2. 随着压力升高，血氧分压增加，全身血管收缩，组织血液减少，例如在2ATA下脑血流可减少25%，由于血流减少颅内压可在数分钟内下降40%～50%，因总氧供量并不减少相反脑组织耗氧下降38%，显然对脑水肿的治疗是有帮助的，在减压过程中，血管则逐渐扩张。由于高压氧治疗能反复影响血管收缩和扩张，对于血供障碍所致的组织损害，高压氧治疗有利于侧支循环的建立。

（三）利用高分压氧的毒性作用

高分压氧的毒性作用可治疗厌氧菌感染（气性坏疽、破伤风）和放射线菌病，并对化疗、放射治疗有协同作用，对肺癌、鼻咽癌、皮肤癌等有一定治疗作用。

四、高压氧治疗的适应证与禁忌证

（一）适应证

本适应证参照中国高压氧学会、美国 U. M. S 高压氧学会（1986 年标准）、日本高气压环境医学会（1990 年标准）等经验制订。

Ⅰ类：高压氧作为主要治疗方法或重要的辅助疗法，临床疗效显著。业已公认的适应证有：急性一氧化碳中毒及其他气体中毒（含间歇型及后遗症）、空气栓塞及减压病、气性坏疽、坏死性软组织感染产生厌氧菌蜂窝组织炎、窒息、心肺脑复苏后缺氧性脑功能障碍、脑血栓、颅脑外伤及脑功能障碍、脑水肿等。

Ⅱ类：高压氧作为综合措施之一，可明显提到疗效。其适应证有急性心肌梗死及冠状动脉供血不足、冠心病、心肌炎、快速心律失常（房颤、期前收缩、心动过速等）、急性中央性视网膜脉络膜炎以及某些手术的辅助治疗等。

Ⅲ类：有一定理论依据，高压氧治疗有一定疗效，尚需进一步探索。适应于衰老、进行性肌营养不良、硬皮症、结节性红斑、糖尿病等。

（二）禁忌证

禁忌证包括绝对禁忌证和相对禁忌证。

1. 绝对禁忌证 包括内出血、出凝血机制异常而有出血倾向者；未处理的气胸；恶性病变（未接受化疗或放射治疗者）。

2. 相对禁忌证 包括急性上呼吸道感染伴咽鼓管不通者、急性副鼻窦炎、中耳炎、肺部感染、传染性疾病、严重肺气肿、血压（＞18.7～20/13.3～14.7kP）、眼压过高者，原因不明高热未经控制者，氧过敏史、妊娠期及月经期等。

另外，对于心动过缓、房室传导阻滞、肝功能严重障碍、齿槽脓肿、胸腔畸形、精神异常等应慎重考虑。

五、高压氧治疗的具体方法

1. 压力选择 多数在 2～3ATA，减压病治疗一般用 5～7ATA。

2. 吸氧方案 一般采用高压下面罩间断吸纯氧，总吸氧时间在 60～100 分钟，纯氧舱吸氧时间为 30～60 分钟。也可用2%左右二氧化碳与氧混合吸入。

3. 疗程 多数以 10 天为一个疗程，一般从几次至 100 次不等。

4. 辅助治疗 多于进舱前应用血管扩张药，或于舱内静脉点滴低分子右旋糖酐或丹参等。另外，依据病情需要还相应适用有关治疗，特殊病例（如手术、抢救）作特殊处理。

六、高压氧治疗副作用及并发症

在临床治疗压力范围内，若能严格掌握 HBO 适应证、禁忌证，严格执行各项规章制度，治疗是绝对安全的，一般没有什么不良反应。少数可产生头晕、嗜睡、耳胀、耳痛、鼻衄、腹部胀气、便意、口渴及疲乏等不适，发生率在 8% 左右。如经事先指导和配合，发生率明显下降。一般无需处理，一经减压或休息，多能自行好转消失。常见并发症有以下三种。

（一）气压伤

机体某些空腔部位，在压力变化过程中引起不均匀受压达一定压差时，即可引起局部充血、水肿性损伤。最易受累部位是中耳出血、疼痛甚至造成组织器质主要是咽鼓管狭窄或闭塞，引起鼓膜内外差达 8kPa 以上即可发生。预防关键是保证咽鼓管通畅，昏迷患者应常规做鼓膜穿刺。其次是副鼻窦气压伤如果副鼻窦开口处炎症，分泌物阻塞息肉及鼻甲肥大等引起通道阻塞，则可形成气压伤。最后很少见的是肺气压伤，当呼吸道某一局部发生阻塞或在减压过程中较长时间并气，终止呼吸等，一旦肺泡内外气压差 >11kPa（80mmHg），就可引起肺组织充血、水肿及肺泡破裂，形成张力性气胸。唯一办法是快速做胸腔引流，禁止不处理减压出舱。

（二）减压病

主要是高气压作业或治疗过程中，不适当快速减压致使氮气大量逸出（脱饱和）形成气泡所造成。依据气泡在血管内外形成栓塞和压迫部位及程度的不同，临床上出现各种症状，主要表现有皮肤瘙痒、皮疹、皮内小疱，肌肉、骨骼、关节等剧痛、虚脱、胸骨后不适、阵咳、呼吸急促、气梗、头晕痛、感觉及情绪异常、失语瘫痪、休克（属低容量性）、肺水肿等，处理不当可引起死亡。预防的唯一办法是按压力高低、时间长短及工作强度等选择最佳减压发案并严格执行。一旦发生减压病，唯一的办法是立即进行再加压治疗。一般要求有 $0.5MPa/cm^2$ 以上的舱体。

（三）氧中毒

机体若超过吸氧的安全时限，则有可能发生氧中毒。氧压愈高，吸氧时间愈长，氧中毒愈易和愈快发生。其他影响氧中毒的因素上有温度、药物、工作强度、吸氧方式和个体差异等。氧中毒时，除对症处理外，应立即停止吸氧，争取减压出舱。

七、高压氧治疗的管理要求

高压氧是在高气压环境下进行吸氧的一种特殊治疗，在管理上有特殊的要求。必须考虑到高气压及其压力变化，高分压及微小气候对管理的要求，一切管理要求均以其为依据，其核心是防火、防爆、防并发症，确保设备安全运转。严格执行规章制度和操作规程，高压氧治疗是绝对安全的。

目标检测

答案解析

A1/A2 型题

1. 石蜡的熔点是（　）

　　A. 20~30℃　　　　　　B. 15~30℃　　　　　　C. 30~70℃

　　D. 70~80℃　　　　　　E. 80~100℃

2. 以下不属于石蜡治疗作用的是（ ）

    A. 改善局部血液循环   B. 促进上皮组织生长   C. 软化松解瘢痕组织

    D. 促进水肿炎症消散   E. 降低创面愈合速度

3. 下列不属于神经肌肉电刺激治疗作用的是（ ）

    A. 软化瘢痕   B. 强壮健康肌肉   C. 减轻肌肉痉挛

    D. 治疗失用性萎缩   E. 镇痛

4. 下列不属于负压疗法禁忌证的是（ ）

    A. 出血倾向   B. 静脉栓塞早期   C. 近期有外伤史

    D. 治疗部位有感染灶   E. 脑血管意外后偏瘫

5. 下列不属于高压氧治疗绝对禁忌证的是（ ）

    A. 内出血

    B. 出凝血机制异常而有出血倾向者

    C. 未处理的气胸

    D. 恶性病变（未接受化疗或放射治疗者）

    E. 脑血栓

（姜海威　关庆云）

书网融合……

重点小结   习题

第五章 作业治疗技术

PPT

学习目标

知识目标：通过本章的学习，掌握作业疗法的定义、目的、分类；熟悉作业疗法的护理要点；了解作业疗法的功能训练、临床应用、注意事项。

能力目标：能运用各种作业治疗技术对丧失自理能力的患者进行康复治疗；能正确地将各种康复作业治疗技术应用于康复护理工作中；能配合医师和治疗师对患者的康复训练进行督促和指导。

素质目标：富有爱心、耐心、同情心和责任心，以及良好的康复作业职业形象和职业态度。

情境导入

情境：张某，男，68 岁。因左侧肢体半身不遂 5 天入院。查体：意识清楚，血压正常，右侧鼻唇沟浅，伸舌右偏；左侧肢体偏瘫，左侧上肢 Brunnstrom 分级Ⅲ级、下肢 Brunnstrom 分级Ⅳ级，肌张力轻度升高，被动伸直时，在关节活动度后 50% 范围内出现卡住，腱反射亢进，左下肢病理征阳性。诊断为脑梗死。

思考：1. 如何制定康复治疗方案？

2. 如何开展作业治疗？

第一节　概　述

一、定义和目的

作业治疗（occupational therapy，OT）是指利用经过选择和有目的的作业活动，以治疗身体上、精神上、发育上有功能障碍或残疾而致不同程度地丧失生活自理和职业劳动能力的患者，从而最大限度地促进其躯体、心理和社会等方面功能康复的一种治疗方法。

作业疗法成为一门专业始于 20 世纪初，现在已发展成为康复治疗的重要组成部分，其目的是维持现有的功能，最大限度地发挥残存功能；提高患者日常生活活动的自理能力；强化患者自信心，辅助心理治疗；为患者设计和制作与日常生活、职业相关的各种辅助器具提供参考；为患者提供职业前的技能训练，帮助其重返家庭和社会。

二、作业疗法的分类

（一）按实际要求分类

1. 日常生活活动　包括衣、食、住、行、个人卫生等，其目的在于维持个人日常生活和健康的基本要求。

2. 能创造价值的作业活动　力求通过作业活动生产出有价值的产品，但又不仅仅以产品为目的。

包括手工艺活动，如纺织、泥塑、陶瓷制作、刺绣、各种金工；园艺活动，如种花、植树、栽种盆景、整修庭院等。其目的在于获得一定技能。

3. 消遣性的作业活动或文娱活动 利用业余闲暇时间，进行各种运动及娱乐活动，如游戏、琴、棋、书、画、文艺、球类运动等。其目的是合理安排时间，转移注意力，丰富业余生活，有利于身心健康。

4. 教育性作业活动 通过此类作业活动既达到治疗目的，还获得受教育的机会和接受教育的能力，如各种教学活动、唱歌、舞蹈等，其目的是提高智能和技能。

5. 矫形器和假肢训练 即在穿戴矫形器和假肢前、后进行的各种作业活动。其目的是熟练掌握矫形器和假肢的穿戴方法和利用这些支具或假肢来完成各种生活活动或工作。

（二）按作业活动名称分类

日常生活活动；木工作业；编织作业；黏土作业；手工艺作业；文书类作业、计算机操作；电气装配与维修；治疗性游戏；认知作业；书法、绘画、园艺等。

（三）按作业活动的目的和作用分类

减轻疼痛的作业；增强肌力的作业；增强耐力的作业；改善关节活动度的作业；改善灵活性的作业；改善平衡协调的作业；调节心理、精神和转移注意力的作业；提高认知、知觉功能的作业；提高日常生活活动能力的作业；提高劳动技能的作业等。

三、作业疗法的作用

1. 改善躯体感觉和运动功能 通过作业训练，可改善肢体的活动能力，如增强肌力、耐力；增加关节活动范围；改善身体平衡能力，提高协调性和灵巧性；促进感觉恢复等。

2. 改善认知和感知功能 通过认知、感知训练，提高患者高级脑功能，如定时力、定向力、注意力、记忆力、表达力、判断力、计算力、解决问题力、安全保护意识等。

3. 提高生活自理能力 通过日常生活活动训练及矫形器、自助具的使用，帮助患者掌握新的活动技巧，提高生活自理能力、家务处理能力、环境适应能力和工具使用能力。

4. 改善精神心理状态 作业活动可分散转移注意力，提高患者生活兴趣；作业活动中的劳动成果，可增强患者自信心和自我价值感；一些作业活动可恢复心理平衡；集体活动可克服孤独感，恢复社会交往，培养重返社会的意识。

5. 促进工作能力的恢复 作业疗法师根据患者自身功能、工作意向及就业前功能评测，选择相应的作业活动进行针对性地训练，可改善、提高患者的职业技能；并通过指导就业，增加就业机会，促进患者重返家庭和社会。

▎知识链接

世界作业治疗日

1952 年 10 月 27 日，世界作业治疗师联盟（WFOT）正式成立。2010 年 WFOT 将 10 月 27 日确定为"世界作业治疗日"，旨在全球范围内庆祝和推进作业治疗的发展，认可及肯定作业治疗师为患者的付出、在社区工作中发挥的作用与取得的成绩，同时鼓励作业治疗师提高专业水准，加深社会对作业治疗的理解。

第二节 作业治疗的分析与评定

作业活动分析是对一项活动的基本组成成分以及患者能够完成该活动所应具备的功能水平的一个认识过程。其目的是针对患者的具体情况和康复目标，选择最适合患者的作业活动。作业活动分析的基本方法是将活动分解成步骤、动作直至运动类型以确定活动的基本成分，提取治疗要素，在此基础上，选择针对患者功能障碍的活动进行训练。在选择一项活动时，患者的能力要与该项活动所要求的水平相符合。

作业治疗的前提是作业治疗评定。作业治疗评定是通过观察患者进行作业活动的过程和完成作业活动的技能，对患者的功能水平或修复潜力进行评定，促进制订作业治疗计划，对作业治疗结果及随访结果进行综合分析的过程。进行治疗前，作业治疗师首先要了解康复对象及其家属的需求，进而针对其特定的功能障碍进行评定，然后将需求与功能障碍的评定结果结合起来进行总结与分析，制订作业治疗方案。评定的过程分为收集资料、分析、解释评价结果和召开评价会几个阶段。

一、评定内容

（一）作业技能评定

1. 运动功能 关节活动度测量、徒手肌力评定、协调与平衡评定等。

2. 感觉功能 包括浅感觉、深感觉及复合感觉的评定。

3. 认知功能 包括记忆力、注意力、判断力、理解力、定向力、抽象思维能力、学习及解决问题的能力。

4. 心理社会功能 包括独立性、积极性、自制力、自尊心、集体活动的适应性、社会及人际关系等。

（二）作业能力评定

1. 日常生活活动能力评定 包括基础性（躯体性）日常生活活动和工具性（复杂性）日常生活活动两类。基础性日常生活活动如床上活动、转移、行走、上下楼梯、穿衣、吃饭、洗漱等。工具性日常生活活动包括家务、购物、使用交通工具、打报警电话、环境设施、社会的交往沟通能力等。

2. 娱乐和兴趣性作业能力评定 包括职业的、业余的、社交的兴趣及作业能力。

3. 生活质量评定 分为主观质量和客观质量两种。从生理健康、心理健康、人际关系、周围环境等 4 个领域了解患者对自己各个领域的满意程度。

4. 职业能力评定 目的是判断患者的作业水平和适应职业的可能性，探寻患者的职业潜能并为其提供选择职业的参考。

5. 就业前能力评定 对患者就业方面的劳动能力进行评定。

6. 环境评定 患者在日常活动中的功能表现，除与其身心功能障碍有关外，还与所处环境条件有关，需对患者所处的环境进行评定，找出影响其功能发挥的环境设施。

二、评定方法

（一）评定方法的选择

作业治疗评定时可以采用询问、观察、填表、测验、电话询信访及复诊等方法。

1. 直接观察法 包括直接观察、现场评分填表和测验等。评定时，患者根据指令进行操作，如发出指令"请你穿上衣服"，观察患者完成的情况，逐项观察患者的动作及能力，进行评估并记录，了解患者能做什么、不能做什么、做的程度如何。评估时应客观，防止夸大或缩小能力。

2. 间接评估法 通过询问的方式进行了解，如信访、电话询问和面谈等。

3. 专用评估室 设立专门的评测地点，让患者模拟实际环境进行操作，为患者创造尽可能真实的活动环境，观察患者的实际活动情况。

（二）评定步骤

1. 查阅病历 了解病史、疾病诊断、治疗经过、用药或手术情况，以及其他专业检查、评定结果。特定的疾病诊断与某些作业活动障碍存在着必然联系，了解疾病诊断有助于对作业活动障碍的种类和原因进行预测，以便选择正确的检查方法或措施。如左侧偏瘫患者，上肢可能出现屈肌痉挛型异常运动模式，表现难以用双手端碗或使用筷子进食等活动障碍，根据疾病诊断，治疗师会在检查评定前备好相关偏瘫肢体功能障碍的评定量表，而非肌力检查用具；心肌梗死患者大多存在耐力不足的问题，根据疾病诊断，治疗师会在检查评定时重点注意观察患者过度用力的症状与体征。

2. 与患者面谈 面谈是在特定的环境下与患者或家属面对面进行交流，了解患者和家属的期望目标，以及功能障碍对患者日常生活、性格和家庭的影响等。

3. 观察 主要观察患者的作业活动完成情况。在观察过程中，可以用标准化的 ADL 评定量表进行观察，应注意活动障碍的种类和为完成日常生活活动所需要的帮助量。在患者不能完成特定的作业活动时，应进一步寻找限制活动的原因。如穿套头毛衣动作：上肢需要具备一定的肌力和关节的灵活性，躯干需要控制和平衡能力；要能区别领孔和袖孔，身体的哪部分伸进哪个袖孔里；穿的过程中要能感觉到各"孔"的位置和每个"孔"的不同用处；另外还要能够判断什么场合下穿最合适，才不至于穿错。穿套头毛衣活动非常简单，但患者应具备一定的运动、感知觉及认知功能，并能够协调整合在一起，活动才能顺利完成。若患者不能独立完成，在完成活动过程中的表现特点可以提示某种特定的功能缺损，如不能举起一侧上肢而影响完成穿套头毛衣，提示该侧上肢肌力、关节活动范围或感觉异常；能够举双上肢过头，但面对毛衣表情困惑，提示可能存在认知功能障碍。

4. 评定功能障碍因素 评定影响作业活动完成的因素，确定对哪些功能障碍进行检查。

5. 综合信息资料 在综合、归纳和总结所有资料的基础上，提出作业治疗诊断。作业治疗诊断包括各种作业活动障碍和影响作业活动完成的各种相关因素。

6. 制订作业治疗计划 根据患者功能评定的结果，结合个体情况，设定康复治疗目标，综合选择作业治疗方法，以达到最佳作业治疗效果。在实施治疗计划的过程中，要定期地对作业治疗的进展及效果进行评估，不断修正作业治疗计划，调整治疗方案，最终达到恢复患者功能、自理生活、提高生存质量、早日回归家庭、重返社会的目的。

三、注意事项

在作业评定的过程中，治疗师应与患者共同寻找在日常生活、工作、休闲等活动中亟待解决的问题，共同制订作业治疗方案，使作业治疗更具有目标性。

1. 根据功能障碍情况选择评定方法 评定应重点突出，应注重患者整体功能情况。如在评定肌力、关节活动度的同时，应考虑功能障碍对患者日常生活、工作、休闲等活动的综合影响。重点评定日常生活活动能力、步态分析、手功能，以及与休闲或工作相关能力等。

2. 选择标准化评定方法 作业活动能力是患者的各项功能的综合体现，评定方法应反映患者的综合能力，应尽量采用标准化量表，如 Barthel 指数、功能独立性评定、世界卫生组织生存质量测定量表简表（WHOQOL‐BREF）等。

3. 发挥患者的主动参与性 充分发挥患者主动参与的积极性，对完成作业治疗活动、提高康复治疗效果具有非常重要的作用。在作业评定过程中，应让患者了解评定的内容和方法，充分认识到患者在整个作业评定或治疗过程中"自我"的重要性。

4. 重视和加强与患者的沟通能力 与患者建立友好关系，良好的沟通能力不仅能获得更多、更准确的信息资料，同时也让患者或家属充分理解和积极配合，更好地完成评定工作。

5. 注意时间、地点及患者的生理状况 如评定日常生活活动中的穿衣、洗漱、梳头、剃须等，最好选择在患者起床或上午进行。要注意患者的生理状态，避免在身体不适或疲劳状态下评定，减少误差。

6. 注意环境因素的影响 评定时，应保持环境整洁、安静、宽敞、空气清新和温度适宜，应在模拟实际家庭生活或工作的环境下进行，减少不良环境或不实际的环境因素对评定结果的影响。

第三节　治疗性作业活动训练

作业疗法在许多情况下与物理疗法具有相同的目的，如增强肌力、扩大关节活动度等。但是，作业疗法常常是利用一些作业活动，让患者在完成某项活动的过程中达到治疗的目的。所以，常常需要掌握诸多的制作技术，治疗师不仅自己能制作出精美的工艺品，还要能够对患者进行技术指导。常用的治疗性作业活动包括生产性作业活动、手工艺活动、园艺活动和娱乐活动等。

一、常用活动

（一）生产性作业活动

1. 木工作业 作用是改善肢体运动功能，如肌力、关节活动度、耐力、平衡能力；改善心理状态，增强成就感和自信心；提高职业技能。其特点是方便、实用、易于操作、安全。例如木雕，古代建筑、纪念物、艺术品等广泛应用木雕，具有很高的文化内涵和艺术色彩。

2. 金工作业 作用是增强肌力；改善关节活动度；提高手的灵活性和手眼协调性；改善认知功能；改善心理功能。特点是活动强度较大，可较好地宣泄过激情绪，产品易于长久保存及使用。例如铜板手工艺，选择喜爱的图案，利用金属特性制作各种各样的装饰墙壁的艺术品，是作业活动的重要项目。

3. 制陶作业 作用是增强躯干和上肢肌力及耐力；维持和改善上肢关节活动度；提高手的灵活性和手眼协调性；促进触压觉和温度觉的恢复；改善注意力、开发创造力、缓解过激情绪；缓解疼痛等。特点是趣味性及操作性均较强，对场地及材料要求不高，可用替代材料（如橡皮泥），易于在OT开展。

（二）手工艺活动

1. 手工编织 作用是维持和增强上肢肌力；维持和扩大上肢关节活动度；改善手的灵活性和手眼协调性；促进手部感觉恢复；缓解紧张情绪；提高注意力；改善平面和空间结构组织能力；提高创造力；促进再就业等。

2. 剪纸 作用是改善手的灵活性和手眼协调性；增强手和上肢肌力；提高注意力、结构组织能力和创造力；改善心理状态，增强成就感和自信心；促进再就业。特点是简单易学，上手容易，趣味性强，具有很强的直观性和可操作性，工具材料简单、制作工序相对单一、作品丰富多彩、耗时少，易于在作业疗法中开展。

3. 豆贴画 作用是增强手的灵活性和手眼协调性；提高注意力和创造力；转移注意力缓解不适症状；增强成就感和自信心。特点是豆贴画因材料直接来自于人们日常所吃的粮食，作品颜色丰富，趣味性和吸引力强，操作简便，易于学习和创新，深受患者欢迎，也充分体现了作业疗法的灵活性和实用性。

（三）艺术活动

艺术活动的内容包括音乐、绘画、舞蹈、戏剧、书法、诗歌等。

1. 绘画 绘画活动包括欣赏和自由创作两方面。作用是提高手的灵活性和手眼协调性；扩大上肢关节活动度；增强耐力；改善平衡协调功能；提高结构组织能力和颜色识别能力；改善注意力，调节情绪，改善心理状态；增强独立感和自信心；促进重返社会和提高生活质量。

2. 书法 是以汉字为表现对象，以毛笔及各类硬笔为表现工具的一种线条造型艺术。书法是中华民族特有的传统文化，它源远流长、博大精深，是中华文化的宝贵财富。现代书法包括硬笔书法、软笔书法和篆刻艺术三大类，按字体分楷书、隶书、行书、魏碑、篆书、草书。治疗作用同绘画。

（四）园艺活动

园艺疗法是对于有必要在其身体以及精神方面进行改善的人们，利用植物栽培与园艺操作活动，从社会、教育、心理以及身体诸方面对他们进行调节的一种有效方法。园艺活动包括种植花草、栽培盆景、园艺设计、游园活动等。通过园艺活动可以培养残疾人对生活的热爱，对生命的保护和珍惜。精心种植花草可以加强责任感，在劳动中的相互配合又能协调人际关系。在身体方面可以增强肌力和耐力，改善关节活动度，提高平衡和协调能力，缓解疼痛，改善心肺功能，调节血压等。因此，园艺活动是行之有效的修身养性的作业活动。

（五）体育活动

体育活动主要包括健身类、娱乐类和竞技类体育。常用于康复训练的活动有篮球、足球、排球、乒乓球、台球、射击、飞镖、游泳、体育舞蹈、太极拳、八段锦、五禽戏等。

（六）治疗性游戏

治疗性游戏种类繁多，包括棋类游戏、牌类游戏、拼图、迷宫、套圈、电脑游戏以及大型互动游戏等。

二、应用原则

治疗性作业活动种类及活动项目繁多，治疗师在为患者选择一项作业活动时，既要符合患者的实际功能水平，也要兼顾患者的兴趣爱好，还要考虑周围环境等，只有综合考虑各方面因素，才能有目的、有针对性地精心选择作业活动。在选择和实施一项作业活动时应遵循以下原则。

（一）在评定基础上有目的选择

在选择治疗性作业活动前，应对患者的功能情况进行全面的评定，评定内容包括患者的基本情况、身体功能、心理功能、认知、言语状态、兴趣爱好、康复需求等，可通过观察、询问、检查、测量、查阅病历、问卷等方法，全面了解患者的功能情况和治疗需求，找出存在和需要解决的问题，并分析解决的先后顺序。治疗师通过评定选择作业活动治疗项目时，对于已丧失或部分丧失功能，预期可以达到生活、工作、学习、交流等能力的完全自理或基本自理的患者，可以选择强调患侧肢体恢复训练的作业活动，设计以提高患肢功能或患肢独立完成的作业活动；对于预期不能自理的患者，可以结合残存的功能，借助辅助器具或适当的环境改造提高患者的自理能力。每位患者的功能水平均有不同，在选择一项作业活动时，应根据患者的实际功能水平。

（二）对活动进行分析

为了准确选择治疗性作业活动的方法，达到治疗的需要和目的，应对作业活动进行详细的分析，了解活动所需的技能和功能要求、活动顺序、场所、时间、工具及有无潜在危险等，以选择具有针对性且安全可行的活动。

（三）修改和调整作业活动

在功能评定和作业活动分析的基础上，可对活动进行必要的调整，以更好地达到治疗目的。活动的调整应包括工具调整、材料调整、体位或姿势调整、治疗量调整、环境调整、活动方法调整。在进行作业活动调整时，在综合患者的功能水平和治疗目标基础上还应重视患者的兴趣爱好。应充分了解患者的文化背景、生活经历、兴趣爱好及特长，以选择或调整适宜的作业活动和活动方法，以充分调动患者的主观能动性及参与程度，最大限度地取得患者的配合。

（四）充分发挥治疗师的指导、协调作用

在治疗性作业活动中，作业治疗师起到组织、指导和协调的作用。治疗师在活动中收集患者的基本信息，进行作业活动评估。制订作业治疗计划；及时与患者或家属沟通。解决患者所关心的问题；指导和教育患者进行功能训练。在作业治疗过程中，应充分发挥治疗师在活动中的作用。

第四节 日常生活活动能力训练

日常生活活动是人在独立生活中反复进行的、最必要的基本活动，包括衣食住行及个人卫生等方面。可以把日常生活活动动作分解为若干个小动作，从简单到复杂，结合晨间、日间护理进行床边训练。患者在完成一项作业时可能要花费很长时间，护理人员要有极大的耐心，对其每个微小进步都要给予恰当的肯定和表扬，鼓励其逐步适应居家的日常生活。日常生活活动能力训练的目的包括建立患者的康复意识；改善患者的身体功能；提高患者重建独立生活的自信心；充分发挥患者主观能动性，挖掘患者潜力等。日常生活活动分类及主要项目见表 5-1。

表 5-1 日常生活活动分类及主要项目

分类	项目
基础性日常生活活动 （BADL）	进食 个人卫生 穿脱衣服 洗澡 如厕 大小便控制 功能性移动（如床上活动、转移、室内行走） 个人物品管理（如助听器、矫形器、假肢等）
工具性日常生活活动（IADL）	健康管理及健康维持 金钱管理 购物 社区移动（如搭乘交通工具、驾驶车辆） 照顾他人或宠物 养育孩子 社交沟通（如使用电话） 家中清洁与维护 准备餐点及清理 紧急事件处理

一、日常生活活动能力训练方法

（一）移动能力训练

移动是完成各种日常生活活动的基础，是独立自立的第一步。患者的移动动作主要包括床上翻身、坐起、轮椅转移与移动、步行等。

（二）进餐训练 e微课

进餐是指用合适的餐具将食物由容器中送到口中，整个过程包括咀嚼及吞咽。进餐依赖稳定的坐位平衡功能、良好的认知知觉功能以及上肢运动功能。进食训练的准备工作：食物放在患者面前一个平稳的台面上；给予患者安全、稳固的座位，患者有良好的头颈部支持；提供对进食有帮助的辅具，包括防滑垫、万能袖带、合适的勺子、筷子或者刀叉以及带把手的水杯；治疗师应在患者患侧或正前方，训练内容如下。

1. 吞咽障碍的训练 对于吞咽功能障碍患者，当患者意识清楚，全身状态稳定，能产生吞咽反射，少量吸入或误咽能通过随意咳嗽咳出时，即可直接将食物放入口中，进行直接摄食训练。

（1）体位的选择 对于不能采取坐位的患者，一般至少取躯干30°仰卧位。一般选择躯干直立，头中立位稍前屈，患者处于稳定的坐位，头和颈有良好的支持的体位下完成进食。

（2）食物的选择 根据吞咽障碍的程度及部位，按照先易后难的原则来选择食物类型，次序一般为软食、半固体、固体，最后是液体食物。

（3）一口量 即摄食时最适于患者吞咽的每次入口量，正常人的每次入口量约20ml，一般先以小量3~4ml开始，然后酌情加量。

（4）进食 将食物放置适当位置，把筷子或羹匙放进碗内，夹盛食物后送入口中，咀嚼吞咽食物；饮水时，将杯中倒入适量的温水，置于适当位置，单手或双手伸向杯子，端起后送至嘴边，微微抬高杯子，将少许温水倒入口中，咽下。

2. 上肢功能训练 对于上肢关节活动受限、肌力低下、协调障碍患者，由于患者手不能达到嘴边，不能将食物送到口中，不能拿起并握住餐具、食品及杯子等，因此可以采用以下方法。

（1）用健侧上肢辅助患侧上肢送食物入口，或使用抗重力的上肢支持设备，如用悬吊带辅助患者移动上肢将食物送到口中。

（2）将肘关节放置在较高的台面上利于手到达嘴边和送食物到口中。

（3）用勺子、叉子代替筷子，并可使用自助具，如勺、刀叉手柄加大或成角，手柄加粗或使用多功能固定带。

（4）协调差者用双手拿杯子，用有盖子带小孔的杯子，用吸管喝水。

（5）使用防滑垫固定碗和盘子，使用盘档防止食物被推到盘子以外。

（三）穿、脱衣服训练

指导其如何利用残存功能，运用合理的方法来解决穿脱衣服的问题、自助具的使用，如患者关节活动范围受限穿脱普通衣服有困难时，需设计特别衣服，宽大、前开襟。手指协调差，不能系解衣扣时，可使用系扣器、按扣拉链，松紧带或尼龙搭扣等。

1. 穿脱前开襟上衣 穿衣时取坐位，将上衣内面朝上，衣领朝前平铺在双膝上，患侧衣袖垂于双腿之间，用健手抓住衣领和对侧肩部，将患侧上肢穿入衣袖并将领口部分拉至肩部，用健手抓衣领将衣服从颈后绕过并拉至健侧肩部，然后健手穿入另一只衣袖，用健手整理衣服，系扣或拉拉链；脱衣时先将患侧衣服自肩部脱至肘部以下，再将健侧衣服自肩部脱下，用健手脱下患侧衣服。

2. 穿脱套头类上衣 多用先穿上双袖，然后钻进头的方法。肩有活动受限者，先穿上单袖，再穿上另一侧袖，动作中可有各种变法，使用口及牙齿帮助则穿袖容易些。

3. 穿脱裤子训练 患者穿裤子前先坐起，用手支配腿的弯曲和伸缩，先穿患侧，再穿健侧，穿上两侧裤腿，患者平躺取侧卧位将一侧裤子拉起，再将另一侧裤子拉起，调整将裤子拉到腰部穿好，脱裤子方法与上述动作相反。

4. 穿脱鞋袜 取坐位，一腿放于另一腿上，将正确的鞋袜套入足上，穿好整理，系好鞋带，必要时用穿袜器、提鞋器协助进行。

（四）清洁与沐浴训练

严重的病伤残患者在这方面常有困难，洗脸、梳头、剪指甲等简单活动经过反复训练后均能掌握，但洗澡问题较为困难，洗澡可以取坐位或站立位的淋浴，也可使用浴缸。

1. 偏瘫患者 使用浴缸沐浴时的步骤如下。

（1）准备好洗浴用品后，坐在紧靠浴缸的椅子上，脱去衣服。

（2）用双手将患侧下肢放入浴缸，随之放入健侧下肢。

（3）用健侧手抓住浴缸边缘或扶手，将身体转移到浴缸内，再沿浴缸壁缓慢坐下。

2. 截瘫患者 入浴动作仅用前方转移及侧方转移，入浴用椅的高度与浴池高度相同，浴池侧壁安装扶手即可达到自理。

洗浴时可借助手套巾、长柄浴刷等，洗浴完后出浴顺序与前面步骤相反。

（五）如厕训练

这是患者最希望自己解决，但也是最难解决的问题之一。患者独立如厕方法是：在宽大的卫生间，患者驱动轮椅进入后，将轮椅侧放于坐便器旁，抓住扶手转移到坐便器上，然后抓住另一侧扶手，将臀部拉起脱下一侧裤子，另一侧参照以上动作。狭小的卫生间可以采取直入式，患者从前方靠近坐便器，利用扶手转移到坐便器上。

（六）其他训练方法

1. 家务活动训练 训练患者学会安排和完成家务活动，包括烹调配餐（洗菜、切菜、烹调、布置餐桌等）、清洁卫生（洗衣服、熨烫衣服、整理物品、打扫卫生等）、钱物保存、购物、使用电器、抚育幼儿、必要的社交活动等。

2. 职业活动训练 主要包括职业评定和职业训练，通过职业评定明确患者目前的身体、心理状况及实际的工作能力，综合考虑患者今后的就业岗位、爱好等，选择适合患者情况的作业活动进行训练，以帮助其恢复基本的劳动和工作技巧，改善和提高职业能力，回归社会。

3. 教育性技能活动训练 教育与技能活动结合的训练方式，适用于儿童或感官残疾患者。需具备必要的学习用具，如卡片、图片、积木、玩具等。对感官残疾者，在受教育同时还应当进行知觉 - 运动功能训练。

4. 认知综合功能训练 对觉醒水平、注意力、记忆力、理解力、顺序、概念、关联、定义、归类、解决问题、安全保护、学习概括等方面的训练。如用简单的问题提问或反复声音刺激提高觉醒水平；要求患者无声或大声重复需记忆的信息，提高患者记忆力；用猜测游戏训练患者注意力；阅读书刊逐步使患者理解定义、概念等。

二、训练原则

1. 充分了解患者的基本情况 了解患者及其家属对日常生活的需求、最迫切要解决的问题；应对患者之前的生活情况、文化背景、职业特点及目前的功能水平、病程阶段进行了解，为提出相应的训练目标和内容提供可靠的依据。

2. 由易到难，从简单到复杂 训练以目标为中心，将每一动作分解成若干个部分进行练习，熟练后再结合起来整体练习，满足患者社会角色的需求。

3. 训练环境尽量接近真实情况 训练时应尽量让患者能在真实或接近真实的的环境中进行；训练时间也应与患者平时的作息时间相吻合，如进食活动可在就餐中进行训练、更衣活动可在早晨或晚间进行训练。

第五节　辅助器具训练

据世卫组织估计，有10亿多人需要一种或多种辅助器具，其中大多数是老年人和残疾人。随着年龄的增长，人们（包括残疾人）身体多方面的功能减退，对辅助器具的需求也相应地增加。辅助技术是卫生技术的一个分支。辅助器具是专门生产或普遍可得的任何外用器具（包括装置、设备、仪器或软件），其主要目的是维持或改善个人的身体功能和独立性，也用于预防损害和继发健康问题。

一、辅助器具的分类

（一）按使用人群分类

不同类型的残疾人需要不同的辅助器具。根据《中华人民共和国残疾人保障法》，我国有七类残疾人和部分有需要的老年人需要不同的辅助器具，包括以下几种。

1. 视力残疾辅助器具 如助视器、眼镜和导盲杖等。

2. 听力残疾辅助器具 如助听器、震动或光线提示辅具等。

3. 言语残疾辅助器具 如语言训练器、沟通板等。

4. 智力残疾辅助器具 如智力开发的器具和教材。

5. 精神残疾辅助器具 如手工作业辅助器具或感觉统合辅助器具等。

6. 肢体残疾辅助器具 如假肢、矫形器、轮椅等。

7. 多重残疾辅助器具 根据残疾情况，可能需要上述多种辅助器具。

8. 老年人辅助器具 如老花镜、手杖、轮椅等。

（二）按使用环境分类

不同的辅助器具用于不同的环境。在ICF中根据辅助器具的使用环境分为以下几类。

1. 生活用辅助器具 如进食辅具、穿衣辅具、洗浴辅具等。

2. 移乘用辅助器具 如轮椅、转移机、手杖等。

3. 通信用辅助器具 如盲文电话机、增大按键电话机等。

4. 教育用辅助器具 如阅读辅具、书写辅具、智力开发辅具等。

5. 就业用辅助器具 如打字辅助器具、驾驶辅具等。

6. 文体用辅助器具 如篮球竞技用轮椅、田径竞技用假肢等。

7. 宗教用辅助器具 如盲文圣经等。

8. 公共建筑用辅助器具 如通用斜坡、通用扶手等。

9. 私人建筑用辅助器具 如家居用斜坡、电梯、扶手、天轨转移机等。

（三）按辅助器具的使用功能分类

目前，残疾人辅助器具分类的国际标准为国际标准化组织（International Organization for Stand-ardization，ISO）的 Technical aids for personswith disabilities - Classification and terminology（ISO 9999：2011）。《中国康复辅助器具目录》参考借鉴国家标准《康复辅助器具分类和术语》（GB/T 16432—2016）分类原则，将康复辅助器具划分 12 个主类，并在主类下设置 101 个次类、432 个支类。康复辅助器具产品分为主类、次类和支类，在目录中用"代码"表示，"代码"由三对数组组成，每对数组为两位阿拉伯数字。第一对数组表明主类，第二对数组表示次类，第三对数组表示支类（表 5-2）。

表 5-2　《目录》主类编号与《康复辅助器具分类和术语》（GB/T 16432—2016）编号对应情况

目录主类编号	主类名称	国标主类编号
01	矫形器和假肢	06
02	个人移动辅助器具	12
03	个人生活自理和防护辅助器具	09
04	家庭和其他场所的家具和适配件	18
05	沟通和信息辅助器具	22
06	个人医疗辅助器具	04
07	技能训练辅助器具	05
08	操作物品和器具的辅助器具	24
09	环境改善和评估的辅助器具	27
10	家务辅助器具	15
11	就业和职业训练辅助器具	28
12	休闲娱乐辅助器具	30

1. 矫形器和假肢（06）　包括脊柱矫形器、上肢矫形器、下肢矫形器、上肢及下肢假肢、矫形鞋、假体等。

2. 个人移动辅助器具（12）　包括拐杖、助行架、轮椅、轮椅车系统、转移机、导盲杖系统等。

3. 个人生活自理和防护辅助器具（09）　包括衣物类辅具、二便辅具、沐浴辅具、洗漱辅具等。

4. 家庭和其他场所使用的家居及其适配件（18）　包括坐姿系统、升降辅具、移动架、防滑类辅具等。

5. 沟通和信息辅助器具（22）　包括视、听觉辅具，书写绘画类辅具，面对面沟通类辅具，阅读辅具，计算机输入类辅具等。

6. 个人医疗辅助器具（04）　包括呼吸辅具、循环类辅具、检测类辅具、认知测试和评估材料、理疗类辅具、运动治疗类辅具等。

7. 技能训练辅助器具（05）　包括沟通训练用辅具、替代增强沟通训练用辅具、认知技能训练用辅具、教育课程训练用辅具、艺术训练用辅具、日常生活训练辅具等。

8. 操作物体和器的辅助器具（24）　包括操作容器、设备辅具、远程控制辅具、延伸取物辅具、定位辅具、搬运辅具等。

9. 用于环境改善和评估的辅具器具（27）　包括降低噪声、减小振动、照明控制、水净化辅具等。

10. 家务辅助器具（15）　包括烹饪辅具、清洁辅具等。

11. 就业和职业训练的辅助器具（28）　包括工作场所抓握、固定辅具、工作场所健康、保护辅具等。

12. 休闲娱乐辅助器具（30） 包括玩耍、竞技、手工艺制作辅具等。

二、辅助器具的作用

补偿内在能力受损/丧失；减轻身体功能逐步减退的后果；协助减少对护理人员的需求；预防原发和继发健康问题；降低卫生和福利费用。

三、辅助器具的应用

辅助器具支付使用后要根据产品情况定期进行随访，了解使用过程中存在的问题及确定是否需要进行跟踪处理。随访最好以上门服务的形式进行，也可以委托社区康复人员进行，或通过电话、问卷等进行（图5-1）。随访的目的：定期以客观方式评估辅助器具介入的效果。当需要时或无法达到功能目标时均应重新评估。当康复对象需要时可提供维护、升级或维修服务。避免辅助器具的弃用。

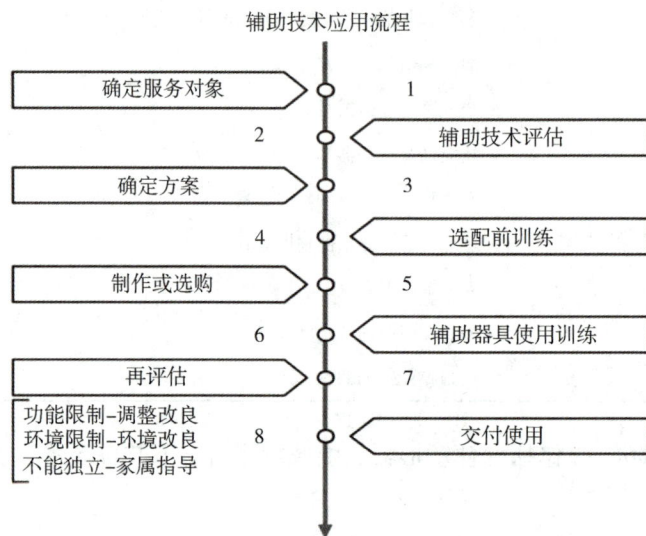

辅助技术应用流程

确定服务对象	1	
	2	辅助技术评估
确定方案	3	
	4	选配前训练
制作或选购	5	
	6	辅助器具使用训练
再评估	7	
功能限制-调整改良 环境限制-环境改良 不能独立-家属指导	8	交付使用

图5-1 辅助技术应用流程

四、注意事项

辅助器具配置及使用活动训练辅助器具大多是治疗师根据患者存在的问题设计并制作的简单器具，如防止饭菜洒落的盘挡、改造的碗筷、加粗改进型的勺叉等。

（一）从使用者的需要出发

1. 与辅助器具使用者建立良好的合作关系。
2. 做好解释和说明，鼓励使用者参与讨论，避免使用专门术语、艰涩词句。
3. 目标制订过程需要辅助器具使用者及团队的参与。
4. 辅助器具使用者是使用何种辅助器具最终的决定者。

（二）确保安全，不可造成伤害

1. 所提供的辅助技术在满足功能需要的同时，确保产品安全和使用过程安全。
2. 适当的时候可转介给其他专业人员共同合作。
3. 注意自己与使用者的卫生和安全。

（三）注意使用者的能力及潜力

1. 应用辅助技术的主要目的是让使用者进行活动和参与，而非以康复治疗为主。

2. 辅助技术最终的目的是增加功能独立，同时降低疾病影响。

3. 提供辅助技术者在考虑康复对象能力的同时，还需要考虑其潜力。

（四）介入或解决问题的方法需简单有效

1. 通过全面评估，从整体评估使用者的问题。

2. 考虑多方面的解决方法。

3. 考虑短期、长期的辅助器具应用与可能的结果。

4. 考虑使用者特殊需求的个别化处理方法。

5. 尽量与使用者原来的代偿方式差异不大。

6. 寻求最简单而有效的方法。

（五）考虑阶梯化的辅助器具处理介入原则

1. 恢复原有习惯的作业活动完成方式。

2. 改良作业活动完成方式，适度功能代偿。

3. 提供通用设计产品，或发挥创意使用普通工业产品。

4. 提供市售功能障碍者专用的辅具产品。

5. 适当修改市售辅具产品，满足功能障碍者的个性化需求。

6. 量身定制或重新生产制作全新的产品。

目标检测

答案解析

A1／A2 型题

1. 治疗性作业活动训练不包括（　　）

　　A. 生产性作业活动　　　　B. 家务活动　　　　C. 手工艺活动

　　D. 园艺活动　　　　E. 娱乐活动

2. 辅助器具的作用包括（　　）

　　A. 补偿内在能力受损/丧失

　　B. 协助减少对护理人员的需求

　　C. 预防原发和继发健康问题

　　D. 降低卫生和福利费用

　　E. 以上都是

3. 对治疗性作业活动的修改和调整不包括（　　）

　　A. 工具的调整　　　　B. 材料的调整　　　　C. 体位或姿势的调整

　　D. 治疗量调整　　　　E. 与患者沟通

4. ADL 具体内容包括（　　）

　　A. 个人卫生管理　　　　B. 进食　　　　C. 家务劳动

　　D. 转移　　　　E. 以上皆是

5. 日常生活活动训练的目的包括（　　）

    A. 建立患者的康复意识

    B. 改善患者的身体功能

    C. 提高患者重建独立生活的自信心

    D. 充分发挥患者主观能动性，挖掘患者潜力

    E. 以上皆是

（杨蓓蓓）

书网融合……

| 重点小结 | 微课 | 习题 |

第六章 言语治疗技术

学习目标

知识目标：通过本章的学习，掌握失语症、构音障碍、吞咽障碍的治疗方法以及康复护理要点；熟悉失语症、构音障碍、吞咽障碍的评估方法；了解言语治疗技术的基本理论知识和操作技能。

能力目标：具备为言语、语言功能障碍的患者制定治疗方案并进行物理治疗的能力；具有运用所学专业知识对康复处方的合理性进行分析与评价的能力；能够看懂神经康复疾病的病例，并从中提取与康复评估和治疗相关的信息。

素质目标：通过本章的学习，树立良好的团队意识和沟通能力，具备较强的语言表达能力和自我反思能力，能对治疗方法和治疗思路进行反思。

情境导入

情境：言语与语言在人们日常生活中往往被混用。

思考：1. 言语、语言的定义是什么？有什么区别？
2. 言语、语言的具体表现形式是什么？

第一节 概 述 微课1

PPT

一、概念

语言是人类交流思想的工具。在人们平时的交往中，语言和言语两个词往往混用，并不会影响意思的理解，但从语言病理学的角度看，两者的定义有一定的区别。

（一）言语与语言

言语（speech）与语言（language）是两个既不同又有关联的概念。语言是人类特有的功能，它是人在漫长进化过程中发展出来的一项高级活动，它是一套由人类社会约定俗成的符号系统，这套符号系统因为具有它自己的规则，因此人们才可以利用语言进行记录和沟通，其表现形式包括口语、书面语和姿势语（如手势、表情及手语）。言语是语言的主要内容，是人类运用语言的过程，是用声音来进行的口语交流，即人类说话的能力。

（二）言语治疗

言语治疗（speech themapy，ST）是针对言语行为的听、说、读、写四个方面的功能障碍，采取相应的训练方法。言语治疗在国内也常称"语言治疗""言语语言治疗"等。言语治疗技术是康复医学的重要组成部分，是对各种言语障碍和交流障碍进行评定、诊断、治疗和研究的学科，目前从事言语治疗的专业人员，称之为语言治疗师，即 ST。言语治疗主要手段是言语训练，或借助交流替代设备，如交流板、交流手册和手势语等，不包括对造成言语障碍的原发病治疗。言语治疗的目标是增强患者的理解、表达及社交能力及技巧，从而提高日常与人沟通的能力，其中以提高交流能力为主。

美国言语语言听力协会

美国言语语言听力协会（American Speech - Language - Hearing Association，ASHA）是全球规模和影响力最大的言语听力组织之一，成立于1925年。该协会将言语治疗专业定义为言语 - 语言 - 病理学，其专业人员称为言语 - 语言病理学家。言语语言病理学家的工作是预防、评估、诊断和治疗儿童及成年人的言语、语言、社交沟通、认知沟通以及吞咽障碍。

二、言语治疗的发展历史

言语语言治疗在发达国家起步较早。第一次世界大战期间，出现很多颅脑损伤的患者，从事神经病学医生发现患者存在语言障碍，他们开始对这些患者的语言障碍进行治疗。第二次世界大战后，出现了很多脑外伤伴语言障碍的复员军人。这时，神经科医生、心理学家和言语病理学家开始联合起来对语言障碍进行治疗，使得语言障碍的研究得到较大的发展。

19世纪60年代和70年代后，一些国家的康复中心开始建立，康复医学迅速发展起来。我国言语治疗是在20世纪80年代开始逐渐发展起来的。虽然我国的言语语言治疗起步较晚，但我国言语语言治疗的发展进步是有目共睹的。

三、常见的言语 - 语言障碍的类型

（一）听力障碍所致的言语障碍

从言语康复的观点出发，获得言语之前与获得言语之后的听觉障碍的鉴别很重要。儿童一般在七岁左右言语即发育完成，这时可以称之获得言语，获得言语之后的听觉障碍的处理只是听力补偿问题；获得言语之前特别是婴幼儿时期的中度以上的听力障碍所导致的言语障碍（deafness and dumbness），不经听觉言语康复治疗，获得言语会很困难。

（二）常见的语言障碍

语言障碍是指通过口语、书面等形式来表达个人思想、感情、意见的能力出现缺陷，表现为听、说、读、写四个方面的各功能环节单独受损或两个以上环节共同受损。

1. 失语症（aphasia） 是言语获得后的障碍，是由于大脑损伤所引起的言语功能受损或丧失，常常表现为听、说、读、写、计算等方面的障碍。成年人和儿童均可发生。

2. 儿童语言发育迟缓（delayed language development） 是指儿童在生长发育过程中其言语发音落后于实际年龄的状态。最常见的病因有大脑功能发育不全、自闭症、脑瘫等。这类儿童通过言语训练虽然不能达到正常儿童的言语发育水平，但是可以尽量发挥和促进被限制的言语能力，不仅言语障碍会有很大程度的改善，还能促进患儿的社会适应能力。

（三）常见的言语障碍

言语障碍是指言语发音困难，嗓音产生困难，气流中断，或者言语韵律出现困难。

1. 构音障碍 是指构音器官在构音过程中，构音部位错误，或气流方向、压力或速度不准确，甚至整个构音动作不协调，以致语言发生省略或不准确的现象。

（1）运动性构音障碍（dysarthria） 由于神经肌肉病变引起构音器官的运动障碍，出现发声和构音不清等症状。常见病因有脑血管病、脑外伤、脑瘫、多发性硬化等。

（2）器质性构音障碍（deformity dysarthria）　由于构音器官形态结构异常所致的构音障碍。其代表为腭裂，可以通过手术来修补缺损，但部分患儿还会遗留有构音障碍，通过言语训练可以治愈或改善。

（3）功能性构音障碍（functional dysarthria）　多见于学龄前儿童，指在不存在任何运动障碍、听力障碍和形态异常等情况下，部分发音不清晰。通过训练这种障碍可以完全恢复。

2. 口吃（stutter）　是言语的流畅性障碍。口吃的确切原因目前还不十分清楚，部分儿童是在言语发育过程中不慎学习了口吃，或与遗传以及心理障碍等因素有关。口吃可表现为重复说初始的单词或语音、停顿、拖音等。部分儿童可随着成长自愈；没有自愈的口吃常常伴随至成年或终生，通过训练大多数可以得到改善。

3. 发声障碍（dysphonia）　又称嗓音障碍，是指由于喉和声带等存在器质性、功能性或神经性异常等而引起的发声障碍。临床表现为音调异常、响度异常、音质异常等。常见于声带和喉的炎症、新生物以及神经的功能失调，发声异常作为喉头疾病的表现之一，在临床上具有重要意义。

（四）吞咽障碍

吞咽障碍是指由多种原因引起的，由于摄食 – 吞咽过程中一个或多个阶段受损而导致吞咽困难的一组临床综合征。吞咽障碍可影响摄食及营养吸收，还可导致食物误吸入气管导致吸入性肺炎，严重者危及生命。因吞咽障碍的发生机制及康复训练与言语障碍中的构音障碍有共同的地方，所以吞咽障碍多放在言语治疗中介绍。

第二节　言语 – 语言障碍的功能评定与康复治疗护理 🔲 微课2

PPT

言语 – 语言障碍的康复，是指通过各种手段对言语 – 语言功能障碍的患者进行针对性的康复治疗。从事言语 – 语言障碍康复的治疗师即为言语 – 语言治疗师。

一、言语 – 语言障碍的功能评定

（一）言语 – 语言功能评定的目的

言语 – 语言功能的评定主要针对脑部损害、周围神经损伤导致语言交流异常的患者等，其主要目的首先是判断障碍的性质、类型、程度和发生的原因；其次是为患者选择正确的治疗方法、评价治疗效果提供依据；最后预测患者言语 – 语言功能障碍恢复的可能性。

（二）言语 – 语言功能评定的注意事项

1. 意识障碍、严重痴呆、情绪不稳定等无法合作者不宜进行言语 – 语言功能评定。

2. 评定环境应安静，最好采取"一对一"形式评定，避免干扰。陪伴人员在旁时不可暗示、提示患者。

3. 评定前准备好评定用具，如录音机、图片等。

4. 评定要在融洽的气氛中进行，评定时注意观察患者的情况、是否合作、疲劳等。

5. 评定过程中不要随意纠正患者的错误，注意记录患者各种反应（如替代语、手势、肢体语言、书写表达等）。

二、言语－语言障碍的康复治疗护理

（一）言语治疗的适应对象

凡有言语、语言障碍的患者均可接受言语治疗，但由于言语治疗的双向交流性，对有严重意识障碍、情感障碍、行为障碍、智力障碍或有精神疾病的患者，以及拒绝接受治疗者，言语治疗效果不佳。言语治疗适应对象包括各种构音障碍、嗓音障碍、流畅异常、语言异常以及吞咽障碍等。

1. 构音障碍　指发音器官在发某个元音、辅音或声调时发生异常。

2. 嗓音障碍　指说话时的音高、音量或音质出现异常，包括声音太小、男生女调、各种嗓音疾病导致的声音沙哑等。

3. 流畅异常　指言语的流畅性存在异常，即在说的时候存在不自主的停顿、发音重复和延长等，如典型的口吃患者。

4. 语言异常　即在语言理解和表达上存在异常，如儿童常见的语言发育迟缓、自闭症等，成年人常见的失语症等。

5. 吞咽障碍　是脑卒中、脑外伤等疾病引起的进食和吞咽存在异常。

（二）言语治疗的原则

1. 评估准确、个性化的原则　评估要有针对性，在治疗前全面评估，根据评估结果制订个体化的治疗方案。

2. 难易适中、循序渐进的原则　言语训练要遵循循序渐进的原则，由简单到复杂。如果听－说－读－写等功能均有障碍，治疗应从提供听理解力开始，在口语训练上有所侧重。

3. 重点突出、多方面综合的原则　设定训练课题之前，首先要对患者的语言障碍进行正确的评价和分型，了解语言障碍的各个侧面和程度，此基础上针对语言症状的各个方面，设定能使之改善的训练课题。

4. 主动参与、形式多样的原则　言语治疗的本身是一种交流的过程，需要患者的主动参与。双向交流是治疗的重要内容。

5. 注重心理、及时反馈的原则　治疗中应及时反馈信息，以强化正确反应，纠正错误反应。

（三）言语治疗常用的治疗形式

一对一训练为主，可结合集体训练。

1. 家庭治疗　针对慢性患者。应将制订的治疗计划、评价方法介绍和示范给家属，并可通过观摩、阅读指导手册等方法教会家属训练技术，再逐步过渡到回家进行训练。

2. 门诊治疗　一周治疗时间不低于150分钟，选择最佳训练时间段训练，从而达到最佳效果。

3. 住院治疗　规范、系统的检查与评估；连贯的训练；最佳疗效。每周3～5天，每天1～2次。每次30分钟至1小时。

（1）自主训练　患者经过"一对一"训练之后，充分理解言语训练的方法和要求，具备了独立练习的基础；这时治疗师可将部分需要反复练习的内容让患者进行自主训练。

（2）小组训练　又称集体训练。目的是根据患者的不同情况编成小组，使患者逐步接近日常交流的真实情景，通过相互接触，减少孤独感，学会将个人训练成果在实际中有效地应用。

（四）言语治疗的注意事项

1. 抓住训练时机　早期介入。急性期可以在床上训练，开始时间以原发病稳定，主治医师许可之后进行。婴幼儿则要早发现、早做治疗干预。

2. 注重反馈的重要性　注意正反馈和负反馈。注意正面引导，避免否定患者的言行。当患者强调自己的错误时，应在淡化其失败感的同时，努力向克服障碍的决心方面引导。对于患者细微的进步，也不要忘了鼓励，要使患者总是处在有可能成功的状态。

3. 重视患者本人主动参与　一般来说训练效果与训练时间成正比，因此要充分调动患者和其家属的积极性，配合训练。与患者建立充分的信赖关系，是将治疗引向成功的第一步。

4. 关注患者训练状态　注意观察患者的异常反应，训练时如发现与平时状态不同，绝不要勉强训练。再有治疗时家属在场可能会影响患者治疗情绪，但还需让家属观察到全部训练过程，掌握训练患者的方法，因此训练室最好设有观察窗口，观察窗口应使用单向玻璃，让家属能看到患者，而患者看不到家属。

5. 确保交流手段　对于重度交流患者，要用手势、笔、交流板等尽快建立有效治疗。

6. 尊重患者的人格　对行为表现有"返童倾向"等异常的，避免加重患者的心理不平衡，以及削弱训练欲望，影响训练效果等负面作用。同时要尊重患者的意见。对收集个人生活资料中涉及的个人私生活内容，应注意保密。

7. 心理治疗　语言障碍患者的心理障碍应视为由于语言障碍引起的二次障碍，所以也是语言治疗工作范围以内的内容。语言治疗的目的不仅使语言功能改善和恢复，与此同时也要设法使患者的心理－社会状态得到适应。

第三节　失语症的功能评定与康复治疗护理

PPT

一、概述 微课3

（一）定义

失语症（aphasia）是获得性语言障碍，指与语言功能有关的脑组织的器质性损害造成患者对人类进行交际的符号系统的理解和表达能力受损，尤其是语音、语义、字形等语言符号的理解和表达障碍。大多数人的左侧颞叶、额叶是控制语言的中枢，脑卒中、脑肿瘤、脑外伤或颅内感染等累及相关区域都会影响语言功能。失语症患者通常无意识障碍和感觉缺失，能够听到说话声音，看见文字，但不能理解言语和文字的意义；无发声系统运动功能的损伤，但不能用口语准确表达意思。具体而言，是通过口语或书面语言或手势语来传达思想、感情、意思和需要的交流能力，即听、说、读、写能力的缺陷。

（二）失语症的临床表现

1. 听觉理解障碍　指患者对口语理解能力降低或丧失。听觉正常，但听不懂别人和自己的语言，因此虽能说话，但语言混乱，常常表现答非所问，别人不能理解其讲的内容。根据失语症的类型和程度的不同，表现在理解字词、短句和文章时出现不同水平的障碍。

（1）语音辨认障碍　患者听力正常，但对所听到的讲话声音不能辨认，给人一种似乎听不见的感觉，患者可能会说听不懂对方的话或不断地反问或让对方重复。典型症状即纯词聋，但临床上偶见。

（2）语义理解障碍　在失语症中最多见。患者能正确辨认语音，但存在着连续音义的中断，以致部分或全部不能理解词意。重症患者对日常生活常用物品名称或简单的问候语不能理解，轻症患者往往在句子较长、内容和结构复杂时不能完全理解。

2. 口语表达障碍 表现为发声障碍、说话费力、错语、杂乱语、找词困难、刻板语言、言语的持续现象、模仿语言、语法障碍、复述障碍等。

3. 阅读障碍 是阅读能力受损，也称失读症，由脑病变所致。阅读包括朗读和文字的理解，这两者可以出现分离现象。表现为朗读文字、理解文字的意义时出现困难，词与图的匹配错误、不能用词与实物配对。

4. 书写障碍 主要表现为书写不能、构字障碍、镜像书写、书写过多、惰性书写、象形书写及错误语法等。

（三）失语症的类型 微课 4

脑病变导致的失语症可以表现为自发谈话、听理解、复述、命名、阅读、书写 6 个基本方面的障碍。根据病因和病变部位的不同，失语症的临床表现也不尽相同，多以某一种语言障碍为主，同时伴有不同程度的其他语言功能受损，也可伴有失用症、失认症或肢体瘫痪等。

1. 外侧裂周失语 病灶位于外侧裂周围，都有复述困难，这是最常见的，并且广泛承认的一类失语。

（1）运动性（Broca）失语 临床以口语表达障碍为最突出特点，口语呈非流利型、电报式，语量少，每分钟讲话常少于 50 个字。表现为讲话费力，语调、发声障碍，找词困难；听理解相对保留，但对含语法词句和长句不理解；复述、命名、阅读及书写都有不同程度受损。病变多累及优势半球额下回后部的区及皮质下白质、脑室周围白质甚至顶叶及岛叶。

另外，Broca 失语常常伴有颜面失用，即颜面部自主运动不能听从命令随意进行。病灶累及优势半球额下回后部（Broca 区）。

（2）感觉性（Wernicke）失语 口语理解障碍为其突出特点。轻者可以理解常用词、简单句，重者对别人和自己讲的话均不理解，常答非所问。谈话为流利型，因找词困难和大量错语，以致说出的话难以被理解。复述及听写障碍与理解障碍大体一致。命名、朗读及文字理解存在不同程度障碍。病变位于优势半球颞上回后部的 Wernicke 区。

（3）传导性失语 复述不成比例的受损为此型失语的特点。自发语言表现为流利性，找词困难是突出的表现，谈话常因此出现犹豫中顿；命名及朗读中出现明显的语音错语，伴不同程度的书写障碍。病变部位于优势半球缘上回皮质或深部白质内的弓状纤维。

2. 分水岭区失语 病灶位于大脑前动脉与大脑中动脉分布交界区，或者大脑中动脉与大脑后动脉分布交界区。此类失语的共同特点是复述相对保留，病灶均在分水岭区，因病变部位有所不同，临床表现亦不一样，可分为经皮质运动性失语、经皮质感觉性失语以及经皮质混合性失语。

（1）经皮质运动性失语 该型失语症与 Broca 失语的最大区别在于可以复述较长的句子。另外，谈话为非流畅性失语，自发语言较少，患者说话费力，发声和语调障碍比 Broca 失语者轻，主要是言语扩展有困难。听理解尚可，对语法句和长句的理解有困难。复述较好，表达性命名障碍，阅读有轻度障碍，书写障碍较重。病变主要在优势半球 Broca 区的前、上部。

（2）经皮质感觉性失语 该型失语症者与 Wernicke 失语的最大区别在于复述保留。另外，谈话为流利型，口语表达有错语，听理解障碍重，但比 Wernicke 失语者轻些。复述较好，倾向模仿，命名和阅读严重障碍，书写不正常。病变主要在优势半球颞、顶分水岭区。

（3）经皮质混合性失语 谈话为非流利型，主要特点除复述相对保留外，所有语言功能均明显受损，可有模仿语言，听理解、命名、阅读和书写均严重障碍。病变常为优势半球分水岭区大片病灶。

3. 完全性失语 是一种严重的获得性的全部语言功能的损害，是听、说、读、写所有语言模式受到严重损害的一种失语。主要表现为自发性语言极少，命名、复述、读词不能。听觉理解、文字理解严重障碍，即使能理解也是极少数单词。有的患者能说出部分系列语，如数出部分数和唱出部分歌曲和歌词。病灶位于优势半球外侧裂周围的语言区域，多伴有偏瘫、偏盲及偏身感觉障碍。

4. 命名性失语 又称为健忘性失语，是以命名障碍为主要表现的流畅性失语。在口语表达中主要表现为找词困难、缺实质词，对人的名字也有严重的命名困难。对于说不出的词，患者多以迂回语言和描述物品功能的方式进行表达，因此语言表现为赘语和空话较多。除了命名以外的其他语言功能均被保留下来。病灶位于优势半球颞中回后部或颞枕交界区。

5. 皮质下失语 皮质下病变产生的失语较皮质病变少见，症状常不典型。丘脑性失语表现为音量小、语调低甚至似耳语，发声尚清晰，找词困难，可伴错语。基底节性失语则以发声和语调的变异为主，患者说话含混不清，字音和语调不准，但不影响对语意的理解。

二、失语症的评定方法 　微课 5

失语症评定的目的首先确定患者言语失语症障碍的类型及诊断结果，鉴别各类失语症障碍；然后了解患者言语失语症障碍的程度及各种影响患者交流能力的因素；最后通过评定患者残存的交流能力，预测患者的康复进展以及结果，确定患者治疗目标，制订治疗计划及方案提供制订治疗方案的依据，评价言语治疗效果。

（一）BDAE 失语症严重程度分级标准

自测，简单易行的评估方法。

0 级：无有意义的言语，无听觉理解能力。

1 级：语言交流中有不连续的语言表达，但大部分需要听者去推测、询问和猜测；可交流的信息范围有限、听者在语言交流中感到困难。

2 级：在听者的帮助下，可能进行熟悉话题的交谈。但对陌生话题常常不能表达出自己的思想，使患者与检查者都感到进行语言交流有困难。

3 级：在仅需要少量帮助或无帮助下，患者可以讨论几乎所有的日常问题。但由于语言和（或）理解能力的减弱，使某些谈话出现困难或不大可能。

4 级：语言流利，但可观察到有理解障碍，但思想和语言表达尚无明显限制。

5 级：有极少的可分辨得出的语言障碍，患者主观上感到有点儿困难，但听者不一定能明显觉察到。

（二）一般资料收集

1. 收集的资料 包括患者临床资料以及个人史、患者生活环境等。

2. 初步观察 患者的一般状况及现存言语能力。

（三）常用的评估量表

目前常用的评估量表有《汉语失语症成套测验》《汉语标准失语症检查量表》《汉语语法量表》《西方失语成套测验》等。

1. 常用的汉语失语症检查法 目前在国内常用的汉语失语症检查法有北京医科大学的汉语失语症成套测验、中国康复研究中心的标准失语症检查法、河北人民医院康复中心改编的波士顿诊断性失语症汉语版和实用能力交流检查。国外常用的有波士顿诊断性失语症检查、西方失语症成套测验、标记测验等。

2. 西方失语症成套测验（WAB） 自发言语：包括信息量检查；流畅度、语法能力和错语检查等亚量，检测患者自发语的信息内容和流畅度。听理解：以回答是非题的方法评分，听词辨认的检查以及相继指令检查确定。复述：复述字词句及数字。命名：包括物体命名、自发命名、完成句子及反应命名。阅读：语句理解、执行播令、听字指字、朗读数字及字句等。书写：抄写、听写、自发书写、序列书写、看图书写，语句书写等。相关认知功能：运用，运算、绘图、搭积本以及 RAVEN 检查等。

（四）失语症的分类评定流程

对于有言语障碍的患者，首先要根据有无听理解障碍确定是语言还是言语障碍。如果患者既有口语表达障碍，又有听理解障碍，则可判断为语言障碍，即失语症。然后要通过口语表达的特点，确定口语表达障碍属于流利型、非流利型还是其他类型。

复述障碍对分类评定很重要，根据复述障碍的有无，将流利型和非流利型失语各分为复述有障碍的流利型和非流利型失语、复述相对保留的流利型和非流利型失语两类，然后再根据听理解障碍的严重程度做出最后的分类。复述和听理解是严重受损还是相对保留的判定，应该将各项计分汇总并换算成百分率，百分率 <40% 为严重受损，百分率在 41%~60% 为中度受损，百分率在 61%~89% 为相对保留。听理解的判断则需要综合 3 个亚项的评分。以上分类步骤可供在评定时参考，准确的失语症分类评定还需要具体分析，可参照失语症分类中对各型失语特点的描述进行。

（五）评定注意事项

1. 应尽量避开视觉与听觉的干扰，环境应保持安静，选择在有隔音设施的房间内进行评定。

2. 检查前资料的收集要充分，包括病史、个人史、生活史；并了解患者的一般状况和大致的言语能力，准备好需检查的内容、器具等并确认。

3. 评估前应向患者或家属说明检测的目的、内容及注意事项，以取得患者家居的同意和充分配合。

4. 当患者病情不稳定或体力不支时，应及时停止评估活动。

5. 检查过程中要注意患者的疲劳度及患者的其他异常反应。

6. 检查过程中不要随意纠正患者的错误，从而影响评估结果。

7. 检查过程中要记录患者的替代语、肢体语言、书写表达等原始反应。

三、失语症的治疗方法 📱 微课6

（一）失语症的基本治疗方法

失语症患者意识清醒，情绪稳定时是治疗的最好干预时机，发病 3~6 个月内为恢复高峰期，因此尽早开展治疗。治疗前进行语言评估，治疗结束或者平台期可把已掌握的内容和能力进行适应训练，对家属进行指导。

1. 以改善语言功能为目的的治疗方法

（1）阻断去除法　根据 Wleigl 的理论，失语症患者基本上保留了语言能力，而语言的运用能力存在障碍，通过训练可使患者重新获得语言运用能力。

（2）Schuell 刺激法　刺激训练法是多年失语症训练中摸索出的方法，20 世纪 70 年代该方法被应用到认知心理学的研究中并产生了新的理论。

（3）程序介绍法　是将刺激的顺序分成若干个阶段，对刺激方法和反应严格强化限定，使之有再现性并定量测定正答率。

（4）脱抑制法　利用患者本身可能保留的功能，如唱歌等来解除功能的抑制。

（5）功能重组 通过对被抑制的通路和其他通路的训练使功能重新组合、开发，以达到语言运用的目的。

（6）非自主性言语的自主控制 一些失语症患者的表达很困难，只残留下很少的词语或刻板言语，且这些言语又是在非自主状态下产生的，因此可以把这些自发产生的词语作为康复的基础。首先是自发性词语正确反应的建立，然后是这种反应的进一步扩展并达到自主控制水平，使患者的命名和交流水平得到改善。有文献报道此方法主要用于皮质下失语症患者。

2. 以改善日常生活交流能力为目的的治疗方法

（1）交流效果促进法（promoting aphasics communication effectiveness，PACE） 适用于各种类型和不同程度的语言障碍者。在训练中，PACE 技术要求由治疗师与患者双向交互传递信息，利用接近于实际交流的对话结构，充分调动患者残余的语言功能，以使其掌握实用性的交流技术。

（2）功能性交际治疗（functional communication therapy，FCT）。

（3）交流板或交流册的应用 适用于口语表达严重障碍，但尚能运用手势（指点）的患者。①交流册可收集患者的日常用语、常用信息（如地址、电话号码等）以及亲友的照片等。②交流板或交流册制作完成后，训练患者建立运用交流板交流的意识，以及会话中应用交流板交流的技巧等。

3. 失语症的高级脑功能治疗 包括侵入性脑刺激（DB5）、经颅直流电刺激（tDCs）、经颅磁刺激（TMs）、非侵入性脑刺激（NIBS）、影像技术（MT）、脑机接口技术（BCL）等。

（二）临床上常用的失语症治疗方法

1. 传统刺激治疗方法 传统刺激法由 Schuell 创立，多年来，众多语言治疗学者进一步丰富和发展了该刺激法，使其在失语症的治疗领域占有重要的地位，成为失语症的各种治疗方法的基础之一。

（1）治疗原则 Schuell 提出的失语症治疗六项原则体现了刺激法的核心内容。①利用强的听觉刺激，这是刺激方法的基础。②适当的语言刺激，要根据失语症的类型和程度选择适当难度的刺激。③多途径的语言刺激，学会听刺激与视、触、嗅等刺激结合。④给予反复刺激，一次刺激得不到正确反应时，反复刺激可能会提高其反应性。⑤刺激应引出反应，每次刺激应引出相应的反应，这是评价刺激是否恰当的唯一方法。⑥根据反映情况对刺激进行强化和矫正，当患者对刺激反应正确时，要通过鼓励和肯定进行正性强化，若因刺激不当引起反应不正确则应修正刺激。

（2）听力理解训练

1）听词–图匹配 呈现 3~6 张图片或实物，检查者说出词，患者指出相应图片或实物。这一测验可以分辨出患者是否存在语义范畴的选择性损害。

2）句子理解 呈现 3~4 张图片，检查者说出句子，患者指图。

3）语段理解 检查者朗读语段，患者听后回答检查者的问题。

4）执行指令 在桌子上摆放 3~4 个实物，患者执行检查者的言语指令或动作指令。执行指令测验由长度不等的语句指令组成。

（3）口语表达训练

1）对话 检查者询问患者的姓名、年龄、住址、工作、家庭信息等，了解患者的言语流利性、语调、语句长度、发音的灵活性、语法结构，是否有找词困难，有无错语，是否有言语失用症或构音障碍。

2）图画描述 呈现一张有故事情境的图画，让患者尽可能多说，观察患者的言语表现，具体内容同对话。

3）系列言语与自动语序 要求患者自己数数，或跟着被查者一起数数：背诵熟悉的诗词或诗歌。观察重度失话症患者是否保留简单的自动语序。

4）词复述　检查者说一个词，患者复述，检查者可以重复一次。复述的词汇长度由 1～3 个字组成，以便观察词长效应。

5）句复述　检查者说一个句子，患者复述。句复述测验中的语句由短至长排列。短句 3 个字，长句 20 个字左右。

6）图/物命名　呈现一幅图画或一个物体，要求患者说出它的名称。命名时图画呈现的时间一般 ≤ 30 秒，记录患者的反应。

7）句子完形命名　呈现一幅图画，患者听一个需要完形的句子。如："这是我们坐着休息的一把"，患者说："椅子"。

8）反应命名　检查者提问，患者回答。答案可以包括名词、动词、颜色等，如"铅笔是干什么用的"。该测验属于找词测验，但同时也依赖于一定的听理解能力。

9）列名　要求患者在 1 分钟内尽量多说动物或水果名称。观察词联想的流畅性和灵活性。

10）图画描述　出示动作图片，要求患者用语句描述，如"孩子们堆了一个大雪人"。图画描述可以观察患着找词和构成句法结构的能力。

在上述言语表达测验中，都应详细记录患者的言语反应，尤其是错语，如语义错语、无关错语、音位性错语、新词和持续言语等。通过分析错语的类别，判断患者找词或命名的损害层级，有利于指导治疗。

（4）阅读与朗读训练

1）字辨认　出示一个靶字。患者从 4～5 个近形字中选出与靶字相同的字。不论是朗读还是阅读。前提是辩认熟悉的符号。它不涉及语义的理解，是单纯的视知觉匹配作业。

2）字词朗读　呈现一个字词、患者朗读。朗读中的词应该与听词辩认、命名测验的部分词汇相同。以便将听、说、读、写功能进行对照分析。

3）语句朗读　呈现一个语句，患者朗读。朗读的语句一般与复述等测验内容相同，便于在视－说（朗读）与听－说（复述）功能之间进行比较。

4）词－图匹配　呈现 3～6 张图片，检查者出示一个词，患者指相应的图片。目的是了解字形－语义间的联系，该测验应与听词－图匹配内容相同，便于在听，视通路之间进行比较，有助于判断是感觉通路的损害，还是语义系统的损害。

5）阅读语句　呈现一个不完整的语句，患者阅读句子，根据句子的意思从 4 个词中选出正确的 1 个词填空。供选择的 4 个词之中有的是近义词，有的与语句中的某些词汇有联系。在做出选择时，患者要检查所选词在上下文中的句法及语义方面可接受性，对提供的选择逐一排除。

6）执行文字指令　在桌子上摆放 3～4 个实物，呈现文字指令，患者按文字要求移动物品。它与听理解测验中执行口头指令内容相同，涉及一些方位词的理解，但呈现刺激的方式不一样。一种是以听刺激作为输入方式，另一种是以文字刺激作为输入方式。将两个测验结果进行比较，判断听接收与视接收两种功能哪个保留得更好。

（5）书写训练

1）书写姓名、住址及抄写　要求患者写出自己的姓名和住址。如果不能书写，则抄写。目的是初步了解患者的书写能力，是否存在构字障碍、镜像书写等。

2）初级水平听写　检查者朗读数字、偏旁、部首、笔画少的文字，患者书写。这一任务是简单的文字符号提取。

3）看图书写命名　呈现图片，患者写出图中事物的名称。图片可包括人造物、植物、动作。可与听理解、视图命名、阅读、复述测验的部分内容相同，以便在多个语言功能之间进行比较。

4）描述书写　给患者看 1 张情景图画，要求患者尽可能多地写出看到的事情。这一测验涉及找词、组成语句的复杂操作。

5）听写语句　检查者朗读句子，患者书写。内容与看图书写的内容相同。目的是在这两种测验的反应之间进行比较。在书写测验完成后，要对书写文字进行错误分析。

2. 指导患者的交流训练策略

（1）尽量要求患者保持日常的交流习惯。

（2）告诉患者若有问题时应及时求教于言语治疗师，寻求评定、治疗和合作。

（3）如果患者述说欠佳，可改用其他的交流方式，例如图画、读物、书写、手势或面部表情等。

（4）指导患者除了用口语表达外，还可以尝试使用其他交流方式。

（5）尽量指导患者谈论熟悉的话题，而不要在无辅助状况下让其进入新的话题。

（6）言语治疗师指导患者获得初期言语的特殊技能。例如语速、呼吸控制或口语训练。

（7）言语治疗师和患者应取得对交流的一致理解，确认患者了解将进行交流的目的和过程、使用的交流方法。两者使用同样的交流技术。例如，当患者需要完全采用指图进行交流时，则言语治疗师等其他人不再提出用书写或口语表达要求。

（8）在患者与其家庭成员及与其年龄相当者进行交流时，尽量使谈话简单而直接。

（9）康复和代偿策略中应包括提问和表明期望的技能。学会受教育的代偿策略。

（10）不论成功或大或小，言语治疗师和患者均应享受交流过程及成功。

3. 指导患者家属的交流训练策略

（1）对失语症患者进行交流策略训练的同时，应让其家属亦参与交流策略的训练活动。

（2）应容忍患者的情绪波动，尤其是在患者疲倦或患病、其听力和理解力比平常差时。

（3）尽量减少交谈时的外界噪声。

（4）尽可能面对患者交谈，表达时加上丰富的表情，并辅以手势或借助实物文字等。

（5）尽量用简短的语句。

（6）尽量谈论患者眼前关心的具体的事情，避免话题突变。

（7）当患者不能理解时，不要重复相同的话，最好换一种说法，更不要大声反复叫喊。

（8）多提供让患者用"是"或"不是"来回答的问题。

（9）给患者充足的时间表达，允许句间的停顿。

（10）不要强制患者说话或直接纠正错误。

（11）当患者有正确的反应时，应给予鼓励和赞许。

（三）各种失语症患者的治疗重点

1. 运动型失语和经皮质运动型失语　构音练习是重点，其他还有听觉语音记忆广度练习、呼名及书写表达练习、看图说话、记日记、做作文等。

2. 感觉性失语和经皮质感觉性失语　训练重点在听觉辨认、复述、命名等，语言训练效果不佳，如遇文字理解力尚差的病例，则以文字训练为突破口。

3. 传导性失语　以呼名训练、看图说话及书写朗读等为重点，还可包括视觉语言记忆广度训练、复述训练、听写训练。

4. 命名性失语　以呼名训练为重点，由简单到复杂。

5. 完全性失语　语言功能本身的治疗改善不明显，仅可能使听理解有所改善，不应以直接疗法为重点，而应把重点放在交往能力的代偿性技术的训练上，如手势、指物、图画等非语言手段的运用练习。

（四）失语症治疗的注意事项

1. 训练前准备　每次训练前应根据对患者的评定及上次训练的反应，制订具体训练计划，预先准备好训练用品，应尽量减少患者视野范围的杂乱及不必要的物品。

2. 训练时间 每周 3~5 天（慢性期每周 1~3 天），每日 1 或 2 次。每次 30~60 分钟。耐受力差者也可从 15~20 分钟开始。

3. 治疗都应充分理解患者 尊重愿者人格，让患者对自身障碍有正确的认识。

4. 注意正面引导 避免直接否定患者。增强患者的自信心、激发患者训练的欲望。

四、失语症康复护理 🄔 微课7

（一）运动性失语的康复指导

1. 呼吸训练 呼吸气流量和气流控制是正确发音的重要因素。患者充分放松，保持正确坐姿，深呼吸，逐渐增加患者的肺活量。特别注意增强患者的呼吸压力与呼气时间。

2. 发音器官的训练 先做简单的张口、伸舌、龇牙、鼓腮动作，再进行软腭提高训练。指导患者将嘴张大，教其发 a 音；舌部训练，让患者尽量向外伸舌，反复做伸缩舌运动，由慢到快，逐步提高其运动速度，舌尖舔上下唇、左右唇角，再做顺向及逆向舔全唇动作；唇部训练，指导患者反复进行抿嘴、撅嘴训练。吹气训练，吹乒乓球、口琴等。

3. 增强构音肌肉动觉的训练 利用冰、软毛刷等刺激口面肌肉和软腭，也可利用手指按压，牵拉抵抗口面肌肉，增强构音肌肉深浅感觉。发音训练的辅助：教患者利用视觉（照镜子）和听觉（听录音），代偿构音动觉的缺陷，促进言语肌肉的运动控制。

4. 发音训练 采用示教－模仿方法，从英语音标元音 a－e－i－o－u 开始。可从单元音、双元音开始练习。逐渐增加发音时间，增大音量及四声变换。元音发音正确且清楚时，可做辅音的练习（辅音＋元音，元音＋辅音，辅音＋元音＋辅音）。学喉音 h、ha，唇音 b、p，舌齿音 d、t。利用口部肌肉的某些运动进行发音的转化训练，如通过吹灭蜡烛的动作引出"p"的声音，张嘴叹气的动作引出"h"的声音。

5. 词、句训练 单音训练 1 周后逐步训练患者单词—词组—短句发音。从简单的单词开始，如"西瓜""床""鸡""吃饭"等。适当提示，如说"吃"，患者多会接着说"饭"，最后说出完整单词"吃饭"；如模仿吃水果动作，诱导患者主动说出"吃苹果"。

6. 韵律训练 字词的四声练习，重音练习，不同句型的语调练习都在标准符号的图示下进行，要控制速度、停顿。进行节奏训练时，治疗师和患者可同时用手、脚或笔打拍子，也可利用节拍器协助。

7. 短文训练 经过 1~2 周时间训练，掌握一般词组、短句后即能接受跟读或阅读短文的训练。

8. 书写训练 重患者从简单字开始"火""水"，逐步到单词—句子；轻患者进行单词—句子—短文的训练。这种训练每天 10 次，每次 10 分钟。

（二）感觉性失语的康复指导

感觉性失语的口语及书面语理解困难，应以提高理解能力训练为主。

1. 听觉训练 声音刺激。让患者听广播、听音乐、听他人读报，每天 2 次，每次 20 分钟，刺激思维，提高对语言的理解力。

2. 手势训练 通过对患者较熟悉的手势激发其理解能力。如喝水，护士或家属做喝水动作，让患者模仿、重复。

3. 实物刺激 让患者说出所看见实物名称，护士可适当提醒，反复训练。

4. 记忆训练 让患者回忆印象深刻的往事，患者容易积极配合，回答较正确。

5. 兴趣训练 从患者兴趣爱好着手，如打麻将、唱歌、下象棋等，由于记忆深刻，患者常容易接受。

（三）完全性失语的康复指导

完全性失语患者语言功能几乎完全丧失，其理解能力和口语表达能力严重障碍，一般仅会发出单音。训练应以听、理解为主，辅以语音训练。此类患者对眼神、语调、表情、手势较为敏感，应以非语言交流训练为主，如以张开嘴表示喝水、吃饭、吃水果，闭眼表示睡觉，手指便器表示大小便，同时发出"吃""喝""尿"的音，再如让患者穿毛衣，则必须既说"穿毛衣"让患者听，又要指着准备好的毛衣，并作出手势示意让患者看，本组患者经 7 周训练，能用简单的字词及简单的体语表达基本需求。

（四）不完全性失语的康复指导

能说出一些单字、词组、句子或说话不流利，患者常常有词汇贫乏、讲话缓慢、重复语言等。对这类患者要耐心地教，反复复述阅读的故事，练习灵活性，练习语言的运用技巧。

五、临床工作中与失语症患者的沟通技巧

（一）说话内容简短具体，且语速放慢

1. 说话慢，说短句和简单句，不用抽象的词语。
2. 当需要选择时给出 2~3 个选项。
3. 提问用"是"或"不是"。
4. 给患者更多的时间去说话。
5. 当对方没听懂问题是，要重复一遍。
6. 重复对方说的话以确保自己理解正确。
7. 忽略不影响意思的小错误。
8. 站在对方面前，让对方看见自己的表情及口型。

（二）运用书写、肢体语言及辅助沟通工具

1. 无口语，可鼓励用手势表达　伸大拇指——大便、伸小拇指——小便、伸示指——有痰、握空心拳（形如水杯）——口渴、握实心拳（形如重锤）——疼痛、用手拍床——想交流等。

2. 实物图片法　用一些实物或者图片，进行简单的思想交流以满足生理需要，解决实际困难。利用常用物品如茶杯、便器、碗、人头像、病床等，反复教患者使用。如茶杯表示要喝水，人头像表示头痛，病床表示翻身。此方法还可适用于听力障碍患者。

3. 文字书写法　适用于文化素质高，无机械书写障碍和视空间书写障碍的患者。神经外科术后能用文字书写流畅交流的患者较少。

（三）给予患者赞扬与肯定以建立自信

1. 鼓励患者多说话，对于患者所说的内容，都应该给予赞扬和肯定。
2. 练习以短时间多次数为主，并且在轻松的气氛下谈话，保证患者有和人沟通的动机。

（四）保持耐心让患者有充分的时间来表达

多给予患者说话的机会，如果患者想说却说不出来时，可以给其一些提示，比方提示第一个字或是物品的功能等，不要急着帮他说出来。

（五）从简单常用语开始，鼓励患者多说话

鼓励患者说出简单的日常用语，如早安、再见、谢谢、你好，因为这些话语他们比较容易说出，

且每天都可以使用到。

常见的口运动家庭训练方法

失语是语言通路的障碍，但口唇、舌体运动能力的减弱或丧失，在一定程度上也会影响口语表达的准确性。口运动功能的改善对患者口语表达的改善具有重要作用。包括口腔感觉训练、下颌运动、面部放松、缩唇运动、唇外展训练、唇力度训练、伸舌训练、舌侧方训练、卷舌运动、弹舌运动、舌灵活度训练。口运动训练可以增加患者对口唇、舌体的运动控制能力，对失语患者的语言恢复有很大的帮助作用。家属应督促患者每日进行，训练时循序渐进。

第四节　构音障碍的功能评定与康复治疗护理

PPT

一、概述

（一）构音和构音障碍

1. 构音　说话者把说话意图（意思、情报）通过发声发语变成声音传达给对方，这个过程叫构音。

2. 构音器官　参与构音的各个末梢器官叫构音器官或发声发语器官。

3. 构音的发生过程

（1）呼吸运动　呼气产生声音的能源。说话时的呼吸符合下列条件：①呼气时要有一定的压力；②呼气时压力能维持一定的时间；③能适当控制呼气压的水平；④以上的条件，不需要特别的努力呼吸，都是在无意识中实现；⑤说话时，吸气相在 0.5 秒左右，呼气相在 5 秒以上。

（2）喉头运动　将呼气气流变成声音（发声、喉头调节）。

（3）调音运动　将音源进行各种变调，给予语言音色。

（4）呼吸器官　由肺、支气管、气管、胸廓、横膈膜和辅助横膈膜运动腹肌群组成。

4. 调音

（1）语音产生时，声门以上各个器官的作用叫调音。

（2）调音器官包括唇、齿、腭（软腭、硬腭）、咽、舌、下颌、鼻腔等。受舌下神经、面神经、三叉神经、舌咽神经等支配。

5. 构音障碍（articulation disorders）

（1）定义　是指由于发音器官神经肌肉的病变或构造的异常使发声、发音、共鸣、韵律异常。表现为发声困难、发音不准、咬字不清、声响、音调及速率、节律等异常和鼻音过重等言语听觉特征的改变。

（2）构音障碍常见的病因　脑血管疾病、脑炎、脑外伤、急性感染性多发性神经根炎和舌咽神经、迷走神经、舌下神经损伤，以及运动神经元病、多发性硬化、重症肌无力等。

（二）构音障碍的类型及表现　微课 8

根据构音障碍的病因将构音障碍分为器质性构音障碍、功能性构音障碍和运动性构音障碍 3 个大类。

1. 器质性构音障碍　是由于发声器官结构异常所致，常见病因包括先天性唇腭裂、先天性面裂、巨舌症、牙齿咬合异常、外伤、神经疾患导致的构音器官麻痹、先天性腭咽闭合不全。主要的言语症状如下。

（1）鼻咽腔闭所不全所致的构音问题

1）共鸣异常、鼻音化　由于爆破时磨擦音所需的口腔内压不足所致辅音歪曲、省略。

2）声门爆破音　声门闭所后又急剧开放而出现似咳的声音。

3）咽喉头爆破音　舌跟后缩而发出的声音。

4）咽喉头磨擦音　由下咽头到喉头所发出的声音。

（2）与鼻咽腔闭所无关的构音问题

1）上腭化构音　舌尖音的构音点向后移所致。

2）鼻咽腔构音　舌后部与软腭接触时，呼气从鼻中放出而发出的声音。

3）侧音化构音　舌向侧方移动，呼气不是从舌中央部呼出。

2. 功能性构音障碍　是患者构音器官无形态异常和运动功能异常，找不到构音障碍的病因，听力在正常水平，仅表现为固定状态的错误构音。导致功能性构音障碍的原因目前尚不清楚，可能与语音的听觉接受、辨认、认知因素和获得构音动作的技能因素等有关，一般通过构音训练可以完全恢复正常。

（1）在正常语言发育中见到的构音错误　如 k－t、g－d 等位置替代。

（2）构音点后移　齿音的构音后移，成为腭化构音，不使用舌尖或舌前部，如 t/d、k/g、z/c /s、g/k。

（3）侧音化构音　呼出气流不是从口腔中部而是由侧方漏出。如 z、c、s、zh、ch、sh 部分或全部。

（4）声母、韵母的歪曲、省略。

（5）鼻咽腔构音　用舌背闭锁口腔，从鼻腔发出气流和声音，如 i、u 等。

3. 运动性构音障碍　是由发声器官神经肌肉病变造成的言语肌瘫痪、肌张力异常和运动不协调等因素所致的言语障碍。运动性构音障碍又分为弛缓型、痉挛型、共济失调型、运动减少型、运动过多型和混合型 6 类。

（1）弛缓型　下运动神经元损伤。鼻音过重、音量低、字不清伴吞咽困难。病因主要有外伤、炎症、变性性疾病、循环障碍、代谢障碍等。

（2）痉挛型　上运动神经元损伤。说话缓慢费力、字音不清、鼻音重，如为双侧大脑损伤，伴强哭强笑，吞咽困难。病因主要有外伤、脑卒中、脑肿瘤、脑瘫等。

（3）运动失调型　小脑或脑干传导束病变。发音不清、含糊，语音语调差，声调高低不一，间隔停顿不当，言语速度减慢。发音低平、单调，可有颤音，音量控制差。

（4）运动过少型　椎体外系病变，构音肌群不自主运动和肌张力改变主要为构音肌群强直造成发音低平，单调。多见于帕金森综合征。

（5）运动过多型　椎体外系病变，如舞蹈病、肝豆状核变性、手足徐动症脑瘫等，发音高低、长短、快慢不一。嗓音发哑紧张，言语缓慢，为构音肌不自主运动造成。

（6）混合型　痉挛型与弛缓型常见于肌萎缩性侧索硬化、脑外伤等疾病。言语异常的特点是速率缓慢，低音调，紧张窒息音，鼻音过重，气体由鼻孔逸出。临床伴有无力、运动缓慢、活动范围受限。痉挛型、弛缓型与共济失调型常见于多发性硬化。言语异常的特点是音量控制障碍，刺耳音，鼻音过重，不适当的音调和呼吸音，重音改变。临床伴有无力、肌张力增高、反射亢进等症。

二、构音障碍的评定方法

对构音障碍的评定是通过对构音器官功能检查和器械检查，了解言语产生过程中某一言语组成部分（呼吸、喉部声带、腭咽机制、口腔发声动作）受损的情况，做出正确判断，确定治疗目标，评定治疗效果。

（一）构音器官功能检查

1. 倾听患者说话时的声音特征。

2. 观察患者的颜面、双唇、舌、颌、腭、咽、喉部、呼吸在静态下的情况。

3. 请患者做各种言语肌随意运动以确定其异常情况。器械检查则可采用空气动力学测量、声谱分析、放射学检查、纤维镜观察以及肌电图检查。

4. 构音器官功能检查常常受评定者经验的影响，器械检查则可进一步明确某一言语组成部分解剖结构与生理功能的受损严重程度，以便确定治疗重点，两者可以相辅相成。

（二）构音评定方法

1. 构音评定主要是以普通话语音为标准音评定患者的语音是否异常，结合构音类似运动对不同言语层级的运动障碍和结构异常进行系统评价。检查用具包括单词检查用图卡 50 张、记录表、压舌板、卫生纸、消毒纱布、吸管、录音机、鼻息镜等。构音评定中的语音清晰度测试一般采用我国残疾人分类分级标准（国标）中的语音清晰度测试方法。此方法可以评价患者的语音清晰程度，适用于构音障碍的初次评价以及语言治疗和训练的效果。简单省时，易于操作。检查范围包括会话、单词检查、音节复述检查、篇章检查、构音类型运动检查、结果分析、总结七个部分。

2. 河北省人民医院康复中心修改的 Frenchay 构音障碍评定法。该测验检查内容包括反射、呼吸、唇、颌、软腭、喉、舌、言语八大项，每项又分为 2 ~ 6 细项，共 28 细项。如唇大项中 5 细项包括观察静止状态、唇角外展、闭唇鼓腮、交替发音、言语五种情况下唇的外形与运动情况。每细项按严重程度分为 a 至 e 五级，a 正常，b 轻度异常，c 中度异常，d 明显异常，e 严重异常。可根据正常结果所占比例（a 项/总项数）简单地评定构音障碍的程度。

3. 目前我国构音障碍评定应用的最广泛的方法被称为中康版构音障碍检查法。此评定法是李胜利老师依据日本构音障碍检查法和其他发达国家构音障碍评定方法的理论，按照汉语普通话语音的发音和我国的文化特点在 1991 年研制。中康版构音障碍检查法主要包括构音器官检查和构音检查。通过此方法的评定不仅可以检查出孩子是否患有运动性构音障碍和程度，也可用于器质性构音障碍和功能性构音障碍的评定。

三、构音障碍的治疗方法 📱 微课 9

（一）构音障碍的基本治疗方法

1. 构音障碍的康复治疗原则

（1）治疗要在安静场所进行，急性期可以在床边进行，若患者能在轮椅上坚持 30 分钟坐位，可以在治疗室内进行治疗。

（2）针对患者的言语表现及个体特征进行治疗，治疗计划以异常的言语表现为侧重点，兼顾各种不同类型构音障碍的特点，同时考虑到患者的生活习惯、年龄、认知水平及爱好等影响因素。

（3）按评定的结果选择治疗顺序，一般从呼吸→喉→腭和腭咽区→舌体→舌尖→唇→下颌运动逐个地进行训练。根据构音器官评定所发现的异常部位决定训练的出发点，多个部位存在运动障碍时，应从有利于言语产生的角度，选择几个部位同时开始训练。

2. 构音障碍的康复治疗方法

（1）松弛训练 当随意肌群完全放松，躯体非随意肌群包括构音肌群也可松弛。主要针对痉挛性构音障碍，可进行以下的放松训练：①足、腿、臀的放松；②腹、胸、背部的放松；③手和上肢的放松；④肩、颈、头的放松。

（2）呼吸训练 呼吸气流的量和呼吸气流的控制是正确发声的基础。注意呼吸控制可降低咽喉部的肌紧张，同时把紧张性转移到腹肌和膈肌，从而有利于发声。①坐姿：选择稳定舒适的坐姿，躯干直立，双肩水平，头保持正中位；如果病情不允许坐位，可采取平卧位，头偏向一侧或侧卧位。②腹式呼吸：患者取立位或坐位，一手放于前胸，一手放于腹部，用鼻子吸气、嘴呼气，吸气时腹部隆起，呼气时腹部回收。③手法辅助呼吸训练：呼吸短弱者可辅以手法介入，治疗师双手放于患者两侧肋弓稍上方的位置，嘱患者自然呼吸，在呼气终末时加以压力，使患者呼气量增加。④口、鼻呼吸分离训练：患者平稳地由鼻吸气，然后从口缓慢呼出。⑤数数：一口气数 1，2，3，4……10。⑥增加呼吸气流训练：如吹气球、吹泡泡、吹蜡烛、吹哨子、吹纸片等。

（3）发音训练 应根据评价时发现的障碍类型决定。①发音启动训练；②持续发音训练；③音量控制训练；④音高控制训练；⑤鼻音控制训练。

（4）本体感觉神经肌肉促进法 ①感觉刺激：冰刺激面部、软腭、腭弓；软毛刷快速刷拂。②压力：对舌肌、舌骨施加压力。③牵拉：牵拉舌肌，诱发更大的收缩；轻轻拍打笑肌。④抵抗：舌肌、咬肌等抗阻运动。

（5）发音器官运动训练 主要是改善口面与发音器官肌肉收缩力量、活动范围、准确性、协调性和运动速度的方法。①唇运动：噘唇、咧齿、闭唇、鼓腮。②舌的运动：前伸、后缩、左右摆动、后卷、环形"清扫"、抗阻运动。③软腭抬高：用力叹气、发"a"音、发"pa、da、ma、ni、si、shu"音、用冰或细毛刷刺激软腭。④下颌运动训练：下颌的下降、上抬、前伸、后缩、左右侧移。⑤交替运动：颌（张闭口运动）、唇（前噘后缩）、舌（伸出缩回左右摆）。

（6）语音训练 鼓励患者观察治疗师的发音口型。患者发音时照镜子，以便及时纠正自己的发音动作。①先练习发"a""i""u"音；②然后练习发"b""p""m"音；③若均能无误地发出上述音节，则可以开始练习发"ba""pa""ma""fa"音；④熟练音节后，可进行朗读单词和句子、唱歌等训练。

（7）语音、语言的韵律训练 由于运动障碍，很多患者言语缺乏抑扬顿挫和重音变化。可使用电子琴等乐器或有节奏地拍桌子让患者随音变化训练音调和音量。①音调，四声或唱歌；②让患者模仿不同的语调，表达不同的情感；③练习陈述句、命令句、疑问句的语调。

（8）替代言语交流的训练 适用于重度构音障碍的患者，常用且简便易行的是利用图画板、词板、句子板进行交流等。

（二）临床上常用的构音障碍治疗方法

1. 克服鼻音化的训练 鼻音化是由于软腭运动差，腭咽闭合不全所致。治疗目的是加强软腭肌肉的力量。

（1）"推撑"疗法 具体的做法是患者两手掌放在桌面上向下推时、两手掌由下向上推时、两手掌相对推时或两手掌同时向下推时发"a"和"u"的声音。随着一组肌肉的突然收缩，其他肌肉也趋向收缩，以增加腭肌的功能。这种疗法可以与打哈欠和叹息疗法结合应用，效果更好。此外，发舌后根音（ga、gei、ga）：舌根运动，加强软腭肌力。

（2）引导气流法 这种方法是引导气流通过口腔，减少鼻漏气。如吹吸管、吹乒乓球、吹喇叭、吹哨子、吹奏乐器、吹蜡烛、吹羽毛和吹纸张，都可以用来集中和引导气流。如用一张中心有洞或画有靶心的纸，用手拿着接近患者的嘴唇，让患者通过发"u"声去吹洞或靶心，当患者持续发音时，将纸慢慢向远处移，这一方面可以引导气流，另一方面可以训练患者延长吹气。

（3）使用腭托　当软腭下垂所致重度鼻音化构音且训练无效时，可以采用腭托来改善鼻音化构音。

2. 克服费力音的训练　这种音是由于声带过分内收所致，听起来喉部充满力量，声音好似从其中挤出来似的。因此，主要的治疗目的是获得容易的发音方式，打哈欠的方法很有效。

（1）打哈欠状态时发声　让患者处于轻松的打哈欠状态时发声，在打哈欠的呼气相说词和短语。打哈欠理论上可以完全打开声带，停止声带的过分内收。

（2）训练患者随着"h"发音　"h"音是由声带的外展产生，也可以用来克服费力音。

（3）放松伴发声　以头颈部为中心放松，让患者由前向后缓慢转头，同时发声。

（4）咀嚼训练　咀嚼时发声，可使声带放松和产生适当的肌肉张力。

3. 克服气息音的训练　气息音的产生是由于声门闭合不充分引起的，因此主要克服途径是在发声时关闭声门。

（1）两手放在桌子上向下推或两手掌相对推，同时发"a"声，可以促进声门闭合。

（2）元音或双元音结合辅音和另一个元音发音：［ama］、［eima］，用这种方法来产生词、词组和句子。

（3）对单侧声带麻痹的患者，注射硅可用来增加声带的体积，当声带接近中线时，可能会产生较好的声带震动。

4. 腭咽闭合功能训练　由于患者肌肉发育不良，长期形成不良习惯等多种因素，腭咽闭合功能术后初期仍然不良，需要训练。

（1）改善腭部知觉及运动功能　按摩硬腭、软腭，软毛刷轻拭腭部。

（2）吞咽运动　依靠舌根反射迫使软腭运动。

（3）发高音、长音 a、i，逐步增强音高及音强，必要时堵住鼻孔，增强口腔共鸣能力，改善气体从鼻腔逸出的习惯。

5. 口颜面功能训练

（1）面部、腮部及下颌练习　①将下颌向左右两边移动。重复做 10 次；②夸张地做咀嚼动作做 10 次；③张开口说"呀"，动作要夸张，然后迅速合上。重复做 10 次；④合紧嘴唇，闭气，吹胀两腮，维持 5 秒，放松。重复做 5 到 10 次。

（2）唇部练习　①咬紧牙齿，说"衣"声，做 5 次；②嘟起嘴唇，说"乌"声，做 5 次；③说"衣"声，维持 3 秒，随即说"乌"声，然后放松。轮流重复 5～10 次；④合紧双唇，压着维持 5 秒，放松。重复做 5～10 次；⑤双唇含着压舌板，用力合紧及拉出压舌板，跟嘴唇抗力，维持 5 秒放松。重复做 5～10 次；⑥压舌板放嘴唇左面，用力合紧，拉出跟嘴唇抗力。然后放右面再做。重复做 5～10 次；⑦重复说"爸"音 10 次；⑧重复说"妈"音 10 次；⑨合紧嘴唇，然后发"拍"一声。重复做 10 次；⑩吹气/吹风车/吹肥皂泡。

（3）舌尖练习　①把舌头尽量伸出口外，维持稳定，然后缩回，放松。重复做 5～10 次；②把舌头中部缩向口腔内，尽量顶向后处，维持 3 秒，然后放松。重复做 5～10 次；③把舌头伸出口外，维持稳定约 3 秒，随即把舌头缩顶向后，维持 3 秒，然后放松。重复做 5～10 次；④张开口，舌尖升起到门牙前面。重复做 5～10 次；⑤张开口，舌尖升起到门牙背面，然后向后贴软腭。连续做 5～10 次；⑥舌尖伸向左唇角，维持 5 秒，再转向右唇角，维持 5 秒后放松。连续做 5～10 次；⑦用舌尖舔唇一圈，重复做 5 次；⑧用舌尖舔腮内侧及牙肉（像饭后清除口腔附着物）重复 5 次；⑨把舌头伸出，用压舌板向舌尖，与舌尖抗力。重复 10 次（抗力时尽量不用牙齿夹着舌尖来借力）；把舌头伸出，舌尖向上，用压舌板压着舌尖，与它抗力。重复 5 ~ 10 次；把舌尖伸向左唇角，用压舌板压着舌侧，与舌头抗力约 3 秒，随即把舌头转向右唇角，跟压舌板抗力约 3 秒。重复连续做 5 ~ 10 次；⑩重复说 "da" 音 10 次；重复说 "ga" 音 10 次；重复说 "la" 音 10 次；重复说 "da 、ga 、la" 音 10 次。

6. 功能性构音障碍 是指患者构音器官无形态及运动异常、听力正常、语言发育已经达到 4 岁水平以上，构音错误呈固定状态。临床表现多样比如舌尖音与舌根音相互置换；声母歪曲省略、置换；韵母歪曲、置换如前鼻音置换成后鼻音。

（1）语音矫治 根据目标语言对患儿进行辨音训练，让患儿了解错误发音，再以正确的构音口型和动作示范进行训练，比如使用构音棒、泡泡糖等物品辅助矫正。让患儿了解正确的发音方式和部位，从目标音过渡到音节、单词、短语、句子再到交谈。

（2）口肌训练

1）口部感知觉障碍训练 下颌、唇部按摩，减低口部肌张力。改善喂养方式，少给患儿喂食软烂、细的食物，多让其咀嚼硬、粗的食物，比如牛肉干、芹菜等，可提高患儿口腔敏感性，提高舌部的搅拌能力及下颌的开合能力。借助触觉刺激，比如冷热刺激、牙刷刺激、视觉刺激等改善口腔、口唇的感觉。

2）改善口部运动障碍训练 下颌运动，张闭口交替训练，下颌左右、前后交替训练，提高咬肌肌力法。唇部运动，展唇，鼓腮，上下咬唇、圆展唇交替训练。舌部训练，上下左右前后六位训练，舌尖抵腮、弹舌、绕舌、舌尖抵住上下齿龈、漱口、咀嚼训练。

3）改善言语呼吸训练 最大数数能力训练，吹气训练比如吹泡泡、吹纸青蛙、吹蜡烛等，肺活量训练等。

（三）构音障碍治疗的注意事项

1. 每次训练时长宜为 20 ~ 30 分钟。
2. 在避免过度疲劳的前提下。
3. 每日训练的次数宜多不宜少。
4. 坚持锻炼，循序渐进。
5. 若训练过程中出现任何不适，请及时就医诊治。

四、构音障碍的康复护理

（一）康复护理训练

1. 呼吸训练 改善发声的基础。先调整坐姿，后做增加呼气时间的训练和呼出气流控制训练。

2. 松弛训练 主要针对痉挛性构音障碍，可进行以下的放松训练：①足、腿、臀的放松；②腹、胸、背部的放松；③手和上肢的放松；④肩、颈、头的放松。

3. 发音训练 ①发音启动训练；②持续发音训练；③音量控制训练；④音高控制训练；⑤鼻音控制训练。

4. 口面与发音器官训练 ①唇运动；②舌的运动；③软腭抬高；④交替运动。

5. 语言节奏训练

（1）重音节奏训练 ①呼吸控制；②诗歌朗读；③利用生物反馈技术加强患者对自己语言节奏的调节。

（2）语调训练 练习不同的语句使用不同的语调。

6. 非言语交流方法训练 重度构音障碍的患者由于言语功能的严重损害，治疗师应根据患者的具体情况和未来交流的实际需要，选择非言语的方式交流。

（二）康复护理教育

1. 早期开始 告知患者和家属及早进行言语－语言治疗的意义，言语－语言治疗开始得越早，效果越好。

2. 循序渐进 言语训练过程应该遵循循序渐进的原则，由简单到复杂。

3. 鼓励患者主动参与 言语－语言治疗的本身是一种交流过程，需要患者的主动参与，训练者与被训练者之间的双向交流是治疗的重要内容。

第五节　吞咽障碍的功能评定与康复治疗护理

PPT

很多疾病可能并发吞咽障碍。文献报道，51%～73%的脑卒中患者有吞咽困难，而且吞咽障碍可造成各种并发症，如肺炎、脱水、营养不良等，这些并发症可直接或间接影响患者的远期预后和生活质量，因此，吞咽障碍患者的康复训练十分重要。吞咽障碍是临床多学科常见症状，严重影响患者的生活质量，因此受到国内外康复专家的广泛关注。

一、概述 微课10

（一）定义

1. 吞咽 不是一个随意活动，而是一种复杂的反射活动，必须有特定的刺激才能引起。吞咽反射（swallowing reflex）是机体的一个重要反射活动。吞咽动作虽可随意开始，但此动作的完成过程是复杂的反射活动。

2. 吞咽功能 是多个层次和水平相互调节的一种复杂的生理活动，整个吞咽过程是指从食物认知开始，经口腔、咽部、食管到达胃部的全过程。

3. 吞咽障碍 是由于下颌、双唇、舌、软腭、咽喉、食管口括约肌或食管功能受损所致进食或饮水吞咽时的咽下困难。

4. 吞咽困难 是一种常见的临床症状。吞咽困难可影响摄食及营养吸收，如果食物误吸入气管可导致吸入性肺炎，重者危及生命。康复训练是改善神经性吞咽困难的必要措施。

（二）吞咽过程的分期

吞咽动作是一个系列顺序的定型过程，是最复杂的躯体反射之一。正常吞咽是协调流畅。整个吞咽过程分5期：认知期（先行期）、口腔准备期、口腔期（口腔时相）、咽期（咽时相）、食管期（食管时相）。期与相的不同："期"表示运动的进行状态，"相"表示食块的移动状态。

（三）生理机制和病因及病理生理变化

1. 生理机制 正常生理性吞咽动作是由中枢神经系统和Ⅴ、Ⅶ、Ⅸ、Ⅺ、Ⅻ脑神经及颈丛共同参与完成。吞咽分为：准备相（食物由唇、齿、颌、舌、颊肌、硬腭、软腭分别嚼碎和操纵）、口腔相（此期舌上的食物被主动送至口腔后部，舌将食物压入咽部）、咽相（食物由咽部运送至食管）和食管相（食团因重力及食管蠕动顺食管进入胃中）。

2. 病因及病理生理变化 ①器质性吞咽障碍是指吞咽器官相关的解剖结构异常改变引发进食通

道异常出现的吞咽问题。主要是由于口、咽、喉、食管等解剖结构异常，吞咽通道及邻近器官的炎症、肿瘤、外伤等。②功能性吞咽障碍是指参与进食活动的吞咽肌暂时失去神经控制而出现吞咽肌、骨骼肌运动不协调导致的吞咽问题，常见于中枢神经系统疾病、颅神经病变、神经肌肉接头疾病、肌肉疾病、年老体弱、痴呆等。

（四）吞咽障碍的临床表现及预后、康复流程

1. 吞咽障碍的临床表现

（1）口腔阻塞感　患者可能感到食物或液体停滞在口腔中，难以启动吞咽动作。

（2）呛咳或咳嗽　在吞咽过程中，患者可能会出现呛咳或咳嗽的症状，尤其是在食物或液体误入气管时。

（3）吞咽困难　患者可能感到吞咽困难，即使是软食物或液体也可能导致困难和不适。

（4）进食缓慢　患者可能需要较长的时间来进食，因为他们需要更多的时间来咀嚼和吞咽食物。

（5）打嗝或反酸　部分患者可能会出现打嗝或胃酸反流等消化问题，这可能与吞咽功能障碍有关。

（6）体重下降　如果吞咽障碍导致患者无法摄取足够的营养，可能会导致体重下降和营养不良。

（7）声音嘶哑　一些吞咽障碍患者可能在吞咽过程中出现声音嘶哑或变化，这可能与喉部肌肉的异常活动有关。

（8）吞咽后疼痛　有些患者在吞咽后可能会感到喉咙或胸部有疼痛感，可能是由于吞咽动作异常引起的。

（9）气管感染　如果食物或液体误入气管，可能会导致气管感染或肺部感染，出现发热、咳嗽等症状。

这些临床表现可能因个体情况而异，严重程度也会有所不同。因此，对于出现吞咽障碍症状的患者，及早进行专业评估和治疗非常重要，以减轻症状、提高生活质量并预防并发症的发生。

2. 吞咽障碍的常见并发症　喉咽部肿胀、肺炎、窒息、营养不良、脱水。

3. 吞咽障碍的预后

（1）年龄　高龄老年人由于慢性疾病、身体功能的减退以及对于治疗中代偿功能受限等原因会影响康复治疗效果。

（2）意识状态　一般来讲，清醒的患者在相当程度上是保留了基本吞咽功能，但当患者处于意识障碍时，其实际吞咽功能状态会更加复杂，需谨慎评估患者状态进行综合判断。

（3）认知障碍　严重认知障碍患者对于进食的定向障碍会造成拒绝进食行为的发生（吞咽不是一个随意活动，而是一种反射，必须有特定的刺激才能引起）。

4. 吞咽障碍的康复流程（临床实施）

（1）评估、评价是否存在吞咽障碍及患者情况和预后情况。

（2）采取何种类型营养处置　经口进食、管饲。

（3）治疗开始时间　立即开始、其他功能改善后开始、处理其他疾病后开始。

（4）采取何种训练方法　间接训练：吞咽器官运动、感觉统合训练、手法治疗；直接训练：食物调配、摄食训练。

（5）采取何种特定治疗方法　球囊扩张术、吞咽说话瓣膜技术。

（6）其他治疗　电刺激治疗、针灸、辅助器具、药物治疗。

二、吞咽障碍的评定方法 ⓔ 微课11

（一）评定意义

1. 筛查吞咽功能障碍是否存在。

2. 提供吞咽功能障碍病因和解剖生理变化的依据。

3. 确定患者有无误咽的危险因素。

4. 确定是否需要改变提供营养的手段。

5. 为吞咽功能障碍诊断和治疗推荐辅助测试及必要程序。

（二）评定方法

1. 摄食前的一般评价 ①基础疾病：把握不同基础疾病如脑损伤、肿瘤、重症肌无力等的发生发展，有利于采取不同的康复手段。②全身状态：注意有无发热、脱水、低营养、呼吸状态、体力、疾病稳定性等方面的问题，确认患者是否属于适合摄食的状态。③意识水平：用格拉斯哥昏迷评分量表等评价意识状态，确认患者的意识水平是否可进行清醒进食，是否随着时间发生变化。④高级脑功能：观察语言功能、认知、行为、注意力、记忆力、情感或智力水平。

2. 摄食－口腔功能评价 ①观察唇、颊黏膜有无破损，腭、舌咽弓的完整性，舌体及牙齿外形，口腔内分泌物及食物残渣的情况；②观察静止状态有无口角闭合不全、流涎，令示齿鼓腮等观察唇颊部运动；③观察静态、说话、咀嚼时下颌的运动是否对称，是否能抗阻力运动；④观察静止状态舌的位置及外观，伸缩舌、舌体左右上下运动、舌体交替运动及说话时的运动，测试舌对温度、味觉的敏感程度；⑤令患者发"a"音，观察软腭的抬升程度及是否对称，刺激腭弓观察是否有呕吐反射，说话时是否有鼻腔漏气；⑥观察吞咽时喉部上抬的状态，检查者分别将示指放于下颌骨下方的前部、中指放于舌骨、环指放于甲状软骨上缘、小指放于甲状软骨下缘，令患者做吞咽动作，正常甲状软骨能触及中指；⑦观察说话时的音量、音高。

3. 摄食－吞咽功能评价 不需要设备，在床边便可进行的筛查有以下两种。

（1）反复唾液吞咽测试 被检查者多采取坐位，卧床时采取放松体位。检查者将手指放在被检查者的喉结及舌骨处，让其尽量快速反复吞咽，观察30秒内喉结及舌骨随着吞咽运动越过手指，向前上方移动再复位的次数。高龄患者做3次即可。

（2）洼田饮水试验 让患者喝下两三口1茶匙水，如无问题，嘱患者取坐位，令患者饮30ml温水，记录饮水情况：①可一口喝完，无噎呛；②分两次以上喝完，无噎呛；③能一次喝完，但有噎呛；④分两次以上喝完，且有噎呛；⑤常常呛住，难以全部喝完。情况①，若5秒内喝完，为正常；超过5秒，则可疑有吞咽困难；情况②也为可疑；情况③、④、⑤则确定有吞咽困难。

4. 摄食－吞咽过程评价 ①先行期：意识状态、有无高级脑功能障碍影响、食速、食欲。②准备期：开口、闭唇、摄食、食物从口中洒落、舌部运动（前后、上下、左右）、下颌（上下、旋转）、咀嚼运动、进食方式变化。③口腔期：吞送（量、方式、所需时间）、口腔内残留。④咽部期：喉部运动、噎食、咽部不适感、咽部残留感、声音变化、痰量有无增加。⑤食管期：胸口憋闷、吞入食物逆流。此外，有必要留意食物内容、吞咽困难的食物性状、所需时间、一次摄食量、体位、吞咽困难的帮助方法及其有效性等问题。

（三）辅助检查

为正确评价吞咽功能，了解是否有误咽可能及误咽发生的时期，必须采用录像吞咽造影、内镜、超声波等手段。其中录像吞咽造影法是目前最可信的误咽评价检查方法，它是借助X线及录像设备，利用含钡食物可动态观察患者有无误咽及评价摄食 – 吞咽功能障碍的状态。

三、吞咽障碍的康复治疗 📱 微课12

脑卒中后并发的吞咽障碍，不论受损区在哪里，超过 95% 的患者在发病 9 周后可恢复完全经口进食。并且发病后前 3 周是吞咽恢复最快的时期。因而吞咽困难康复治疗的意义主要在于在患者自行恢复吞咽功能之前给予安全进食保障，减少患者并发营养不良、肺内感染等不良后果的发生率。康复治疗可分为不用食物、针对功能障碍的间接训练（基础训练）和使用食物同时并用体位、食物形态等补偿手段的直接训练（摄食训练）。

（一）基础训练

1. 口腔时相吞咽困难 进行口腔周围肌肉训练，包括口唇闭锁训练（练习口唇闭拢的力量和对称性）、下颌开合训练（通过牵伸疗法或振动刺激，使咬肌紧张度恢复正常）及舌部运动训练（锻炼舌上下、左右、伸缩功能，可借助外力帮助）等。

2. 咽时相吞咽困难 ①颈部放松：前后左右放松颈部，或颈左右旋转、提肩沉肩。②寒冷刺激法：吞咽反射减弱或消失时，用冰冻的棉棒轻轻刺激软腭、腭弓、舌根及咽后壁，可提高软腭和咽部的敏感度，使吞咽反射容易发生。流涎对策：对颈部唾液腺进行冷按摩，直至皮肤稍稍发红。每日 3 次，每次 10 分钟。③屏气 – 发声运动：患者坐在椅子上，双手支撑椅面做推压运动，屏气。然后，突然松手，声门大开，呼气发声。此运动可以训练声门闭锁功能，强化软腭肌力，有助于除去残留在咽部的食物。④咳嗽训练：强化咳嗽，促进喉部闭锁的效果。⑤屏气吞咽：用鼻深吸一口气，然后完全屏住呼吸，空吞咽，吞咽后立即咳嗽。有利于使声门闭锁，食块难以进入气道，并有利于食块从气道排出。

（二）摄食训练

基础训练后开始摄食训练，包括以下 7 个方面。

1. 训练前心理准备 与患者及家属进行交谈，首先要取得患者及家属的配合，讲解进食训练的方法、注意事项、如何配合，消除患者恐惧、悲观、消极情绪，鼓励患者增强康复信心，在训练时要为患者创造一个轻松、愉快、整洁的进餐环境。进餐前至少要休息 30 分钟，使其做好进餐准备，如排便、洗手、漱口等，并选取舒适体位。

2. 体位 让患者取躯干屈曲 30° 仰卧位，头部前屈，用枕垫起偏瘫侧肩部，喂食者位于患者健侧。这种体位食物不易从口中漏出，有利于食块运送到舌根，并减少向鼻腔反流及误咽的危险。确认能安全吞咽后，可逐步抬高角度。如为坐位，应使其躯干前倾约 20°，颈部稍向前屈曲，使舌骨肌张力增高，喉上抬，使食物易进入食管，防止误吸，易诱发吞咽反射。进食时身体向健侧倾 45°，使健侧咽部扩大，便于食物进入。另外，颈部向偏瘫侧转 90°，不但使健侧咽部扩大，而且可减少梨状隐窝残留食物。

3. 食物形态 食物形态应本着先易后难的原则来选择，容易吞咽的食物特征为密度均一、有适当的黏性、不易松散、容易变形、不易在黏膜上残留。临床实践中常首选糊状食物，同时要兼顾食物的色、香、味及温度等。

4. 一口量 即最适于吞咽的每次摄食一口量，正常人为 20ml 左右。一口量过多，食物会从口中漏出或引起咽部食物残留导致误咽；过少，则会因刺激强度不够，难以诱发吞咽反射。一般先以少量试之（3 ~ 4ml），然后酌情增加。

5. 定速 指导患者以合适的速度摄食、咀嚼和吞咽，当患者出现吞咽疲劳时应予适当休息，防止过度疲劳时误吸概率增加。

6. 吞咽的意识化 引导患者有意识地进行过去习以为常的摄食、咀嚼、吞咽等一系列动作，防止噎呛和误咽。

7. 咽部残留食块去除训练 ①空吞咽训练：当咽部有食物残留时，如继续进食，则残留的食物积累增多会容易引发误咽。"空吞咽"指口中无食物时吞咽唾液，每次进食后反复进行几次空吞咽，使残留食物全部咽下再进行下一口进食。②交替吞咽训练：指吞入食物后饮极少量水（1～2ml）诱发吞咽反射并除去咽部食物残留。交替吞咽固体食物和流质。③仰头到点头样吞咽训练：颈部后屈可使会厌谷变得狭小，残留食物可被挤出，随后，颈部尽量前屈，呈点头状，同时做空吞咽动作，可除去残留食物。适用于舌根部后推运动不足，会厌谷残留的患者。④侧方吞咽训练：头部向健侧倾斜，使食团由重力作用移向健侧；头部向患侧倾斜，使患侧梨状窝变浅，挤出残留食物。适用于一侧舌肌及吞咽肌麻痹的患者。⑤头部后仰吞咽：头部后仰时，借助重力作用，食团易从口腔移至舌根部，诱发吞咽。适用于食团形成后舌部后送力不足的患者。

（三）吞咽障碍的补偿策略

目的是增加患者口、舌、咽等结构本身运动范围，增强运动力度，增强患者对感觉和运动协调性的自主控制。此法需要一定的技巧和多次锻炼，应在吞咽治疗师指导和密切观察下进行。此手法不适用于有认知或严重的语言障碍者。

1. 声门上吞咽法 适用于吞咽反射触发迟缓及声门关闭功能下降的患者。目的是在吞咽前及吞咽时关闭声带，保护气管避免误吸发生，由于患者表现为吞咽前及吞咽中咽喉肌不能充分收缩，可指导患者练习。操作方法：深深吸一口气后闭住气—保持闭气状态，同时进食一口食物—吞咽—呼出一口气后，立即咳嗽—再空吞咽一次—正常呼吸。

2. 超声门上吞咽法 目的是让患者在吞咽前或吞咽时，将杓状软骨向前倾至会厌软骨底部，并让假声带紧密的闭合，以使呼吸道入口主动关闭。操作方法：吸气并且紧紧地闭气，用力向下压。当吞咽时持续保持闭气，并且向下压，当吞咽结束时立即咳嗽。

3. 用力吞咽法 为了在咽部期吞咽时，增加舌根向后的运动而制订的。用力使舌根后缩，增加舌根力量，从而使食团内压增加，改善会厌清除食团的能力，此法可帮助患者最大限度地吞咽。操作方法：当吞咽时，用所有的肌肉用力挤压。这样可以让舌头在口中沿着硬腭向后的每一点以及舌根部都产生压力。

4. 门德尔森（Mendelsohn）吞咽技术 是为了增加喉部上抬的幅度与时长而设计的，并借此可以提升舌肌和喉肌，增加环咽肌开放的时长与宽度，使食管上端开放。此手法可以改善整体吞咽的协调性。操作方法：①对于喉部可以上抬的患者，当吞咽唾液时，让患者感觉有喉向上提时，设法保持喉上抬位置数秒；或吞咽时让患者以舌部顶住硬腭、屏住呼吸，以此位置保持数秒，同时让患者示指置于甲状软骨上方，中指置于环状软骨上，感受喉结上抬。②对于上抬无力的患者，治疗师用手上推其喉部来促进吞咽。即只要喉部开始抬高，治疗师用拇指和示指置于环状软骨下方，轻捏喉部并上推喉部，然后固定。注意要先让患者感到喉部上抬，上抬逐渐诱发出来后，再让患者有意识地保持上抬位置。此法可增加吞咽时喉提升的幅度并延长提升后保持不降的时间，因而也能增加环咽段开放的宽度和时间，起到治疗的作用。

（四）其他治疗

其他治疗方法有电刺激治疗、球囊扩张术、外科治疗、胃肠营养治疗、心理治疗。

（五）吞咽障碍的并发症预防与处理

1. 食物/分泌物反流、误吸评定及处理

（1）内镜检查　采用纤维/电子鼻咽喉内镜（FEES）检查，可直接观察咳嗽、屏气、发音时咽部结构的运动情况，判断是否存在误吸。

（2）超声检查　无创伤、方便、范围广、对误吸的评定有辅助作用。

（3）压力监测　检查食管运动功能，用于诊断食管动力障碍性疾病及研究食管生理。

（4）分泌物检测　胃蛋白酶测定及 pH 测定。

（5）标准吞咽功能评定量表（SSA）　操作简单，可快速准确识别误吸风险。

2. 误吸预防及处理

（1）消化道手术前，严格禁水、禁食。

（2）胃肠减压，虽不能将胃完全清空，但可减少胃内的积气及存液。

（3）抗酸剂，消化道手术前 1 小时应用，使胃 pH 上升；即使误吸，危害可以减轻。

（4）误吸的处理：发现误吸先检查口咽，如见异物，立即消除。①迅速将患者头转向一侧。②如无吸引器，立即用示指裹以毛巾或布块，伸指入口至咽壁，感知异物并快速清除，直至清除干净为止。③如有吸引器，立即用粗吸引皮管直接吸引。④随即做间断正压呼吸，先用纯氧，如误吸时间较长，可行呼气末正压通气，使肺泡重新扩张。

3. 窒息的预防及处理

（1）评定患者的病情，吞咽、咳嗽反射，咀嚼功能，意识状态等，根据病情选择进食途径，选择经口或插胃管进行鼻饲。

（2）气管插管拔管后 2 小时内不宜进食，拔管后根据病情留置胃管 1~3 天，拔胃管前做洼田饮水试验，观察吞咽功能恢复情况，对拔除气管插管仍需鼻饲者，按鼻饲常规进行观察。

（3）给患者提供容易吞咽的食物，根据其咀嚼、吞咽功能和意识状态，食物选择从全流食逐渐向半流食、普食过渡，患者进食时给予端坐位或半坐卧位，保持体位舒适，进食后采取右侧卧位。

（4）鼓励患者咳嗽排痰及做呼吸锻炼，以促进保护性生理反射恢复，协助患者排痰，保持呼吸道通畅。

（5）窒息的应急处理推荐首选海姆立克急救。操作要点：冲击吸入异物者的腹部及膈肌下软组织，以此产生向上的压力，进而挤压肺部残留气体形成向上的气流，使堵在气管中的异物向外冲击。

四、吞咽障碍的康复护理

（一）吞咽障碍的康复护理策略

吞咽障碍是指由于各种原因导致食物或液体在进入口腔后不能顺利通过咽喉而引起的问题。这可能是由神经系统问题、肌肉无力、结构异常或其他健康状况引起的。康复护理对于吞咽障碍的患者至关重要，以促进他们的吞咽功能和提高生活质量。以下是用于吞咽障碍康复护理的方法。

1. 评估和诊断　首先对患者进行全面的吞咽功能评估，以确定问题的类型和严重程度。这可能需要与医生、语言治疗师、康复医生和营养师等专业人士合作。

2. 个性化治疗计划　根据评估结果，制定个性化的治疗计划。这可能包括特定的吞咽练习、肌肉锻炼、姿势调整等，以促进咽喉肌肉的协调和强化。

3. 语言治疗　语言治疗师可以帮助患者改善口腔运动控制和语音功能，提高吞咽的有效性。他们可能使用口腔运动疗法和其他各种技术来帮助患者。

4. 饮食和营养管理　营养师可以协助制定适合患者的饮食计划，包括特殊的食物和液体纹理，以确保患者能够更容易地吞咽，并满足其营养需求。

5. 姿势调整　有时改变患者的坐姿或头部倾斜角度可以改善吞咽功能。康复专业人士会根据患者的具体情况制定适当的姿势调整方案。

6. 辅助工具使用 有些患者可能受益于使用吞咽辅助工具，如特殊设计的吸管或餐具。这些工具可以使吞咽过程更加容易。

7. 家庭和社区支持 康复护理还包括患者家庭和社区的参与。亲属和护理人员可以学习如何支持患者在日常生活中应对吞咽障碍。

总体而言，吞咽障碍的康复护理需要一个综合的、跨学科的团队合作，确保患者能够获得全面的治疗和支持。此外，康复过程中的进展应定期监测和调整，以确保患者获得最佳的康复效果。

（二）吞咽障碍的常用康复护理技术

1. 管饲护理技术对于短期肠内营养治疗的患者，可采用鼻胃管管饲

（1）留置营养管管饲 对于因昏迷、认知功能障碍或吞咽障碍不能经口摄食者，在24~48小时开始早期肠内营养，需要营养支持治疗的患者首选肠内营养。可以经口摄食但每日能量摄入不足目标量的60%，亦应给予管饲。但长期留置鼻胃管鼻饲患者在吞咽时，会带来不良影响：由于留置胃管作为异物，常常会出现慢性刺激；由于使用口呼吸引起的黏膜干燥，会使咽喉受损，产生感觉变化，咳嗽反射等受限制；由于鼻咽腔、食管内留有胃管，患者原有的消化道生理环境被改变，导致留置胃管后异物的刺激使呼吸道和口腔分泌物增多，难以保持鼻腔清洁；妨碍吞咽运动。

（2）胃造瘘 对于短期（<4周）肠内营养患者首选鼻胃管喂养，不耐受鼻胃管喂养或有反流和误吸高风险患者选择鼻肠管喂养。长期（≥4周）肠内营养患者在有条件情况下，选择经皮内镜下胃造口喂养。

（3）间歇性管饲 指不将导管留置于胃内，仅在需要补充营养时，将导管经口或鼻插入食管或胃内，进食结束即拔除。

1）适应证 中枢神经系统疾病导致吞咽障碍者；老年人气管衰退相关的吞咽患者；认知障碍或意识障碍相关的吞咽困难者；头颈部肿瘤放疗或手术前后吞咽困难者；呼吸功能障碍行气管切开、气管插管或机械通气辅助呼吸的患者。

2）禁忌证 食管病变患者；既往穿孔史；长期使用类固醇激素；颈部变硬；出血性障碍；咽部或颈部畸形；胸主动脉瘤；呼吸窘迫综合征。

3）注意事项 清洁用具；准备好糊状食物，温度适宜（38~40℃）；摆好体位：摇高床头30°~60°，如患者身体下移，要将患者向床头移动，脚头垫枕头支撑，以免下滑；进食后，保持半卧位姿势30~60分钟，以免食物反流；口腔护理、雾化吸入、翻身拍背、吸痰等操作均要在喂饭前或者饭后2小时（即空腹时）进行；如插入不畅，应观察是否盘曲口腔；插管过程中患者出现呛咳、呼吸困难、发绀等，表示误入气管，应立即拔出，休息片刻再插。

（4）拔管指征 病情稳定，进食训练中每餐可进食200ml以上，连续3天无不适；行常规体位或体位代偿下仪器检查未见严重误吸、重度口咽腔滞留的患者。

2. 经口进食管理技术

（1）餐具选择 ①患者手抓握能力较差时，应选用匙面小、难以黏上食物、柄长或柄粗、边缘钝的匙羹，便于患者稳定握持餐具；②如患者用一只手舀碗里的食物有困难，碗底可加用防滑垫，预防患者舀食物时碰翻碗具；③可用杯口不接触鼻的杯子，这样患者不用费力伸展颈部就可以饮用；④在吸口或注射器上加上吸管等，慎重调整一口量。

（2）食物的性状与调配 容易吞咽的食物应符合以下要求：①密度均匀；②黏性适当；③不易松散；④稠食物比稀的食物更安全；⑤兼顾食物的色、香、味及温度等。

（3）进食体位的选择 能坐位不要平卧，能在餐桌上进餐不在床边；不能坐位的患者至少取躯干屈曲30°仰卧位，头部前屈，喂食者位于健侧。餐后保持姿势，进食后不能立即躺下，让患者在舒适的坐位或半坐卧位休息 30 ~ 40 分钟。

（4）进食姿势的选择 改变进食姿势可改善或消除吞咽误吸症状。①头部旋转：适用于单侧咽部麻痹的患者。②侧方吞咽：适用于一侧舌肌和咽肌麻痹患者。③低头吞咽：适用于咽期吞咽启动迟缓患者。④从仰头到点头吞咽：适用于舌根部后推运动不足患者。⑤头部后仰：适用于食团口内运送慢患者。⑥空吞咽与交互吞咽：适用于咽收缩无力患者。

（5）进食一口量及进食速度 一口量，即最适于吞咽的每次摄食入口量。一般先以少量试之（流质 1 ~ 4ml），然后酌情增加。为减少误吸的危险，应调整合适的进食速度，前一口吞咽完成后再进食下一口，避免 2 次食物重叠入口的现象。

（6）进食观察 神志不清、疲倦或不合作者勿喂食。有义齿者应戴上后再进食。经口进食期间记录 24 小时入量，若不足及时补充，如补液、鼻饲等。

3. 导管球囊扩张技术 治疗目的在于诱发吞咽动作，训练吞咽动作的协调性，强化吞咽肌群的力量，刺激咽喉部及环咽肌的感觉，扩大环咽肌直径。按照导管通过的途径分为经鼻导管球囊扩张和经口导管球囊扩张，按应用手法分为主动扩张和被动扩张。

（1）适应证和禁忌证 ①适应证：适用于脑干损伤（如脑干梗死、脑干出血、脑干脑炎、脑干外伤等）导致的环咽肌失弛缓、鼻咽癌放疗后产生的环咽肌良性狭窄，包括环咽肌完全不开放或开放不完全，吞咽时序性紊乱等。②禁忌证：严重认知障碍、患有严重的心脏病、高血压、呼吸功能衰竭、放疗水肿期、鼻咽部黏膜破损或结构不完整等。

（2）操作流程 ①了解病情及辅助检查，经吞咽造影检查确诊环咽肌失弛缓的患者。②一般由 2 名工作人员合作完成此项治疗操作（经鼻）。③所需物品有球囊导管、注射器、记号笔、碗、纱布。④经鼻扩张需要在扩张前进行表面麻醉鼻腔，可用棉签蘸 1% 丁卡因插入鼻孔以行局部麻醉。⑤检查球囊导管的完整性。⑥经口腔或经鼻腔插管，使导管球囊置于环咽肌下缘，确认导管球囊在环咽肌下方。⑦向球囊内注水 3 ~ 6ml，逐级回抽球囊内的水，缓慢向上牵拉导管致球囊能轻松地滑出患者的环咽肌处。⑧扩张包括主动扩张和被动扩张。⑨扩张后可给予地塞米松 + α - 糜蛋白酶 + 庆大霉素进行雾化吸入，防止黏膜水肿，减少黏液分泌。

（3）终止扩张治疗标准 吞咽动作引出，吞咽功能改善，进食改善，可经口进食满足身体所需；主动扩张，一般注水容积量不等，吞咽功能改善，即可终止扩张治疗。被动扩张，一般注水容积达 10ml 并顺利通过环咽肌时或吞咽功能改善，终止扩张治疗。

（4）注意事项 ①观察患者的生命体征和血氧饱和度。②插管困难时不宜强行插管。③经鼻腔注意保护鼻黏膜。④提拉时注意患者不良反应。

（三）康复护理教育

患者住院期间，护士结合患者和家属具体情况进行个体化的吞咽障碍健康教育。指导患者代偿进食和判断及处理误吸方法，教育患者保持口腔卫生并讲解吞咽障碍的基本知识，讲解配合吞咽障碍筛查和评定、吞咽功能训练、摄食训练、误吸急救等相关知识及出院指导。针对吞咽障碍的健康指导和随访非常重要，它可以帮助患者管理症状、改善吞咽功能、预防并发症的发生，并提高生活质量。以下是针对吞咽障碍的健康指导和随访的一般原则。

1. 健康指导

（1）饮食建议 提供患者合适的饮食建议，包括选择易于吞咽的软食物、充分咀嚼食物、避免干燥、坚硬或黏性的食物等。

（2）饮水建议 建议患者适量饮水，但要小口小口地慢慢喝，以减少呛咳的风险。

（3）餐桌环境 提供舒适的餐桌环境，包括坐姿正确、避免分心、减少噪声等，有助于患者集中注意力并顺利进食。

（4）避免咳嗽和呛咳　教育患者避免咳嗽或呛咳的方法，包括慢慢进食、坐直身体、避免与说话或笑同时进食等。

（5）医药指导　如果医生开具了相关药物，说明药物的用途、用法和可能的副作用。

（6）康复训练　指导患者进行吞咽康复训练，包括口腔肌肉锻炼、姿势调整、呼吸训练等，以提高吞咽功能。

（7）监测体重　建议患者定期监测体重变化，以确保营养摄入和体重控制。

2. 随访

（1）定期复诊　定期安排患者进行医生或康复治疗师的随访，以监测吞咽功能的改善情况，并根据需要调整治疗方案。

（2）症状评估　在随访过程中，询问患者吞咽功能的状况，了解是否出现新的症状或恶化。

（3）营养评估　定期评估患者的营养状况，确保他们摄入足够的营养，并根据需要提供营养补充或饮食建议。

（4）康复进展　跟踪患者的康复进展，评估康复训练的效果，鼓励患者坚持康复训练并记录进展。

（5）生活质量评估　了解患者的生活质量，包括饮食习惯、社交活动、心理健康等方面的情况，并提供支持和帮助。

通过健康指导和定期随访，可以帮助吞咽障碍患者更好地管理症状，改善生活质量，并预防并发症的发生。

目标检测

答案解析

A1／A2 型题

1. Broca 失语是（　　）

　　A. 运动性失语　　　　　　B. 感觉性失语　　　　　　C. 混合性失语

　　D. 丘脑失语　　　　　　　E. 命名性失语

2. 运动性失语损伤部位在（　　）

　　A. 优势半球额下回前部　　B. 优势半球额下回后部　　C. 优势半球颞叶

　　D. 优势半球顶叶　　　　　E. 优势半球角回

3. Wernicke 失语突出特点的是（　　）

　　A. 书写障碍　　　　　　　B. 阅读障碍　　　　　　　C. 构音障碍

　　D. 听理解障碍　　　　　　E. 吞咽障碍

4. 经皮质运动性失语与 Broca 失语的区别是（　　）

　　A. 经皮质运动性失语可复述较长的句子

　　B. 经皮质运动性失语听理解障碍较重

　　C. Broca 失语可复述较长的句子

　　D. Broca 失语听理解障碍较重

　　E. Broca 失语阅读障碍较重

5. 关于洼田饮水试验错误的是（ ）

A. 测试患者喝温水 30ml 的情况

B. 一级是 5 秒内分两次喝完

C. 二级是 5 秒内分两次喝完，无呛咳

D. 四级是 5 秒内分两次喝完，有呛咳

E. 一级可一口喝完，无噎呛

（王 波）

书网融合······

重点小结	微课 1	微课 2	微课 3	微课 4	微课 5

微课 6	微课 7	微课 8	微课 9	微课 10

微课 11	微课 12	习题

第七章 常用康复护理技术

PPT

学习目标

知识目标：通过本章的学习，掌握体位摆放及体位转移的方法、注意事项，常用康复护理技术训练的方法、注意事项；熟悉无障碍环境及无障碍设施的概念，常用康复护理技术训练的原则；了解医院康复病房的建设要求，康复护理环境管理的注意事项。

能力目标：能根据患者情况对患者实施正确的体位摆放，能正确指导患者进行体位转移；能根据评估结果指导患者进行合理的神经源性膀胱和神经源性肠道护理管理；能结合患者的功能和心理状态指导患者正确实施日常生活活动能力训练；能运用所学合理布置病房环境；能在护理过程中做好患者心理护理。

素质目标：通过本章的学习，具有尊重患者、保护患者隐私的人文精神。

第一节 康复护理环境与康复病房布置

情境导入

情境：生活中，我们见过盲人用的盲道、见过高铁站台内的无障碍电梯。在康复医疗机构，患者大多数是残疾人，如何使患者能够安全、便捷、舒适地得到治疗和护理，是在建设康复护理环境和病房布置时需要考虑的问题。

思考：康复病房布置时应该注意什么？

一、概念

（一）无障碍环境

无障碍环境（accessibility）是指使残疾人既可通行无阻又易于接近的理想环境，包括物质环境、信息和交流的无障碍。

1. 物质环境的无障碍 要求城市道路、公共建筑、居住区等的规划、设计和建设应方便残疾人通行和使用，如城市道路应满足轮椅、拐杖使用者通行和方便视力残疾者通行。

2. 信息和交流的无障碍 要求公共传媒应使听力、言语和视力残疾者能够无障碍获得信息，进行交流。如影视作品、电视节目的字幕、手语、盲人有声读物、盲文试卷等。

（二）无障碍设施

无障碍设施（accessibility facilities）是指为了保障残疾人、老年人、儿童及其他行动不便者在居住、出行、工作、休闲娱乐和参加其他社会活动时，能够自主、安全、方便地通行和使用所建设的物质环境。

二、医院环境建设要求

医院是为特殊人群服务的场所，无障碍设施的设置会大大提高人们就医的便捷性和安全性，而且可以从心理上改善功能障碍者就医的畏难情绪。我国《无障碍设计规范》（GB 50763—2012）国家标准对于医疗康复建筑制订了相应的规定，具体如下。

（一）医院公共环境要求

1. 出入口　宜设置为平坡，地面做防滑处理。设有台阶和轮椅坡道时，入口处应设有平台让患者休息和准备进入，平台的深度不宜小于 1.5m，上方应设置雨棚。

2. 轮椅坡道　坡度约为 5°，坡面要用防滑材料。坡道宽度不小于 1.2m，坡道两侧应设扶手，邻空侧应设 5cm 高的突起围栏以防椅轮子滑出。

3. 门　宜采用推拉门或平开门，避免使用力度大的弹簧门或玻璃门，门的净宽度不小于 90cm，在距地面 35cm 范围内安装护门板。把手应选用横握式或 U 型把手，高度距地面 85～90cm，在门把手一侧的墙面留有宽度不小于 40cm 的空间，使轮椅能够靠近门把手。宜取消门槛，如有门槛，高度及门内外地面高度差不宜大于 1.5cm，并以斜面过渡。推荐使用按钮或感应式自动开闭的门。

4. 无障碍通道　室内通道不宜小于 1.8m；通道应连续，地面应平整、防滑、反光小或无反光，不宜设置厚地毯。固定在无障碍通道的墙、立柱上的物体或标牌距地面高度不宜小于 2.0m，如小于 2.0m 时，探出部分宽度不宜大于 10cm，如大于 10cm，其距地面高度应小于 60cm。

5. 无障碍楼梯、台阶　楼梯宜采用直线形，宽度不宜小于 1.2m。台阶深度不宜小于 30cm，高度为 10～15cm。台阶踏面前缘应设计成圆弧形，踏面平整防滑或在前缘设防滑条。为便于弱视者辨别，踏面和踢面的颜色宜有区分和对比，上行及下行的第一台阶宜在颜色或材质上与平台有明显区别。距踏步起点和终点 25～30cm 处宜设提示盲道。当台阶比较高时，宜在两侧做扶手。

6. 无障碍电梯

（1）候梯厅　深度不宜小于 1.5cm，设置病床梯的候梯厅深度不宜小于 1.8m；呼叫按钮高度为 0.9～1.1m；电梯出入口地面宜设盲道提示标志；设电梯运行显示装置和抵达音响。

（2）轿厢　轿厢门开启的净宽度宜不小于 80cm；轿厢侧壁上应设高 0.9～1.1m 带盲文的选层按钮；三面壁上应设扶手；正面高 90cm 处至顶部应采用有镜面效果的材料；设有电梯运行显示装置和报层音响；宜选用病床专用电梯。

7. 扶手无障碍　扶手要防滑、易于抓握且安装坚固；高度宜为 85～90cm，内侧与墙面的距离不宜小于 4cm；扶手保持连贯，末端应向内拐到墙面或向下延伸不小于 10cm，栏杆式扶手应向下成弧形或延伸到地面上固定。

8. 无障碍卫生间　面积不宜小于 4.00m²，地面应防滑、不积水；门应采用向外开启的平开门，通行净宽度不小于 80cm，并安装门外可紧急开启的门锁；坐便器两侧安装距地 70cm 的水平安全抓杆，另一侧设高 1.4m 的垂直安全抓杆，也可采用可移动扶手，在坐便器旁的墙面设高 40～50cm 的救助呼叫按钮；小便器下口距地面高度不宜大于 40cm，两侧距地面 90cm 处设垂直扶手，正面 120cm 处设横向扶手；洗手盆水嘴中心距侧墙宜大于 55cm，其底部应留出空间供乘轮椅者移动。在洗手盆上方安装倾斜向下的镜子，可以照到轮椅里的身体部分；水龙头宜采用长柄式或自动感应开关。

9. 其他　诊区、挂号处和缴费处、病区的护士站、查询处、饮水器、服务台等应设置低位服务设施；院区室外及候诊区在设置休息座椅的同时，应设轮椅停留空间；康复建筑出入口宜设盲文地图或视觉障碍者使用的语音导航就医系统、供听力障碍者需要的手语服务及文字提示导医系统。

（二）病房环境要求

不同类型的残疾者对病室环境有不同的需求：①每张病床净使用面积不小于 $6m^2$，床间距应大于 1.2m；②床面高度、坐便器高度、浴盆或淋浴座椅高度应与标准轮椅坐高一致，以方便转移。病床一侧留有直径不小于 1.5m 的轮椅回转空间，通道宽度不小于 1.5m；③病室内不宜放置过多物品，在卫生间及病房的适当部位，需安装救助呼叫按钮；④门把手、电灯开关、水龙头、洗脸池等的高度均低于常规高度；窗户和窗台也略低于常规高度，以不影响患者观望窗外的视线；⑤家具根据坐位的高度选择，勺子、碗、梳子等日常生活用品均应符合残疾者的功能状态。

1. 单侧忽略患者对病房环境的要求 偏瘫患者常患有单侧忽略，即忽略患侧身体和患侧空间，所以应尽量吸引患者注意力在患侧，如将床头桌放在患侧，桌上放置患者喜欢的食品和物品，吸引患者向患侧转头并使用健侧上肢越过患侧取放物品。电视机、收音机等也放在患侧，医护人员查房、陪护对患者进行照顾等均在患侧以引起患者对患侧的注意。

2. 互动交流 患有言语功能障碍的患者尽量安排与言语功能较好的患者同住，鼓励患者相互交流，帮助提高语言能力。视觉障碍者，病室内物品摆放合理、整齐，地面避免放置障碍物。

（三）康复护理环境管理的注意事项

1. 安全性 康复护理的服务对象是有各种功能障碍的患者和生理功能减退的老年人，工作中首先要考虑环境的安全性，如地面平整防滑、通道照明良好、马桶旁安装扶手等，根据服务对象的功能状况及时去除环境中可能导致跌倒或身体伤害的危险因素，确保使用安全。

2. 舒适性 病房环境整洁，空气新鲜，无噪声污染，温湿度适宜，床间距保证轮椅通行等是患者对环境的基本要求，也是康复环境指导时遵循的基本原则之一。

3. 可及性 指患者在无须他人帮助的情况下，能够方便地感知、到达、进入及使用环境设施，使患者能独立完成力所能及的事情。

4. 评估指导 应根据患者在实际环境中的表现，进行现场评估，针对患者的适应情况进行相应的功能训练和指导。

第二节　体位摆放和体位转移

>>> **情境导入** ///

情境：近年来，随着社会的发展，生活水平提高，工作节奏快，高血压、高血糖、高血脂等慢性疾病使得脑卒中患者越来越年轻化。脑卒中所致的最常见功能障碍为三偏：即偏瘫、偏身感觉障碍、偏盲。给患者未来的工作、生活造成不良影响。作为康复科的护士，可以通过精湛的护理技术和良好的心理护理，帮助患者促进运动功能的恢复、最大限度发挥患者残存的功能，尽可能恢复自理能力。

思考：1. 偏瘫患者首选的体位是什么？

2. 偏瘫患者进行体位摆放的目的是什么？

为了帮助患者早日生活自理，回归家庭、社会，必须早日开展日常生活动作训练，体位摆放及转移技术是 ADL 运动训练的重要内容。训练原则为：患者完全不能活动时，采取辅助方法；随着活动能力的提高，逐渐减少辅助量，最终达完全自理。

一、体位摆放

（一）概述

1. 定义

（1）体位（position）　是指人的身体所保持的姿势或某种位置。临床上常指患者根据治疗、护理及康复的需要，所采取并保持的身体姿势和位置。常用的体位摆放技术有良肢位、功能位的摆放等。

（2）良肢位（good limb position）　是指患者在卧位或坐位时，为保持肢体的良好功能而将其摆放的一种体位，具有预防畸形、减轻症状、使躯干和肢体保持在功能状态的作用。

（3）功能位（functional position）　是指当肌肉、关节功能不能或尚未恢复时，必须使肢体处于发挥最佳功能活动的体位。

2. 目的　预防或减轻痉挛和畸形的出现；保持躯干和肢体功能状态；预防并发症发生。

（二）偏瘫患者抗痉挛体位摆放

偏瘫患者痉挛期典型的痉挛姿势表现为头屈向患侧，上肢呈屈肌模式，下肢呈伸展模式。该体位是为了对抗痉挛模式，保护肩关节及早期诱发分离运动而设计的一种治疗体位，是早期抗痉挛的重要措施之一。

1. 患侧卧位　患侧在下，健侧在上，头部垫枕，患臂外展前伸旋后，患侧肩部尽可能前伸，以避免受压和后缩，上臂旋后，肘部与腕均伸直，掌心向上；患侧下肢轻度屈曲位放在床上，健腿屈髋屈膝向前放于长枕上，健侧上肢放松，放在胸前的枕上或躯干上（图7-1）。该体位是偏瘫患者的首选体位。

2. 健侧卧位　健侧在下，患侧在上，头部垫枕，患侧上肢伸展位置于枕上，使患侧肩胛骨向前向外伸，前臂旋前，手指伸展，掌心向下，手中勿放置物体；患侧下肢向前屈髋屈膝，并完全由枕头支持，注意手、足不能内翻悬在枕头边缘（图7-2）。

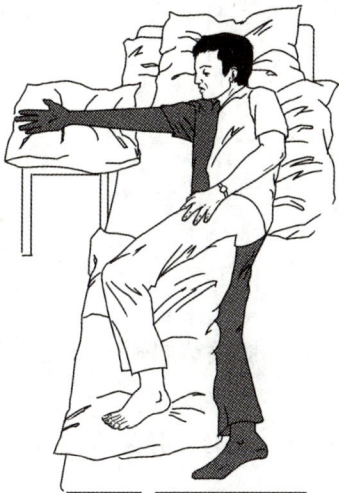

图7-1　偏瘫患者患侧卧位

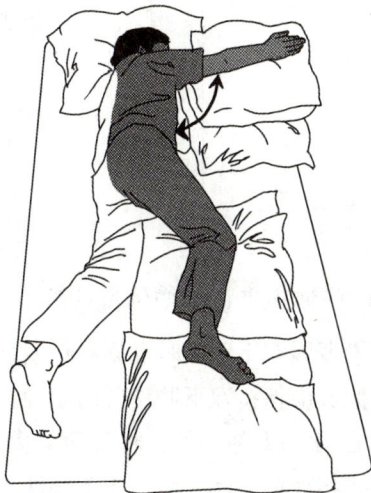

图7-2　偏瘫患者健侧卧位

3. 仰卧位　头部用枕头良好支撑，患侧肩胛和上肢下垫一长枕，上臂旋后，肘与腕均伸直，掌心向上，手指伸展位，整个上肢平放于枕上；患侧髋下、臀部、大腿外侧放垫枕，防止下肢外展、外旋；膝下稍垫起，保持伸展微屈；患手、患足不能外悬于枕头边缘（图7-3）。

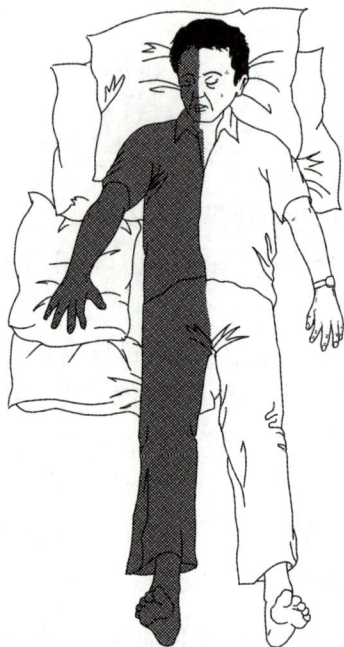

图 7 - 3　偏瘫患者仰卧位

4. 床上坐位　髋关节屈曲近 90°，患者背后给予完全支撑，使脊柱伸展，达到直立坐位的姿势。患侧上肢用软枕或床上桌子支撑，桌上可垫一软枕，膝关节下垫一小枕，保持微屈（图 7 - 4）。

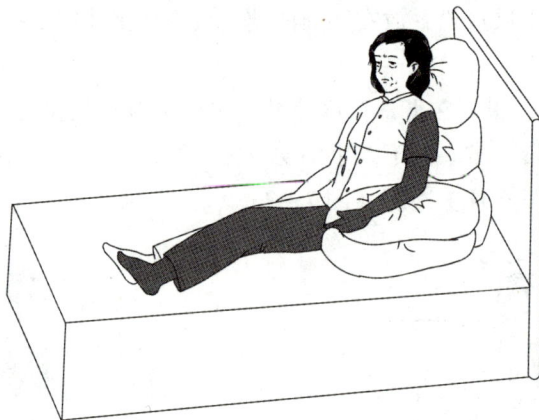

图 7 - 4　偏瘫患者床上坐位

（三）截瘫患者抗痉挛体位摆放

截瘫患者因双下肢同时受累和长期卧床，髋关节出现内收挛缩、膝关节僵硬、踝关节内翻、足下垂，体位摆放应保持双下肢位置的正确。

1. 仰卧位　头部垫枕，将头两侧固定，肩胛下垫枕，使肩上抬前挺、肘关节伸直、前臂旋后、腕背伸、手指微曲，髋、膝、踝下垫枕，足保持中立位。

2. 侧卧位　头部垫枕，与躯干呈直线，患者双上肢自然放置或胸前置一枕保持舒适，下方下肢屈髋屈膝 20°，上方下肢屈髋屈膝 30°，在两膝关节和踝关节间垫枕。足不能外悬于枕头边缘。

（四）骨关节疾病患者的功能位摆放

临床上常采用绷带、石膏、矫形支具、系列夹板等将肢体固定于功能位。

1. 上肢功能位　肩关节屈曲 45°，外展 60°（无内、外旋）；肘关节屈曲 90°；前臂中间位（无旋前或旋后）；腕关节背伸 30°～45°并稍内收（即稍尺侧屈）；各掌指关节和指间关节稍屈曲，由示指至小指屈曲度有规律地递增；拇指在对掌中间位（即在掌平面前方，其掌指关节半屈曲，指间关节轻微屈曲）。

2. 下肢功能位 下肢髋伸直，无内、外旋，膝稍屈曲 20°～30°，踝处于 90°中间位。

（五）体位摆放注意事项

患者体位摆放训练时，室内温度适宜，因温度太低可使肌张力增高；1～2 小时变换一次体位，以维持良好血液循环；保持床单位平整、干燥，做好大小便失禁护理；禁忌拖、拉、拽，防止皮肤损伤；脊髓损伤患者采取轴线翻身护理技术预防脊椎二次损伤。

二、体位转移

（一）概述

1. 定义 体位转移是指人体从一种姿势转移到另一种姿势，或从一个位置到另一个位置的过程。体位转移的目的是使瘫痪患者能够独立地完成各项日常生活活动。

2. 分类 分为独立转移、辅助转移和被动转移三大类。

（1）独立转移 指患者独自完成、不需他人帮助的转移方法。

（2）辅助转移 指由治疗师或护理人员协助的转移方法。

（3）被动转移 即搬运，是指患者因瘫痪程度较重而不能对抗重力完成独立转移及辅助转移时完全由外力将患者整个抬起从一个地方转移到另一个地方。分为人工搬运和机械搬运。

3. 基本原则

（1）独立转移的基本原则 ①水平转移时，相互转移的两个平面间的高度应尽可能相等；②相互转移的两个平面的物体应稳定；③相互转移的两个平面应尽可能靠近；④床垫和椅面应有一定的硬度；⑤应当教会患者利用体重转移；⑥转移时应注意安全；⑦患者学习独立转移的时机要适当；⑧有多种转移方法可供选择时，以最安全、最容易的方法为首选。

（2）辅助转移的基本原则 ①辅助者与患者之间应互相信任；②辅助者应熟知患者病情；③转移前辅助者必须准备好必要的设施与空间；④辅助者需要相当的技巧而不能单独依靠体力；⑤辅助者必须穿防滑的鞋子或赤脚；⑥辅助者的指令应简单、明确；⑦转移过程中，辅助者应留意患者突然或不正常的动作，以避免意外发生；⑧随着患者功能的恢复，帮助应逐渐减少。

（3）被动转移的基本原则 ①患者应放松自己，对帮助者要有信心；②搬运时患者应向前看，而不是向地板或向帮助者看；③搬运过程中患者应当保持转移开始的姿势，不再改；④若搬运过程需要两个以上帮助者，则每一位都必须清楚地了解整个转移程序及方向；⑤利用机械搬运时，转移前应检查器械是否完全完好，并保证空间通畅，没有障碍；⑥转移时不能增加患者的痛苦，不能影响或加重病情。

4. 体位转移方法的选择

（1）患者能够独立转移时则尽量不要帮助，能提供少量帮助时则不要提供大量帮助，而被动转移作为最后选择的转移方法。

（2）患者残疾较重或存在认知障碍时不要勉强训练其独立转移活动。

（3）转移距离过远时难以依靠一个人的帮助，转移频繁时不便使用升降机。

（二）偏瘫患者的体位转移技术

1. 床上转移活动

（1）床上翻身

1）从仰卧位到患侧卧位　患者仰卧，双侧髋、膝屈曲，双上肢 Bobath 握手伸肘，肩上举约90°，健上肢带动患上肢先摆向健侧，再反方向摆向患侧，以借摆动的惯性翻向患侧。

2）从仰卧位到健侧卧位　患者仰卧，健足置于患足下方。双手 Bobath 握手上举后向左、右两侧摆动，利用躯干的旋转和上肢摆动的惯性向健侧翻身。

（2）床上卧位移动　患者仰卧，健足置于患足下方；健手将患手固定在胸前，利用健下肢将患下肢抬起向一侧移动；用健足和肩支起臀部，同时将臀部移向同侧；臀部侧方移动完毕后，再将肩、头向同方向移动。

（3）由卧位到床边坐位

1）独立从健侧坐起　①患者健侧卧位，患腿跨过健腿；②用健侧前臂支撑自己的体重，头、颈和躯干向上方侧屈；③用健腿将患腿移到床缘下；④改用健手支撑，使躯干直立。

2）独立从患侧坐起　①患者患侧卧位，用健手将患臂置于胸前，提供支撑点；②头、颈和躯干向上方侧屈；③健腿控制患腿，在健腿帮助下将双腿置于床缘下；④用健侧上肢横过胸前置于床面上支撑，侧屈起身、坐直。

（4）治疗师辅助下坐起　①患者侧卧位，两膝屈曲；②治疗师先将患者双腿放于床边，然后一手托着位于下方的腋下或肩部，另一手按着患者位于上方的骨盆或两膝后方，命令患者向上侧屈头部；③治疗师抬起下方的肩部，以骨盆为枢纽转移成坐位。

（5）由床边坐位到卧位

1）独立从患侧躺下　①患者坐于床边，患手放在大腿上。健手从前方横过身体，置于患侧髋部旁边的床面上；②患者将健腿置于患腿下方，并将其上抬到床上；③当双腿放在床上后，患者逐渐将患侧身体放低，最后躺在床上。

2）独立从健侧躺下　患者坐于床边，患手放在大腿上，健腿置于患腿后方。躯干向健侧倾斜，健侧肘部支撑于床上，用健腿帮助患腿上抬到床上。当双腿放在床上后，患者逐渐将身体放低，最后躺在床上，并依靠健足和健肘支撑使臀部向后移动到床的中央。

3）治疗师辅助躺下　①患者坐于床边，患手放在大腿上，患腿置于健腿上。治疗师站在其患侧，用上肢托住患者的颈部和肩部；②治疗师微屈双膝，将右手置于患者的腿下，当患者从患侧躺下时帮助其双腿抬到床上；③治疗师转到床的另一侧，将双侧前臂置于患者的腰及大腿下方。患者用左足和左手用力向下支撑床面，同时治疗师向床的中央拉患者的髋部。调整好姿势，取舒适的患侧卧位。

2. 坐位与立位之间的转移

（1）独立转移

1）由坐位到立位　①患者坐于床边，双足分开与肩同宽，两足跟落后于两膝，患足稍后，以利负重及防止健侧代偿；②双手 Bobath 握手，双臂前伸；③躯干前倾，使重心前移，患侧下肢充分负重；④臀部离开床面，双膝前移，双腿同时用力慢慢站起，立位时双腿同等负重。

2）由立位到坐位　①患者背靠床站立，双下肢平均负重，双手 Bobath 握手，双臂前伸；②躯干前倾，同时保持脊柱伸直，两膝前移，屈膝、屈髋；③慢慢向后、向下移动臀部和髋部，坐于床上。从椅子或轮椅上站起和坐下的方法同上，但应注意以下几点：①椅子应结实、牢固、椅面硬，具有一定的高度。高椅子比矮椅子易于站起，开始训练时，应选择高椅子；②有扶手的椅子比较理想，有利于站起和坐下时的支撑；③轮椅应制动，脚踏板向两侧移开。

（2）辅助转移

1）由坐位到立位　①患者坐于床边或椅子上，躯干尽量挺直，两脚平放地上，患足稍偏后；②患者 Bobath 握手伸肘，治疗师站在患者偏瘫侧，面向患者，指引患者躯干充分前倾，髋关节尽量屈曲，并注意引导患者体重向患腿移动；③治疗师进一步引导患者将重心向前移到足前掌部，一手放在患膝上，重心转移时帮助把患膝向前拉，另一手放在对侧臀部帮助抬起体重；④患者伸髋伸膝，抬臀离开床面后挺胸直立；⑤起立后患者双下肢应对称负重，治疗师可继续用膝顶住患膝以防"打软"。

2）由立位到坐位　与上述顺序相反。注意：①无论是站起还是坐下，患者必须学会向前倾斜躯干，保持脊柱伸直，患者必须学会两侧臀部和下肢平均承重；②治疗师向下压患者的患膝（向足跟方向），鼓励患者站立时两腿充分负重；③治疗师应教会患者在完全伸膝前将重心充分前移。

3. 床与轮椅之间的转移

（1）独立由床到轮椅的转移　①患者坐在床边，双足平放于地面上，轮椅置于患者健侧，与床成45°角，制动，卸下近床侧扶手，移开近床侧脚踏板；②患者健手支撑于轮椅远侧扶手，患手支撑于床上，患足位于健足稍后方；③患者向前倾斜躯干，健手用力支撑，抬起臀部，以双足为支点旋转身体直至背靠轮椅；④确信双腿后侧贴近轮椅后正对轮椅坐下。

（2）辅助下由床到轮椅的转移　①患者坐在床边，双足平放于地面上，轮椅置于患者健侧，与床成45°角，制动，卸下近床侧扶手，移开近床侧脚踏板；②治疗师面向患者站立，双膝微屈，腰背挺直，双足放在患足两边，用自己的膝部在前面抵住患膝，防止患膝倒向外侧；③治疗师一手从患者腋下穿过置于患者患侧肩胛上，并将患侧前臂放在自己的肩上，抓住肩胛骨的内缘，另一上肢托住患者健上肢，使其躯干向前倾，然后将患者的重心前移至其脚上，直至患者的臀部离开床面；④治疗师引导患者转身坐于轮椅上。

4. 轮椅与坐厕之间的转移

（1）独立由轮椅到坐厕的转移　①患者驱动轮椅正面接近坐厕，制动，移开脚踏板。双手支撑于轮椅扶手站起；②先将健手移到对侧坐厕旁的对角线上的扶栏上，然后健腿向前迈一步，健侧上下肢同时支撑，向后转身，背向坐厕；③将患手置于轮椅另一边扶手上，然后再移到坐厕旁的另一侧扶栏上；④脱下裤子，然后坐下。

（2）辅助下由轮椅到坐厕的转移　①患者坐于轮椅中，正面接近坐厕，制动，移开脚踏板。轮椅与坐厕之间留有一定空间，以利治疗师活动。治疗师站在患者瘫痪侧，面向患者，同侧手穿拇握法握住患手，另一手托住患侧肘部；②患者健手支撑于轮椅扶手，同时患手拉住治疗师的手站起。然后患者将健手移到坐厕旁的扶栏上；③治疗师和患者同时移动双足向后转身，直到患者双腿的后侧贴近坐厕；④脱下裤子，治疗师协助患者臀部向后、向下移动坐于坐厕上。

5. 进出浴盆

（1）独立的由坐位进出浴盆　①患者坐在靠近浴盆边并与之成45°角的轮椅上，健侧邻近浴盆，轮椅与浴盆之间留有一定空间，以便放置浴板。制动轮椅，卸下近浴盆侧扶手，移开脚踏板，双足平放于地面。浴盆中注满水，然后脱下衣裤；②患者健手支撑于浴板，患手支撑于轮椅扶手，同时用力撑起上身，以下肢为支点转动身体，直至双腿后侧碰到浴板，先将患手移动浴板一端，然后向下坐到浴板上；③患者将两腿先后跨进浴盆，然后移到浴盆中央上方坐好；④患者将身体放入浴盆中。

（2）辅助下由坐位进出浴盆　①患者坐在靠近浴盆边并与之成45°角的轮椅上，健侧邻近浴盆，轮椅与浴盆之间留有一定空间，以便放置浴板。制动轮椅，卸下近浴盆侧扶手，移开脚踏板，双足平放于地面。浴盆中注满水，然后脱下衣裤；②治疗师站在患者瘫痪侧，面向患者，用同侧手穿拇握住患手，另一手托住患侧肘部；③患者健手支撑于浴板，同时患手拉住治疗师的手站起。患者以下肢为支点转动身体，直至双腿后侧碰到浴板，然后向下坐到浴板上；④患者自行将健腿跨进浴盆，治疗师帮助把患腿放入浴盆。然后移到浴盆中央上方坐好。

（三）四肢瘫与截瘫患者的体位转移技术

1. 床上翻身

（1）C_6 完全性损伤患者急性期全辅助下从仰卧位到俯卧位翻身 ①将床单卷起，至患者体侧，一人固定住患者头部；②听号令一起将患者移向一侧，将翻向侧上肢外展；③听号令一起将患者翻向一侧，在背后、头、双上肢、双下肢间垫上枕头。

（2）C_6 完全性损伤患者独立从仰卧位到俯卧位翻身（向右侧翻身） C_6 完全性损伤患者缺乏伸肘、屈腕能力，手功能丧失，躯干和下肢完全麻痹。患者只能利用上肢甩动引起的惯性，将头颈、肩胛带的旋转力通过躯干、骨盆传到下肢完成翻身动作。C_7 完全性损伤患者由于肱三头肌有神经支配，故较 C_6 损伤患者容易完成翻身动作。①患者仰卧，头、肩屈曲，双上肢伸展上举、对称性摆动，产生钟摆样运动。向左侧甩动，使右上肢越过身体左侧，以获得下一步向右翻转所需的动力；②再屈曲头、肩，双上肢迅速从左侧甩向右侧；③借助于上肢甩动的惯性使躯干和下肢翻成俯卧位；④将左前臂支撑于床面并承重，右肩进一步后拉，使两侧前臂同等负重；⑤将双上肢置于身体两侧。

（3）胸、腰段脊髓损伤的截瘫患者翻身 同上翻身方法或直接利用肘部和手的支撑向一侧翻身。

（4）四肢瘫患者辅助下从仰卧位到侧卧位翻身（向右侧翻身） 患者仰卧，治疗师立于患者的左侧，帮助患者将左上肢横过胸前，将左下肢跨过右下肢，左足置于右侧床面。治疗师一只手置于患者左侧腰下，另一只手置于患者左侧髋部下方，腹部抵住床沿作为支撑点，用力推动患者髋部向上，使患者右侧卧。最后帮助患者调整好卧姿。

2. 卧位与坐位之间的转换

（1）由仰卧位坐起

1）C_6 完全性损伤患者独立由仰卧位坐起 ①患者仰卧，上举双臂，用力左右摆动躯干，利用惯性将右上肢甩过身体左侧，翻向左侧；②先用左肘支撑床面，然后变成双肘支撑，抬起上身；③将体重移到右肘上，然后将左肘移近躯干；④保持头、肩前屈，将右上肢撤回身体右侧，并用双肘支撑保持平衡；⑤再将身体转向左肘支撑，同时外旋右上肢，在身体后伸展，右手支撑床面；⑥调整身体位置使重心向右上肢转移，同样外旋左上肢，在身体后伸展，用左手支撑床面；⑦慢慢交替将双手向前移动，直至体重移到双下肢上，完成坐起动作。

2）胸、腰段脊髓损伤的截瘫患者独立由仰卧位坐起 患者利用向两侧翻身，完成双肘支撑，再将身体重心左右交替变换，同时变成手支撑，完成坐起动作。

3）C_6 完全性损伤患者利用上方吊环由仰卧位坐起 ①患者仰卧，用右腕勾住上方吊环；②向吊环方向拉动身体，并依靠左肘支撑体重；③在吊环内屈曲右肘关节，并承重，同时将左肘移近躯干；④用左肘支撑体重，右上肢在外旋上举位屈曲，右腕抵住吊环链条；⑤用右上肢承重，左上肢在身体后侧外旋并伸肘支撑床面；⑥体重移至左上肢，右上肢从吊环中取下，在身体后方外旋伸肘支撑于床面；⑦交替向前移动双手，直到躯干直立、上下肢承重。

（2）由坐位躺下

1）C_6 完全性损伤患者独立由坐位躺下 ①患者在床上取长坐位，双手在髋后支撑，保持头、肩向前屈曲；②身体向右后侧倾倒，用右肘承重；③屈曲左上肢，将一半体重转移至左肘；④仍然保持头、肩屈曲，交替伸直上肢直到躺平。

2）胸、腰段脊髓损伤的截瘫患者独立由坐位躺下 与由仰卧位坐起的方法顺序相反。

3. 床上直腿坐位（长坐位）移动 床上直腿坐位（长坐位）是指脊髓损伤患者在床上取屈髋、

伸膝的坐位方式。以 C_6 完全性脊髓损伤患者直腿坐位移动为例，因该类患者肱三头肌瘫痪，缺乏伸肘能力，转移较为困难。而截瘫患者双上肢功能正常，较易完成床上长坐位移动。

（1）支撑向前方移动　①患者取长坐位，双下肢外旋，膝关节放松。头、肩、躯干充分向前屈曲，头超过膝关节，使重心线落在髋关节前方，以维持长坐位平衡。双手靠近身体，在髋关节稍前一点的位置支撑。因肱三头肌麻痹，应外旋肩关节，前臂旋后，以保持肘关节稳定伸展；②双手用力支撑上抬臀部；③保持头、躯干向前屈曲，使臀部向前移动。

（2）支撑向侧方移动（向左移动）　①患者取长坐位，右手半握拳置于床面，紧靠臀部。左手放在与右手同一水平而离臀部约 30cm 的地方，肘伸展，前臂旋后或中立位；②躯干前屈使头超过膝部，上抬臀部，同时头和肩转向右侧，带动左肩向前移动、右肩向后移动。因背阔肌有神经支配，可拉动骨盆移向左手处；③用上肢将双腿位置摆正。

4. 不同平面之间转移训练

（1）床与轮椅之间的独立转移

1）从轮椅到床的侧方成角转移（从右侧转移）　轮椅右侧靠近床，与床成 20°～30°角，制动，移开右侧脚踏板。患者在轮椅中先将臀部向前移动，右手支撑床面，左手支撑轮椅扶手，同时撑起臀部并向前、向右侧方移动到床上。

2）从轮椅到床的侧方平行转移（左侧身体靠床）　轮椅与床平行，制动，卸下近床侧扶手，患者将双腿抬上床；躯干向床缘方向前倾，将右腿交叉置于左腿上，应用侧方支撑移动的方法，左手支撑于床上，右手支撑于轮椅扶手上，头和躯干前屈，双手支撑抬起臀部并向床移动。

3）从轮椅到床的正面转移　轮椅正面靠近床，其间距离约为 30cm，以供抬腿之用，然后制动。四肢瘫患者躯干控制能力差，需用右前臂勾住轮椅把手以保持平衡。将左腕置于右膝下，通过屈肘动作，将右下肢抬起，放到床上。用同样方法将左下肢放到床上。打开轮椅手闸，向前推动轮椅紧贴床缘，再关闭手闸。双手扶住轮椅扶手向上撑起，同时向前移动坐于床上，此过程中要保持头和躯干屈曲。

4）利用滑板由轮椅向床的侧方平行转移　轮椅与床平行靠近，制动，卸下靠床侧扶手，将双下肢抬到床上；将滑板架在轮椅和床之间，滑板的一端插入患者臀下；患者一手支撑于置于轮椅坐垫上的滑板一端，另一手支撑于置于床垫上的滑板一端，抬起上身，将臀部通过滑板移至床上；然后撤去滑板。

5）利用滑板由轮椅向床的后方转移　轮椅从后方靠近床沿，制动，拉下轮椅靠背上的拉练或卸下靠背；在轮椅与床之间架上滑板，滑板的一端插入患者臀下并固定好；患者用双手支撑于床面将身体抬起，向后移动坐于床上；再用双手将下肢抬起移至床上并摆正；最后撤除滑板。

6）利用上方吊环由轮椅向床的转移（左侧身体床）　轮椅从左侧平行靠近床，制动，卸下靠床侧扶手；先将双腿移到床上，再将左手伸入上方吊环，右手支撑于轮椅扶手；在右手用力撑起的同时，左手腕或前臂向下拉住吊环，臀部提起，向床上转移。

（2）一人转移四肢瘫患者　患者坐在轮椅中，双足平放于地面上。治疗师面向患者，采用髋膝屈曲、腰背伸直的半蹲位，用自己的双脚和双膝抵住患者的双脚和双膝的外侧，双手抱住患者的臀部，同时患者躯干向前倾，将下颌抵在治疗师的一侧肩部，然后治疗师用力将患者向上提起，呈站立位后，再向床边转动。治疗师左手仍扶住患者臀部，右手向上移动至其肩胛骨部位以稳定躯干，同时控制住患者的膝关节，屈曲其髋关节，将其臀部轻轻放到床上。

5. 轮椅与椅之间的转移　C_7 及以下脊髓损伤患者可独立完成由轮椅向椅的转移。

（1）独立的由轮椅向椅的成角转移　首先制动轮椅，椅子固定牢靠，两椅互成 60°角，卸下轮椅近椅子一侧扶手。患者尽量坐于轮椅的前沿，将双足平放于地面上。患者一手扶于椅子的远侧角，另一手扶于轮椅的扶手上，手足同时用力将臀部抬起并向侧方移至椅子上，最后调整好坐姿。

（2）独立的由并列的轮椅到椅的转移　除将两椅并列放置外，其余同独立的由轮椅向椅的成角转移。

（3）独立的利用滑板由轮椅到椅的侧方转移　轮椅与椅子尽可能靠近并列，两椅的前沿平齐。卸下轮椅近椅子一侧扶手，在两椅间架上滑板。先将双足移向椅子，然后一手支撑于轮椅的椅座，另一手支撑在椅子的远侧。双手及双足同时用力，通过支撑动作将躯干抬起移于椅子并坐下。最后摆正双腿位置并抽去滑板。

（4）独立由轮椅到椅的正面转移　将轮椅与椅子正面对置，使两椅前沿平齐。轮椅制动，椅子稳定放置，使双足平放于地面上。患者一手支撑于椅子坐板的远侧，另一手支撑于轮椅坐板的近侧，躯干略前倾，手足同时用力将臀部抬起移向椅子，转身坐于椅子上。将双腿移至椅子正前面，摆正体位。

（5）由轮椅到椅的辅助转移　多用于四肢瘫患者的转移。首先帮助患者站立，然后帮助患者转移。其具体步骤基本同前述的由一人从轮椅到床转移四肢瘫患者方法。

6. 轮椅与坐厕之间的转移　基本条件：①卫生间的门应足够宽，没有门槛，以方便轮椅出入；②卫生间应较大，能允许轮椅有一些活动空间；③坐厕应稳定，旁边的墙上应安装有安全扶手；④仅C7及以下脊髓损伤患者可独立完成此种转移。

（1）独立的由轮椅到坐厕的侧方转移（从右侧转移）　转移前应先脱裤子。步骤：①轮椅与坐厕成45°角，双足平放于地面上。卸下轮椅右侧扶手；②将左手置于轮椅左侧扶手，右手置于坐厕旁边墙上的扶手上，支撑上抬躯干并向右侧转身；③将左手移到轮椅的右侧大轮上，右手支撑于墙上的扶手，进一步上抬躯干并向后移动坐于坐厕上。

（2）独立的由轮椅到坐厕的正面转移　将轮椅直对坐厕，患者两腿分开，像骑马一样骑在坐厕上。

（3）独立的由轮椅到坐厕的后方转移　患者驱动轮椅从后方靠近坐厕，拉下轮椅靠背上的拉练，一手置于坐厕旁边墙上的扶手上，另一手置于坐厕的坐垫上，向上撑起并向后移动坐于坐厕上。

（4）辅助下由轮椅到坐厕的正面转移　①轮椅正面接近坐厕，制动，移开脚踏板。轮椅与坐厕之间留有一定空间，以利治疗师活动。治疗师协助患者坐于轮椅边沿，半蹲，双足置于患者双足外侧，用自己的双膝、双足抵住患者的双膝、双足。然后治疗师双手从患者腋下穿过扶住其肩胛骨。患者双上肢抱住治疗师肩部；②治疗师双腿用力帮助患者站起（患者协同用力）；③以双下肢为支点，治疗师帮助患者缓慢向后转；④当患者双腿的后方贴近坐厕后，治疗师左手仍扶住患者肩胛骨，右手脱下患者裤子，然后向后、向下推压患者髋部，使患者坐于坐厕上。

7. 轮椅与浴盆之间的转移　因进出浴盆需要患者的上肢有较大的支撑力量，故只有C7及以下损伤的患者才可独立完成由轮椅向浴盆的转移。注意转移前浴盆应注满水，离开前排空水；浴盆底部必须放置防滑垫；浴盆周围的墙上必须安装安全扶手。

（1）独立的由轮椅到浴盆的一端转移　①患者驱动轮椅接近浴盆一端，与浴盆有一定距离锁住轮椅，以便双脚能上抬够到浴盆；②用上肢帮助上抬双腿置于浴盆的边沿上，移开脚踏板；③打开手闸，驱动轮椅直到轮椅完全贴近浴盆；④患者右手置于浴盆边沿，左手置于轮椅左侧扶手上，在轮椅中上抬臀部向前移动，双腿滑入浴盆中；⑤将左手移到浴盆边沿上，双手支撑，躯干充分屈曲；⑥保持躯干屈曲，双手沿着浴盆边沿向前移动，先上抬躯干越过边沿，然后将身体放低进入浴盆中。

（2）独立的由轮椅到浴盆的侧方转移（从右侧转移）　①轮椅从右侧接近浴盆，与浴盆成30°角。卸下轮椅右侧扶手，移开右侧脚踏板，制动；②用双上肢帮助将双腿上抬置于浴盆中；③屈曲躯干，右手置于浴盆远侧边沿，左手置于浴盆近侧边沿，双手用力支撑上抬躯干越过浴盆边沿；④进一步支撑并转动身体面向浴盆一端，慢慢放低身体进入浴盆中。

（3）辅助下由轮椅到浴盆的侧面转移　①轮椅从侧面接近浴盆，制动，移开脚踏板。治疗师帮助患者脱下衣裤，半蹲，双足置于患者双足外侧，用自己的双膝、双足抵住患者的双膝、双足，以免患者膝、足向前滑及屈曲。然后治疗师双手从患者腋下穿过扶住其肩胛部。患者双上肢抱住治疗师肩部；②治疗师双腿用力帮助患者站起（患者协同用力）；③以双下肢为支点，治疗师帮助患者缓慢向后转身；④当患者双腿的后侧贴近浴板后，治疗师帮助患者坐于浴板上。治疗师协助患者将双腿放进浴盆，然后帮助患者坐到浴板中间。

8. 轮椅与地板之间的转移 以 T_{11} 完全性损伤患者为例。

（1）独立的由轮椅到地板的转移 ①制动轮椅，卸下扶手；②将双足放到地板上，移开脚踏板。患者左手支撑于轮椅靠背，右手支撑于轮椅大轮，抬起上身，左手将轮椅坐垫拉出；③将膝关节伸直，将坐垫置于两前轮之间的地板上；④双手支撑于轮椅坐位前方以上抬躯干，并将臀部向前滑动越过轮椅的前沿；⑤逐渐放低重心坐到置于地板上的坐垫上。

（2）独立的由地板到轮椅的转移 ①患者背向轮椅坐在地板上的轮椅坐垫上，制动轮椅。患者两手支撑于轮椅坐位前缘，或重新安好脚踏板，将双手置于脚踏板顶端以支撑；②用力支撑上抬躯干，注意头、颈要伸展；③收缩腹肌，下降肩部，向后拉骨盆坐到轮椅上。用手将双腿上抬放于脚踏板上；④将轮椅坐垫对折，置于大轮和髋部之间的轮椅扶手上，患者双手支撑于大轮上上抬身体，坐垫弹向臀下。

（四）脑瘫患儿的体位转移技术

1. 脑瘫患儿体位转移技术

（1）从卧位坐起 患儿俯卧或仰卧位，治疗师一手扶住其胸部或背部，一手转动其髋部成侧卧位，然后向下向后按髋部，使患儿能用一侧上肢支撑身体坐起。

（2）从坐位站起 ①患儿坐在椅子上，治疗师面向患儿，将其双脚平放于地面上；②治疗师一手按住患儿膝部，使其身体向前倾，另一手放在患儿臀部稍稍向上托起；③当患儿臀部抬离椅面时，治疗师扶住患儿肘部，保持其身体向前倾，并帮助患儿伸直髋部站立；④患儿站起后，治疗师扶着患儿胸部和膝部，避免其向后倾倒。

（3）从跪位站起 ①患儿先由双膝跪位变为单膝跪位，治疗师跪坐于患儿身后，固定一侧下肢，使患儿重心转向固定的一侧下肢，抬起一侧下肢使该侧足平放于地板上，成单跪位；②治疗师帮助患儿身体前倾，并把重心移至前腿；③治疗师一手扶着患儿下胸部帮助站立；④站立后，治疗师一手固定双膝，另一手固定腰骶部，保持髋部伸直，并使重心前移，保持平衡。

2. 脑瘫患儿的抱法

（1）基本原则 ①怀抱患儿时要注意抑制其异常姿势、保持良好姿势；②将患儿从床上抱起和放回床上时应注意抑制异常姿势反射，而不是强化之；③怀抱患儿应使之感觉舒适和安全；④头控制差而双手能抓握的患儿，可令其双手抓住抱者的衣服，环搭抱者的颈、肩部，并且不要把这种患儿背在背后，这样会使他的头部后仰或倾倒；⑤怀抱患儿时，应尽量避免其面部靠近抱者胸前，要让患儿能观察周围环境；⑥尽量让患儿学习控制自己身体的方法。

（2）不同类型脑瘫患儿扶抱方法

1）高张型（痉挛型）患儿的抱法 家长一手托住患儿臀部，一手扶住肩背部，将患儿竖直抱在怀里，将其两腿分开，分别搁置在家长两侧髋部或一侧髋部前后侧，从而达到牵张下肢内收肌痉挛的目的。

1）低张型（软瘫型）患儿的抱法 要使患儿头、躯干竖直，家长一手托住患儿臀部，使其背部依靠在家长胸前，以防患儿日后发生脊柱后突或侧弯畸形，也有利于训练患儿正确的躯干竖直姿势

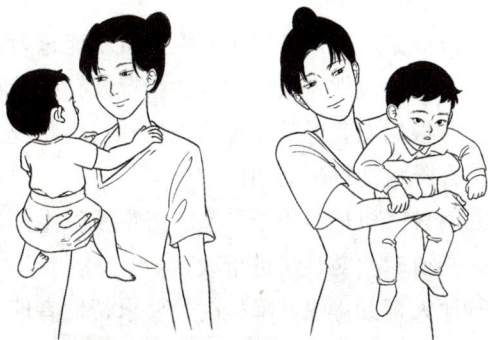

图7-5 不同类型脑瘫患儿扶抱方法

（图 7 - 5）。

（五）被动转移技术

1. 人工搬运

（1）标准式或椅式搬运法 患者坐直，双臂伸展。两位治疗师分别立于患者两侧，面向患者背侧，两腿分开，髋、膝微屈，头与腰背伸直，用肩抵住患者侧胸壁，患者上肢落在帮助者后背上。两帮助者一手通过患者股后部互握对方之腕，另一手置于患者背部，保持搬运时患者的躯干正直，然后两人同时伸直腰腿将患者抬起（图 7 - 6）。

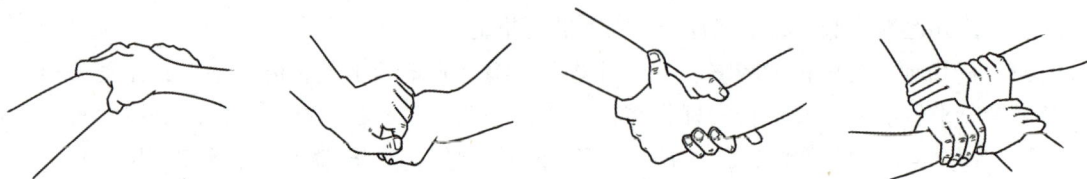

图 7 - 6 标准式或椅式搬运法

（2）穿臂搬运法 患者直坐，双前臂在前面交互互握。一治疗师站在患者椅或床的后面，身体贴近其背部，两手穿过患者腋窝伸至患者胸前，分别握住患者两前臂，另一治疗师站在患者的侧面，双手分别置于患者双侧大、小腿之后，两人同时将患者抬起并搬到需要的位置（图 7 - 7）。

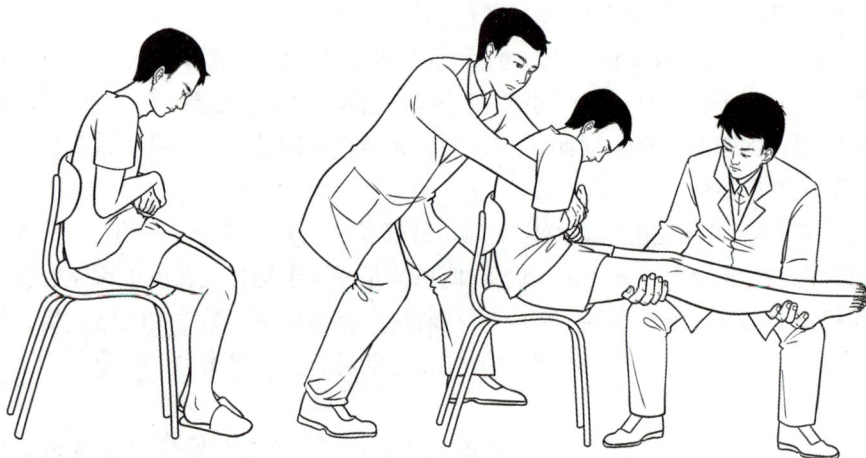

图 7 - 7 穿臂搬运法

2. 机械搬运 即借助器械的转移，是利用升降机提举并转运患者。有固定与移动升降机之分，除动力装置外，还有配套的吊带及坐套。

（1）基本原则

①机械搬运适用于患者残疾严重不能进行独立的及辅助的转移。

②使用前应评定患者的身体状况及精神状况，以确定患者是否能独立操作。

③应根据患者的具体临床条件和残疾状况来选择最合适的升降机。

④升降机的操纵必须简单。

⑤因升降机最常用于卧室、浴室及卫生间的转移，故这些地方应有适当的门宽、进出通道及回旋空间。必要时要对住房进行改造。

⑥他人帮助操纵升降机时，要求帮助者能正确使用升降机，及时发现故障、危险等情况，并能判断患者当时的情况是否合适采用升降机转运。

⑦升降机的吊带、坐套等各部件必需适合个别患者的情况，升降机本身也必须尽量可靠并定期维

修，否则有危险。

⑧严禁私自修改吊带、坐套，如有故障应立即与有关工程人员接触，及时维修，以保安全。

（2）常用升降机的种类

1）移动式升降机　由圆形或方形钢管制成，通过吊带或坐套提起患者。可将患者由一个房间转运到另一个房间。其安全负荷一般在 127~220kg，足够转运任何患者。动力有电控和液压控制之分，底架上装有脚轮，底架大小、脚轮尺寸可根据用户的需要选择。可以拆卸，便于运输。由他人帮助操纵时，帮助者应熟悉锁定、转弯、逾越障碍的技巧。严重残疾或僵硬的患者不适合使用此类升降机。

2）落地式固定升降机　有两种类型，一种为永久性固定于地面，另一种为底盘固定于地面适当位置，升降杠可以从底盘拔出。主要适用于因空间限制或浴室等不适合使用移动式升降机的地方，其优点是占地小、成本相对较低。

3）上方固定式升降机　这种升降机或是永久性固定于一个位置，或是不同长度的垂直或弯曲地吊装于天花板的滑轮上。实际是由滑轮、绳索或吊带构成的起吊系统，可以是手动或电动。安装这种升降机必须注意安全：天花板及滑轨必须牢固，横梁承重量、滑轮大小、滑轨与地面的距离等必须详细计划好，电动升降机在潮湿环境中使用应小心。

第三节　日常生活活动康复护理

▶ 情境导入

情境：患者，男，68岁，脑梗死后1星期，右侧偏瘫，查体发现右侧肢体无力，无法独立行走，需双人搀扶行走。

思考：如何指导患者进食？

一、概述

日常生活活动（activities of daily living，ADL）是指人们为了维持生存及适应生存环境每天必须反复进行的、最基本的，最具有共性的活动，包括进食、饮水、更衣、如厕、个人的清洁卫生等。根据患者的功能状况，针对性地进行自我照顾性日常生活活动能力训练，或通过代偿手段维持和改善患者的 ADL 能力，最终发挥患者的最大潜能，提高生活质量。

二、训练原则

1. 依据患者评定结果、疾病特点、病程等制订个体化康复训练计划，活动难度稍高于患者的实际情况，并根据患者功能状况变化及时调整训练方案。

2. 训练强度由小到大，时间由短到长，动作的复杂性由易到难，并持之以恒加以训练。

3. 训练尽量由患者独立完成，必要时护士给予协助，对其微小进步给予恰当的肯定和表扬，增加患者自信心。

4. 在训练中注重患者身心整体功能的康复，鼓励家庭成员参与训练，并结合实际生活，如更衣训练在早晨或睡前进行。

5. 训练中密切观察患者病情变化，保证患者安全，避免因训练方法不当造成损伤或病情加重。

三、训练方法

（一）进食训练指导

对于吞咽功能障碍患者，当患者意识清楚，全身状态稳定，能产生吞咽反射，少量吸入误咽能通过随意咳嗽咳出时，即可直接将食物放入口中，进行直接摄食训练，方法如下。📱微课1

1. 体位的选择　①坐位，身体靠近餐桌，必要时使用靠背架；②半坐位，对于不能采取坐位的患者，一般至少取躯干30°仰卧位，头中立位稍前屈，护士位于患者健侧，患侧肩部垫软枕，以保持肩部在正常高度；③健侧卧位。

2. 食物的选择　根据吞咽障碍的程度和阶段，选择食物的顺序为胶冻状、糊状、普食。

3. 进食　①将食物放置适当位置，必要时使用防滑底的餐饮具或在餐饮具下面安装吸盘，健手用筷子或汤勺夹盛食物后送入口中，咀嚼吞咽食物；②用健手把食物放在患手中，再由患手将食物放入口中；③对丧失抓握能力、协调性差或关节活动受限者，用加粗加长的勺子、叉子代替筷子，或使用橡皮食具持物器等协助进食。

4. 饮水　①将杯中倒入适量的温水，放在方便取放的位置；②患手持杯，健手协助稳定患手，端起后送至嘴边，微微抬高杯子，将少许温水倒入口中，咽下；③用有盖子带小孔的杯子，必要时用吸管喝水。

5. 注意事项　①创造良好的饮食环境，排除干扰用餐的因素等；②密切观察患者咀嚼和吞咽能力，防止食物误咽，必要时床旁备吸引器；③鼓励患者尽可能自己进食，必要时给予帮助；④进餐前后注意口腔清洁卫生。

（二）穿脱衣服训练指导

指导患者利用残存功能，运用合理的方法来解决穿脱衣服问题，恢复生活自理能力。

1. 穿脱前开襟上衣　①取坐位，将上衣内面朝上，衣领朝前平铺在双膝上，患侧衣袖垂于双腿之间；②用健手抓住衣领和对侧肩部，将患侧上肢穿入衣袖并将领口部分拉至肩部；③用健手抓衣领将衣服从颈后绕过，并拉至健侧肩部；④健手入另一只衣袖；⑤用健手整理衣服，系扣或拉拉链。脱衣时，先将患侧衣服脱至肩部以下，再将健侧衣服脱至肩下，脱下健侧袖后用健手脱下患侧衣服。📱微课2

2. 穿脱套头类上衣　①将患手穿上袖子并拉到肘部以上；②穿健侧衣袖，最后套头、整理。脱衣时，先将衣服脱至胸部以上，再用健手将衣服拉住，从背部将头脱出，脱健手后再脱患侧。

3. 穿脱裤子训练　①将患腿屈髋、屈膝放在健腿上；②套上裤腿后拉到膝以上，放下患腿，全脚掌着地；③健腿穿裤腿并拉到膝以上；④抬臀或站起向上拉至腰部，整理系紧。脱裤时，顺序与穿衣顺序相反，先脱健侧，再脱患侧。

4. 穿脱鞋袜　①取坐位，将患腿抬起放在健腿上，用健手为患足穿袜子和鞋；②放下患足，双足着地，重心转移至患侧；③将健侧下肢放到患侧下肢上方，穿好健侧的袜子和鞋。脱袜子和鞋时顺序相反。

5. 注意事项　①衣物穿脱动作的训练，必须在掌握坐位平衡的条件下进行；②衣物应选用大小、松紧、薄厚适宜，易吸汗，又便于穿脱的衣、裤、鞋、袜，纽扣、拉链和鞋带使用尼龙搭扣，裤带选用松紧带等；③必要时可使用辅助用具，如纽扣牵引器、鞋拔等；④偏瘫患者在衣物穿脱顺序上，注意穿衣时先患侧后健侧，脱衣时先健侧后患侧。

（三）个人卫生训练指导

1. 训练方法

（1）洗脸、洗手训练 ①患者坐在洗脸池前，健手打开水龙头放水，调节水温，洗脸、患手和前臂；②洗健手时，患手贴在水池边伸开放置或将毛巾固定在水池边缘，涂过香皂后，健手及前臂在患手或毛巾上搓洗；③拧毛巾时，可将毛巾套在水龙头上，然后用健手将两端合拢，再向一个方向拧干。

（2）刷牙训练 ①患者坐在洗脸池前，健手打开水龙头，牙杯接好水；②借助身体将牙膏固定（如用膝夹住），用健手将盖旋开；③挤好牙膏健手刷牙。还可采用助具协助进行。

（3）剪指甲 剪健侧指甲时，将改造后的大指甲剪固定在桌子上，一端突出桌沿，伸入需修剪的指甲于剪刀口内，用患手掌或肘部下压指甲剪柄即可剪去指甲。

（4）洗澡

1）盆浴，患者坐在高度与浴盆边缘相等且紧靠浴盆外的椅子上，脱去衣物。①健手抬患腿置于盆内；②健手扶住盆沿，健腿撑起身体前倾；③抬起臀部移至盆内椅子上；④健腿放于盆内。另一种方法是：①臀部移至浴盆一端放置的横板上；②健腿放入盆内；③帮助患腿放入盆内。洗浴完毕后，出浴盆顺序与入浴盆顺序相反。

2）淋浴，患者坐在椅子上，先开冷水管，再开热水管调节水温；洗澡时可用健手持毛巾擦洗或用长柄的海绵刷协助擦洗背部和身体的远端。如果患侧上肢肘关节以上有一定控制能力，可将毛巾一侧缝上布套，套于患臂上协助擦洗。将毛巾压在腿下或夹在患侧腋下，用健手拧干。

（5）如厕 ①患者乘坐轮椅从侧方靠近坐便器，制动，翻起脚踏板；②身体前移至轮椅前缘，躯干微向前倾，以健手撑起身子站起；③转向将两腿后面靠近坐便器，解开裤带，并脱裤子到大腿中部，坐到便器上排便；④便后用健手擦拭，冲洗厕所，用手拉裤子站起后整理，洗手。

2. 注意事项

（1）出入浴室时应穿防滑的拖鞋，要有人在旁边保护。

（2）洗澡水温一般在 38~42℃，患者洗澡的时间不宜过长，浴盆内的水不宜过满。

（3）如厕训练的卫生间环境要符合无障碍卫生间要求。

第四节 康复心理护理

一、概述

（一）定义

心理护理是指在康复护理过程中，护士运用心理学的理论和技术，以良好的人际关系为基础，通过各种方式或途径，给予患者积极的影响，以改变其不良的心理状态和行为，解决心理健康问题，促进患者的身心康复。

（二）残疾者常见心理问题

主要包括心理危机、焦虑心理、抑郁心理、自卑心理、依赖心理、退化心理等。

（三）护理原则

1. 建立良好的沟通环境
心理护理是在康复护理人员与患者的交往过程中完成的，融洽、良好的沟通交流环境是心理护理的基础。

2. 身心治疗相结合 积极处理和改善躯体症状，同时，要充分发挥心理护理的作用，消除心理因素和生理因素的相互影响而形成的恶性循环，使患者的身心功能协调平衡。

3. 自主性原则 护士要充分调动患者的主观能动性，让患者积极参与康复计划和康复活动，为全面康复创造条件。

二、心理护理方法

（一）一般性心理护理

适用于所有的护理对象，护士将心理护理贯穿于整个护理过程。包括营造积极向上的心理环境，建立良好的人际关系；根据患者疾病特点、性格及心理特点的不同安排病房和床位，帮助建立良好的病友关系，强化心理支持系统；创造良好的治疗、护理和休养环境，消除环境对患者的负性刺激；加强健康教育，满足患者认知需求。

（二）心理支持

支持心理疗法是护理人员通过护患沟通了解患者的心理问题，消除心理紊乱，提高心理承受能力，恢复心理平衡的一种护理方法。具体方法包括保证、解释、指导、鼓励和疏泄等。

（三）提供康复信息和社会支持

给需要功能代偿的残疾者提供装备矫形器、假肢的信息；改造公共设施，使残疾者能方便地活动等，可以稳定患者情绪，提高抗挫折能力；来自家庭、亲友、社会的精神和物质上的支持。

第五节　神经源性膀胱护理技术

神经源性膀胱功能障碍是动态进展的，必须对患者的储尿功能、临床表现及全身身体状况进行动态评估和分型，并以此为依据选择适宜的膀胱管理方法。

一、目的

促进膀胱排空、降低膀胱内压力、预防和减少并发症，保护上尿路，提高患者的生活质量。

二、护理技术

（一）排尿方式

1. 间歇导尿（intermittent catheterization） 是指仅在需要导尿时将尿管插入膀胱，排空后即拔除，不用留置于膀胱内的一种引流尿液的方法。与留置导尿相比较，间歇导尿在重建膀胱功能、预防并发症、提高患者生活质量方面更有优势，是目前神经源性膀胱患者首选的尿液排空方式（表7-1）。

表7-1　间歇导尿术处理策略

策略	处理意见
导尿方法	无菌间歇导尿，在医院由护士执行； 清洁间歇导尿和部分无菌的间歇导尿，在家庭或社区，由患者或家属执行
导尿管选择	一次性导尿管； 首次选择亲水涂层导尿管，降低损伤风险，减轻患者不适和疼痛； 选择足以自由引流的细腔导尿管

续表

策略	处理意见
时间和频率	在病情基本稳定、无须大量输液、饮水规律、无尿路感染的情况下开始； 4~5 次/日； 每次导出尿量不宜超过膀胱安全容量
评估	尿流动力学检查、膀胱类型、逼尿肌压力、膀胱安全容量、是否需药物介入
饮水计划	1500~2000ml/d，睡前 3 小时避免饮水
排尿日记	神经源性膀胱评估的重要内容，治疗和护理的组成部分； 记录患者排尿频次、尿量、尿失禁发作情况、尿垫或衣物更换情况、液体摄入量等； 记录时间为连续 7 天

2. 留置导尿　适用于无法接受或不适合间歇性导尿的患者，如昏迷患者、尿道损伤或狭窄者；脊髓损伤急性期；膀胱逼尿肌过度活动、膀胱低顺应性患者。但不宜长久留置尿管，因易出现下尿路感染、附睾炎、尿道狭窄等并发症。留置尿管期间要保持管道的密闭性，无膀胱感染不需常规进行冲洗，不能长期夹闭导尿管，以免膀胱压力增高尿液反流。

3. 其他导尿方法

（1）耻骨上膀胱造瘘　是由下腹部耻骨联合上缘穿刺进入膀胱，放置导管将尿液引流到体外的一种方法，易出现尿路感染等并发症，应尽量避免长期使用。

（2）阴茎套引流法　使用外部带有阴茎套的集尿器进行尿液引流，适用于以尿失禁症状为主的男性患者。注意每日清洁阴茎并更换阴茎套。

（二）膀胱功能训练

1. 排尿习惯训练　在规定的时间间隔内排尿，养成定时排尿习惯。排尿间隔时间不少于 2 小时。

2. 诱导排尿训练

（1）能离床的患者，坐在座便上，听流水声进行诱导排尿；卧床的患者，放置便器，用温热毛巾外敷膀胱区或用温水冲洗会阴，边冲洗边轻轻按摩患者膀胱膨隆处。

（2）采用开塞露塞肛，促使逼尿肌收缩，内括约肌松弛而导致排尿。

3. 排尿意识训练　适用于留置尿管的患者。每次放尿前 5 分钟，患者卧于床上，指导其全身放松，想象自己在一个安静、宽敞的卫生间，听着流水声，准备排尿，并试图自己排尿，然后由护理人员缓缓放尿。想象过程中，强调患者运用全部感觉。

4. 盆底肌训练　患者在不收缩下肢、腹部及臀部肌肉的情况下自主收缩盆底肌肉（会阴及肛门括约肌），每次收缩维持 5~10 秒，重复做 10~20 次，每日 3 组。

（三）辅助排尿

使用前谨慎评估，确保上尿路在尿流动力学检查监测确保安全的情况下使用。

1. 反射性排尿　通过叩击耻骨上膀胱区、挤压阴茎、牵拉阴毛、摩擦大腿内侧、刺激肛门等刺激，诱发逼尿肌收缩和尿道括约肌松弛，产生排尿。

2. 代偿性排尿

（2）Valsalva 法　排尿时做屏气、收紧腹肌动作，增加膀胱壁压力以利排尿。

（3）Crede 法　用拳头于脐下 3cm 深按压并向耻骨方向滚动，动作缓慢柔和，同时嘱患者增加腹压帮助排尿。

三、注意事项

实施神经源性膀胱护理前进行系统的评估，确定神经源性膀胱的类型，制订安全的康复护理计划；密切监测相关并发症，如尿路感染、上尿路损害、失禁性皮炎等；建议至少每年 1 次全面检查，尿常规每 2 个月 1 次，泌尿系超声及残余尿量测定每 6 个月 1 次，肾功能及尿流动力学检查每年 1 次；做好患者的心理护理，增强康复治疗信心。

第六节　神经源性肠道护理技术

一、目的

神经源性肠道护理的目的是帮助患者形成规律排便，消除或减少由于失禁造成的难堪，预防因便秘、腹泻与大便失禁导致的并发症，从而提高患者的生活质量。

二、护理技术

神经源性肠道护理技术包括排便方式管理、饮食管理、运动指导、药物使用和肠道功能训练等。

（一）排便方式

1. 手指直肠刺激（digital rectal stimulation）　适用于反射性肠道患者。可由护士实施，也可指导患者或照顾者执行。餐后 30 分钟实施；患者取侧卧位或坐在坐便椅上；操作者的示指或中指带指套，涂润滑油，缓缓插入肛门；用指腹一侧沿着直肠壁做环形滑动持续 10~20 秒；直到感到肠壁放松、排气、有粪便流出。可每 5~10 分钟重复进行，直到粪便排清。如操作前发现患者直肠内有粪块嵌塞，可先用人工清便方法将直肠的粪块挖清，然后再进行手指直肠刺激。

2. 人工清便（manual evacuation）　适用于迟缓性肠道患者。既可由护士实施，也可指导患者或照顾者执行。患者取侧卧位或坐在坐便椅上，操作者的示指或中指带指套，涂润滑油，缓慢插入肛门，由外向内挖出粪团，将直肠内的粪便挖清。

（二）排便行为

1. 定时排便　根据患者既往的习惯安排排便时间，养成每日定时排便的习惯。一般在早餐或晚餐后 20~40 分钟进行，此时胃结肠反射最强，有利于粪便排出。

2. 排便体位　蹲位或坐位，此体位可使肛门直肠角增大，增加腹压，同时借助重力作用使大便易于排出。若不能取蹲或坐位，则以左侧卧位较好。

（三）饮食和运动

纤维素的摄入以 15~20g/d 为宜，根据患者的耐受程度进行适当调整，过多或过少的纤维素摄入都不利于患者的排便；每天保证足够的饮水量，防止粪便坚硬干燥、不易排出；规律的体力活动以及站立训练有助于神经源性肠道的管理，但应注意运动时的安全，预防跌倒或运动损伤。

（四）盆底肌功能训练

具体见本章第五节。

三、药物使用

1. 口服药物　常用口服药物有促胃肠动力药、各类缓泻剂等。护士应观察药物的疗效和不良反应。

2. 直肠栓剂　甘油栓和开塞露是常用的直肠刺激剂和润滑剂，其他常用栓剂如比沙可啶栓等。使用栓剂时需注意栓剂应直接接触直肠壁。

四、注意事项

有效的肠道管理需要不断地评估和调整，可能数月才能建立规律的排便行为，要持之以恒；在实施神经源性肠道护理期间，应密切监测相关并发症；做好患者心理护理，增加自尊心和自信心。

目标检测

答案解析

A1/A2 型题

1. 医院公共环境要求轮椅坡道坡度约为（　　）

　　A. 5°　　　　　　　　　B. 8°　　　　　　　　　C. 10°

　　D. 15°　　　　　　　　E. 20°

2. 康复护理环境管理中不属于舒适性的是（　　）

　　A. 病房环境整洁　　　　B. 空气新鲜　　　　　　C. 无噪声污染

　　D. 马桶旁安装扶手　　　E. 温湿度适宜

3. 无障碍卫生间面积不宜小于（　　）

　　A. 3.00m²　　　　　　　B. 4.00m²　　　　　　　C. 5.00m²

　　D. 6.00m²　　　　　　　E. 7.00m²

4. 关于单侧忽略患者对病房环境的要求，错误的是（　　）

　　A. 将床头桌放在患侧

　　B. 吸引患者向患侧转头

　　C. 医护人员查房、陪护对患者进行照顾等均在健侧以引起患者注意

　　D. 使用健侧上肢越过患侧取放物品

　　E. 电视机、收音机等也放在患侧

5. 偏瘫患者抗痉挛体位摆放不包括（　　）

　　A. 健侧卧位　　　　　　B. 患侧卧位　　　　　　C. 仰卧位

　　D. 俯卧位　　　　　　　E. 床上坐位

（刘　慧　吴玲玲）

书网融合……

重点小结　　　　　微课　　　　　微课　　　　　习题

第八章 临床常见疾病的康复护理

> ## 学习目标
>
> **知识目标**：通过本章的学习，掌握临床常见疾病的主要功能障碍、康复评定项目、康复护理目标、康复教育内容；熟悉各常见伤病的常用康复护理措施；了解各常见疾病的病理生理特点和流行病学特征。
>
> **能力目标**：能运用康复护理评定方法及基本技术进行正确的护理。
>
> **素质目标**：通过本章的学习，树立以康复对象为中心的护理理念，关心、爱护、尊重患者，培养高尚的职业道德和良好的敬业精神。

第一节 脑卒中的康复护理

PPT

> ## 情境导入
>
> **情境**：患者，男，64 岁，因右侧肢体活动不利伴言语障碍 40 天入院。患者于 2023 年 4 月 4 日 10：30 扫墓时，右侧肢体无力，在家人扶持下行走，言语不能，遂被送至医院。查体：150/80mmHg，行头颅 CT 示：颅内规任何病灶，予其改善循环不良对症处理后，4 月 5 日患者右侧上肢完全瘫痪，右下肢无法站立。复查头颅 CT：左侧半卵圆中心见片状低密度灶，予对症处理后，遗留有右侧肢体功能障碍以及言语障碍，为改善功能入康复科治疗。查体：体温 38.8℃，脉搏 75 次/分，呼吸 17 次/分，血压 120/60mmHg。初步诊断：脑梗死，右侧偏瘫、言语障碍。
>
> **思考**：1. 患者应进行哪些方面的康复评定？
>
> 　　　　2. 应该采取哪些康复护理措施？
>
> 　　　　3. 如何对患者进行康复教育？

一、概述

脑卒中（cerebral apoplexy，stroke），又称脑血管意外（cerebral vascular accident，CVA），是指由于各种原因引起的以急性脑血液循环障碍导致的持续性（超过 24 小时）、局限性或弥漫性脑功能缺损为特征的临床综合征。根据脑卒中的病理机制和过程分为两类：出血性脑卒中（脑出血、蛛网膜下腔出血）和缺血性脑卒中（脑梗死、脑栓塞）两大类。

本病常见原因有高血压、心脏病、动脉粥样硬化、糖尿病、血液流变学异常、高血脂、不良饮食习惯、年龄、性别和地理分布等。

脑卒中大部分会引起运动、言语、感觉、吞咽、认知及其他障碍，这些也严重影响了患者的身心健康从而使其生活质量明显下降。大量临床实践证明，积极、早期、科学、合理的康复训练能改善患者的障碍程度从而改善其生活质量。

二、主要功能障碍及评定

（一）主要功能障碍

脑卒中患者可以出现各种各样的功能障碍，与病变的部位、性质、大小等因素密切相关。常见的功能障碍有以下几个方面。

1. 运动障碍 是患者脑卒中后最常见的功能障碍，多表现为一侧肢体的瘫痪，即偏瘫。

（1）偏瘫 脑卒中患者肌力下降多表现为偏瘫。根据肌张力的高低瘫痪可分为松弛性瘫痪和痉挛性瘫痪。松弛性瘫痪肌张力降低合并肌力下降，痉挛性瘫痪肌力降低合并肌张力增高（痉挛、强直）。

（2）面神经功能障碍 患者主要表现为额纹消失、口角歪斜及鼻唇沟变浅等表情肌运动障碍。核上性面瘫表现为睑裂以下表情肌运动障碍，可影响发音和饮食。

（3）联合反应 指偏瘫患者健侧上下肢做抗阻力（重力）运动时，患侧上下肢也产生关节活动或肌肉收缩。其中多数患者表现为上肢屈曲时下肢屈曲，或下肢伸展时上肢伸展；少数表现为上肢屈曲时下肢伸展，或下肢伸展时上肢屈曲。

（4）共同运动 指偏瘫患者肢体在做随意运动时，不能做单关节的分离运动，只能做多关节的共同运动。可分为屈曲型和伸展型。

（5）异常肌张力 包括肌张力过低、肌张力过高、痉挛。偏瘫患者肌张力增高时上肢通常表现在屈肌群、旋前圆肌肌张力增高，可见肩关节内收或内旋、前臂旋前、肘关节屈曲、腕关节屈曲、手指屈曲内收等症状；下肢表现在伸肌群、足内旋肌和大腿内收肌群张力增高，可见髋关节伸展或内收内旋、膝关节伸展、足跖屈曲内翻、足趾屈曲内收等症状。

2. 共济障碍 是指四肢协调动作和行走时的身体平衡发生障碍，又称共济失调。脑卒中患者常见的共济障碍有大脑性共济障碍、小脑性共济障碍和共济失调性偏瘫。

3. 感觉障碍 主要表现为痛觉、温觉、触觉等浅感觉，也可表现为运动觉、位置觉、振动觉等深感觉，实体觉、图形觉等复合感觉减退或丧失，还可有偏盲表现。

4. 言语障碍

（1）失语症 由于脑部损伤使原已获得的语言能力受损或丧失的一种语言障碍综合征。根据临床表现特点与病变部位不同，可分为运动性失语、感觉性失语、传导性失语、命名性失语、经皮质运动性失语、经皮质感觉性失语、完全性失语等。

（2）构音障碍 由于神经肌肉的器质性病变造成发音器官的肌肉无力、瘫痪或肌张力异常和运动不协调等而出现的发声、发音、共鸣、韵律、吐字不清等异常。

（3）失写症 由于大脑损伤引起的书写能力受损或丧失，即语言性书写不能。常见临床表现有：①完全不能书写；②字词层级失写，包括构字障碍和字词错写；③语句和篇章失写；④象形书写，以图画代替写不出的字；⑤镜像书写；⑥失用性失写；⑦惰性失写；⑧视空间性书写障碍。

（4）失读症 由于大脑损伤引起的对文字理解能力的受损或丧失，因不认识字，不知道文字符号的意义，导致不能阅读。

5. 吞咽障碍 表现为液体或固体食物进入口腔，吞下过程发生障碍，表现为食物从口中流出、流涎、口内食物滞留、咽部食物滞留、呛咳等，易发生吸入性肺炎或因进食不足出现营养不良、水电解质紊乱。

6. 认知功能障碍 是指人的认识功能和知觉功能比正常情况低下，主要包括以下情况。

（1）意识障碍 指大脑皮质的意识功能处于抑制状态，认识活动的完整性降低。

（2）智力障碍 智力是个体有目的的行动、理性的思考、有效地应付环境的总体能力，即正确地进行理解、判断和推断的能力。脑卒中可引起记忆力、计算力、定向力等思维能力的减退，智力降低。

（3）记忆力障碍 包括短期和长期记忆力障碍。短期记忆力障碍表现为对新发生的事刚才还记得，但很快就忘记了，仅能保持短暂的记忆，而对以往的旧事却记忆犹新；长期记忆力障碍表现为回忆过程障碍，先对近期的事记忆受累，逐渐久远的事也受影响，可呈进行性加重。

（4）失认症 是患者对自己以往熟悉的事物不能以相应感官感受加以识别，这种现象称为失认症。失认症包括视觉失认症、听觉失认症、触觉失认症和躯体失认症。根据不同障碍类型进行评定，如触觉失认评定方法为在确认患者没有感觉功能障碍和命名性失语后，在桌上摆上生活中的常见物品，如钥匙、勺子、铅笔、杯子、书等，让患者闭上眼睛，检查者让患者触摸其中一样后，把物品放回原处，然后让患者指出该物。

（5）失用症 是指患者因脑部受损而不能随意进行其原先能够进行的正常活动。失用症包括结构性失用、意念运动性失用、穿衣失用、意念性失用、运动性失用等多种类型。不同类型评价方法不同，如穿衣失用可通过观察患者的穿衣过程，看患者能否分清衣服上下、里外的关系，能否与身体相应部位对应。

7. 心理障碍 指人的内心、思想、精神和感情等心理活动发生障碍。脑卒中患者常产生变态心理反应，一般要经历震惊、否定、抑郁反应、对抗独立、适应等几个心理反应阶段。常见的心理障碍有以下几种。

（1）抑郁心理 常表现为情绪低落、自感体力差、脑力迟钝、记忆力减退、失眠、自责、内疚、食欲差等。

（2）焦虑心理 常表现为烦恼、固执、多疑、嫉妒等。

（3）情感障碍 主要表现为患者不能以正常方式表达自己情感。当患者情绪激动或紧张时，可有哭泣或呆笑，伴有肌张力明显增高、动作不协调等。

8. 其他障碍

（1）大小便障碍和自主神经功能障碍。

（2）日常生活活动能力障碍 日常生活活动是指一个人为独立生活必须每天反复进行的、最基本的身体动作或活动，即衣、食、住、行、个人卫生等基本动作和技巧。脑卒中患者由于运动功能、感觉功能、认知功能等多种功能障碍并存，常导致日常生活能力障碍。

（3）失用综合征 长期卧床，活动量明显不足，可引起压疮、肺感染、肌肉萎缩、骨质疏松、直立性低血压、肩手综合征、心肺功能下降、异位骨化等表现。

（4）误用综合征 病后治疗方法不当可引起关节肌肉损伤、骨折、肩髋疼痛、痉挛加重、异常痉挛模式和异常步态、尖足内翻等表现。

（二）康复护理评定

对脑卒中患者进行康复治疗之前、治疗期间、治疗结束时都要进行必要的康复评定，即对患者各种障碍的性质、部位、范围、程度作出准确的评定。

1. 运动功能的评定 主要是对运动模式、肌张力、肌肉协调能力进行评定。在脑卒中的康复评定中，运动功能评定是重点。常用的有 Brunnstrom 6 阶段评定法、Fugl – Meyer 法、上田敏法、MAS 法等，其中 Brunnstrom 法是最常用的偏瘫功能评定法，是目前脑卒中患者常采用的评定方法。应根据肌张力和运动的变化进行评定（表 8 – 1）。

表 8 – 1　Brunnstrom 6 阶段评定法

阶段	上肢	手	下肢
Ⅰ期	弛缓，无任何随意运动	弛缓，无任何随意运动	弛缓，无任何随意运动
Ⅱ期	开始出现痉挛、共同运动模式	仅有极轻微的屈指动作	仅有最小限度的随意运动
Ⅲ期	痉挛加剧，可随意引起共同运动	能全指屈曲，钩状抓握，但不能伸展	①随意引起共同运动 ②坐位和立位时有髋、膝、踝的共同屈曲
Ⅳ期	痉挛开始减弱，出现一些脱离共同运动的活动： ①手能置于腰后部 ②上肢前屈90°（肘伸展） ③屈肘90°前臂能旋前、旋后	能侧方抓握及拇指带动松开，手指能半随意、小范围伸展	开始脱离共同运动，出现分离运动： ①坐位，足跟触地，踝能背屈 ②坐位，足可向后滑动，使屈膝＞90°，踝能背屈
Ⅴ期	痉挛减弱，基本脱离共同运动，能完成分离运动： ①上肢外展90°（肘伸展，前臂旋前） ②上肢前平举及上举过头（肘伸展） ③肘呈伸展位，前臂能旋前、旋后	①用手掌抓握，能握圆柱状及球形物，但不熟练 ②能随意全指伸开，但范围不等	从共同运动到分离运动： ①立位，髋伸展位能屈膝 ②立位，膝伸直，足稍向前踏出，踝能背屈
Ⅵ期	痉挛基本消失，协调运动大致正常	①能进行各种抓握 ②可全范围伸指 ③可进行单个指活动，但速度和精确度比健侧稍差	协调动作大致正常： ①立位，伸膝位、髋能外展 ②坐位，髋可交替进行内、外旋，并伴有踝内、外翻

2. 上肢合并症的评定

（1）肩关节半脱位的评定　患者坐位，若有肩关节半脱位，则肩峰下可触及凹陷。肩关节 X 线片可提供更精确的支撑材料，肩关节正侧位片，病侧肩峰与肱骨头之间的间隙＞14mm，或者病侧上述间隙比健侧宽 10mm 者均可诊断为肩关节半脱位。

（2）肩手综合征的评定与分期标准　根据临床表现，肩手综合征可分为 3 期，分期标准见表 8 – 2。

表 8 – 2　肩手综合征分期标准

分期	临床表现
Ⅰ期	肩痛，活动受限，同侧手腕、指肿痛，出现发红、皮温升高等运动血管性反应。X 线片可见手与肩部骨骼有脱钙表现。手指多呈伸直位，屈曲受限，被动屈曲可引起剧痛。此期可持续 3 ~ 6 个月，以后或治愈或进入第Ⅱ期
Ⅱ期	肩手肿胀和自发痛消失，皮肤和手的小肌肉有日益显著的萎缩，有时可引起 Dupuytren 挛缩样掌腱膜肥厚。手指 ROM 日益受限，此期亦可持续 3 ~ 6 个月，若治疗不当将进入第Ⅲ期
Ⅲ期	手部皮肤肌肉萎缩显著，手指完全挛缩，X 线片见有广泛的骨腐蚀，已无恢复希望

3. 精神障碍的评定

脑卒中患者发病后，因一时不能接受现实或病情严重，常出现否认、拒绝、恐惧、焦虑、抑郁、痴呆等精神障碍。

（1）抑郁　可影响康复的进程及预后。主侧大脑前部的梗死易引起此症。评定时可根据患者情绪低落、动作迟缓、对事物兴致不浓、焦虑、失眠、体重减轻、明显苍老、症状昼重夜轻等作出判断。亦可以根据汉密尔顿抑郁量表进行更客观的评定，总分＜8 分无抑郁症状；＞2 分可能有轻度或中度抑郁；＞35 分可能为严重的抑郁。

（2）痴呆　对康复的影响极大。脑卒中患者中单纯运动障碍者一般不出现痴呆，只有合并感觉、知觉、视觉丧失时，才出现明显的智力衰退。评价可以根据康 – 戈试验进行，＜7 分为精神损害，＜5 分为痴呆。

4. 其他功能的评定

感觉功能评定、认知功能评定、言语功能评定、ADL 及生存质量评定等详见第二章。

三、康复护理措施

脑卒中患者的康复应从急性期开始，一般在患者生命体征稳定、神经系统症状不再发展后48小时开始康复治疗。尽早开始主动训练，早离床，在不引起异常运动反应的前提下逐渐增加活动量，以便尽可能地减轻失用综合征。对于蛛网膜下腔出血和脑栓塞患者，由于近期再发的可能性较大，应该密切注意观察，并向家属交代好相关事宜后谨慎康复。

（一）康复护理目标

通过物理疗法、作业疗法等综合措施，最大限度促进患者功能的恢复，改善患者的运动、感觉功能；改善患者言语功能、吞咽功能，建立有效沟通方式；防止失用和误用综合征，减轻后遗症；提高患者的日常生活活动能力及社会参与能力，回归家庭与社会；恢复正常的精神情绪状态。

（二）康复护理具体措施

1. 运动功能障碍的康复护理　早期主要进行床上良肢位摆放、翻身训练、呼吸训练、关节活动度训练、坐位平衡训练、转移训练等；恢复期继续进行关节活动度训练、呼吸训练、体位变换训练等，并进行患侧肢体的运动控制训练，以及各种体位间的变换及转移训练，同时进行站立床治疗及坐、跪、站立位的平衡训练和步行训练等；后期根据患者运动控制能力、肌力、平衡功能等情况，循序渐进进行减重步行、辅助步行、独立步行、步态训练以及上肢功能训练等。

（1）良肢位的摆放　是脑卒中护理的重要内容。其目的是为防止痉挛的出现或对抗痉挛姿势，保护肩关节、防止半脱位，防止骨盆后倾和髋关节外展、外旋。早期注意保持床上的正确体位，有助于预防或减轻痉挛姿势的出现和加重。良肢位有患侧卧位、健侧卧位和仰卧位3种，每2小时交替使用。　📱微课

（2）被动运动　患者病情稳定后即可在床旁进行肢体的被动关节活动度训练，以维持关节活动度，促进肢体血液循环和增强感觉输入。由大关节到小关节做全范围的关节被动运动，动作要轻柔缓慢，忌暴力致软组织损伤。肩关节半脱位者，肩关节外展角度应小于100°。

（3）主动运动　当患者神志清醒，生命体征平稳，就应开始指导患者进行主动运动。一般顺序为床上移动翻身→坐位→坐位平衡→坐到站→站立平衡→步行→上下楼梯。在康复训练过程中，应强调的是重建正常运动模式，其次才是增强肌力训练。

1）翻身训练　患者仰卧位，取Bobath握手（图8-1），肘关节伸展，肩关节屈曲90°，双上肢一起左右摆动，当摆向一侧时，顺势将身体翻向健侧或患侧，健侧下肢可做支撑或插入患腿下方辅助。翻身训练不仅能增强患者的康复信心，又可避免压疮等并发症的发生。

2）桥式运动　患者翻身训练的同时，必须加强伸髋屈膝肌的练习，进行必要的桥式运动锻炼。这样除可改善运动功能外，也可减少压疮，便于提高ADL能力。桥式运动有双桥式运动、单桥式运动及动态桥式运动，训练过程中，护理人员可帮助患者稳定膝部。

①双桥式运动：仰卧位，上肢放于体侧，手掌向下压在床面上，双下肢屈髋屈膝，双足踏床，利用腰背肌和手臂的支撑，伸髋使臀部抬离床面，维持一段时间后慢慢地放下。

②单桥式运动：在患者较容易地完成双桥式运动后，让患者悬空健腿，仅患侧下肢支撑将臀部抬离床面。

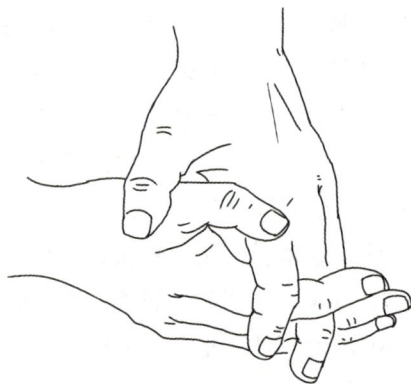

图8-1　Bobath 握手

③动态桥式运动：为了获得下肢内收、外展的控制能力，患者仰卧屈膝，双足踏住床面，双膝平行并拢，健腿保持不动，患腿做交替的幅度较小的内收和外展动作，并学会控制动作的幅度和速度。然后患腿保持中立位，健腿做内收、外展练习。

3）坐位训练 患者病情稳定后应尽早进行床上坐位训练，以避免长期卧床制动产生的严重并发症。

①床上坐位：一般先抬高床头30°，坐10分钟，无头晕心慌，以后从45°~90°，时间从30分钟逐渐增加至1小时，以防直立性低血压。

②床边坐位：床上能平坐后，可在床边双腿下垂，进行端坐训练。开始时需帮助完成这一动作，或用健腿把患腿抬到床边。然后健侧上肢向前横过身体，同时旋转躯干，健手在患侧推床以支撑上身，并摆动健腿到床外，帮助完成床边坐位。从健侧坐起时，先向健侧翻身，健侧上肢屈曲缩到体下，双腿远端垂于床边，头向患侧（上方）侧屈，健侧上肢支撑慢慢坐起。患者由床边坐位躺下，运动程序与上述相反。

③坐位平衡训练：静态平衡训练要求患者取无支撑下床边或椅子上静坐位，髋关节、膝关节和踝关节均屈曲90°，足踏地或踏支持台，双足分开约一脚宽，双手置于膝上。协助患者调整躯干和头至中间位，当感到双手已不再用力时松开双手，此时患者可保持该位置数秒。然后慢慢地倒向一侧，要求患者自己调整身体至原位，必要时给予帮助。静态平衡训练完成后，让患者自己双手手指交叉在一起，伸向前、后、左、右、上方和下方并有重心相应的移动，此称为自动动态平衡训练。若患者在受到突然的推、拉外力仍可保持平衡，就可认为已完成坐位平衡训练。此后坐位训练主要是耐力训练。

④坐位时身体重心转移训练：偏瘫患者坐位时常出现脊柱向健侧侧弯，身体重心向健侧臀部偏移。训练时护理人员应站立于患者对面，一手置于患侧腋下，协助患侧上肢肩胛带上提，肩关节外展、外旋，肘关节伸展，腕关节背伸，患手支撑于床面上；另一手置于健侧躯干或患侧肩部，调整患者姿势，使患者躯干伸展，重心向患侧转移，达到患侧负重的目的。

4）站立训练

①起立训练：患者双足分开约一脚宽，Bobath握手伸肘，肩关节充分向前伸展，躯干前倾抬起臀部，将重心转移至双下肢，髋膝关节进一步屈曲，使双足负重，然后抬头、挺胸、伸髋，伸直躯干，慢慢站起。若患者力量不够，可站在患者面前，用双膝支撑患者的患侧膝部，双手置于患者臀部两侧帮助患者重心前移，伸展髋关节并挺直躯干，坐下时动作相反。要注意防止仅用健腿支撑站起的现象。

②站立训练：有条件可利用站立床训练，然后扶持站立→平行杠间站立→徒手站立→站立平衡训练。早期以健侧下肢负重，逐渐再过渡到双下肢负重。注意站位时不能有膝过伸。患者能独立保持静态站位后，让患者重心逐渐移向患侧，训练患腿的持重能力，同时让患者双手交叉的上肢（或仅用健侧上肢）伸向各个方向，并伴随躯干（重心）的相应摆动，训练自动态站位平衡。如在受到突发外力的推拉时仍能保持平衡，说明已达到被动静态站位平衡。

③患侧下肢支撑训练：当患侧下肢负重能力提高后，就可以开始进行患侧单腿站立训练。患者站立位，身体重心移向患侧，健手可握一固定扶手以起保护作用，健足踩在阶梯上。为避免患侧膝反张，用手帮助膝关节保持屈曲15°左右。

5）步行训练 当患者达到自动动态平衡后，患腿持重达体重的一半以上，或双下肢的伸肌（股四头肌和臀大肌）肌力达3级以上，并可向前迈步时可开始步行训练。一般顺序为平行杠内步行或扶持步行→助行器步行→徒手步行→复杂步行→上下楼梯。

①步行前准备：先练习护持站立位下患腿前后摆动、踏步、屈膝、伸髋等动作，以及患腿负重，双腿交替前后迈步和进一步训练患腿的平衡性。

②扶持步行：医护人员站在偏瘫侧，一手握住患手，另一手从患侧腋下穿出置于胸前，与患者一起缓慢向前步行，训练时要按照正确的步行动作行走，或平行杠内行走，然后扶杖步行（四脚杖→三脚杖→单脚杖）到徒手步行。

③改善步态训练：步行训练早期常出现膝过伸及膝打软现象，应针对性地进行膝关节控制训练。如患者出现划圈步态，说明膝屈曲及踝背屈功能差，应做重点训练。

④复杂步态训练：复杂步行包括走直线，绕圈走，转换方向，跨越障碍，各种速度和节律地步行以及训练步行耐力，增加下肢力量（加上斜坡），训练步行稳定性（如在窄步道上步行）和协调性（如踏固定自行车）。

⑤上下楼梯训练：原则是健腿先上，患腿先下。医护人员站在患侧后方，一手协助控制膝关节，另一手扶持健侧腰部，帮助将重心转移至患侧，健足先登上一层台阶。待健肢支撑稳定后，重心充分前移，医护人员一手固定腰部，另一手协助患足抬起，髋关节屈曲，将患足置于高一层台阶。如此反复练习，逐渐减少帮助，最终达到独立完成上楼。

6）上肢控制能力训练　即臂、肘、腕、手的训练。

①前臂旋前旋后训练：患者坐于桌前，用患手拿去桌上的小物品或翻动桌上的扑克牌。

②肘的控制训练：患者仰卧，上举患臂，尽量使肘关节伸直，然后缓慢屈肘，用手触摸自己对策的器官。

③腕指伸展训练：双手交叉，手掌朝前，手背朝胸，然后伸肘，举手过头，掌面向上，返回胸前，再将上举的上肢左右摆动。

7）改善手功能训练　以作业疗法方式为主。

①作业性手功能训练：通过书写、绘画等训练两手协同操作能力。

②手的精细动作训练：通过开锁、拧螺丝、扣纽扣等训练，加强和提高患者手的综合能力。

2. 其他功能障碍的康复护理

（1）认知功能障碍　对有认知功能障碍者根据认知评定结果进行定向力、记忆力、注意力、思维能力、计算能力等训练，严重病例早期可进行多种感觉刺激和提供丰富的环境以提高认知功能，有条件者可使用电脑辅助认知训练。

知识链接

记忆力训练

为了帮助脑卒中患者恢复记忆力，可以采用一系列记忆力训练方法。这些训练方法可以针对不同的记忆领域进行训练。

1. 基础记忆力　是指个体对日常信息的记忆能力，如人名、日期和数字等。数字记忆游戏：让患者记住一串数字，然后尝试倒序或顺序地回忆这些数字。人名和面孔记忆：让患者观察一些面孔和名字，然后尝试回忆这些面孔和名字的相关信息。日记练习：让患者每天记录一些事件和感受，以帮助他们练习记住日常活动和情感。

2. 事件相关记忆　是指个体对特定事件或情境的记忆能力。故事回忆游戏：给患者讲述一个故事，然后让患者尝试回忆故事中的细节和情节。图片识别：让患者观察一些图片，然后询问他们关于图片中的细节和事件的问题。现实生活情境模拟：通过模拟现实生活中的情境，如购物或烹饪，让患者尝试回忆特定事件的信息。

3. 情境记忆　是指个体对特定时间和地点的记忆能力。定向练习：通过地图、指南针等工具，帮助患者练习确定方向和位置。空间记忆游戏：通过让患者观察不同场景的布局和特征，然后尝试回忆这些场景的空间信息等。

（2）摄食和吞咽障碍　早期进行吞咽训练可以改善吞咽困难，预防误吸、营养不良等并发症。

（3）言语障碍　对有构音障碍者进行构音训练、发音训练、交流能力训练等，对存在失语症的患者需进行听、说、读、写、计算、交流能力等内容的语言训练等。

（4）心理康复　抑郁是脑卒中后最常见的心理反应，也影响患者的治疗态度和生活质量。所以建立良好的护患关系，并对患者进行心理疏导，帮助患者从认识上重新建立正常的情绪反应模式尤为重要。

3. 脑卒中常见并发症的康复护理

（1）肩痛　肩关节是全身活动度最大的关节，其稳定性主要依赖肩关节周围肌肉的力量和韧带支持。不恰当的肩部运动会造成患肩局部损伤和炎症反应，导致各种疼痛。常见的原因有卧床或坐立时不良姿势，肩过度外旋，体位转移中对上肢的牵拉，肩关节半脱位致关节囊牵张。肩痛在脑卒中患者中的发生率多达70%。对于肩痛的预防和治疗，包括早期良肢位的摆放，正确的主被动运动，坐立位时能给患侧上肢支持，转移时避免对肩的过分牵拉和扭转，必要时可应用类固醇制剂、抗痉挛药物、局部针灸理疗等。肩痛中较难处理的是肩手综合征，一般认为是交感神经过反射所致的肩手营养障碍，包括手痛、肩痛、手肿胀、皮肤颜色改变和营养障碍，经常发生在脑卒中后1~2个月。康复的原则是早发现、早治疗。应注意避免患腕屈曲、患肢的过度牵张及长时垂悬，避免在患侧静脉输液，对于明显的手肿胀可使用向心性加压缠绕、冷疗、加强患肢的主动和被动运动等。

（2）失用综合征　脑卒中后因主动活动减少，且长期卧床导致患者出现肌肉萎缩、骨质疏松、神经肌肉的反应性降低、心肺功能减退等。因此应在早期鼓励患者利用健肢带动患肢进行主动康复锻炼，促进患肢的功能恢复。

（3）误用综合征　很多患者认识到早期主动训练的重要性，但由于缺乏正确的方法，过度训练、过早行走，导致联合反应、共同运动、痉挛的运动模式强化和固定，最终形成"误用状态"。因此应指导患者按照正确的良肢位摆放、循序渐进进行康复锻炼。

4. 脑卒中后遗症期的康复护理

脑卒中患者经过治疗或未经积极康复，一年后可以留有不同程度的后遗症，主要表现为肢体痉挛、关节挛缩畸形、运动姿势异常等。此阶段康复护理的目的是指导患者继续训练和利用残余功能，以便最大限度地恢复生活自理能力。应在家属配合的情况下，坚持进行维持功能的各项训练，加强站立平衡、屈膝和踝背屈训练，进一步完善下肢负重能力，提高步行效率；加强健侧的训练，以增强其代偿能力；指导患者正确使用辅助器，如手杖，以补偿患肢的功能。

5. 脑卒中的其他康复护理技术

脑卒中患者的功能障碍较多，需要多种疗法综合治疗，除运动疗法外，常用的治疗方法还包括以下几种。

（1）物理因子治疗　选用电子生物反馈疗法、超声波疗法、超短波和短波疗法、中频脉冲电疗法等。

（2）作业疗法　主要包括 ADL 训练及上肢功能训练。目的在于提高进食、穿衣、如厕等生活自理能力及提高运动控制能力，维持和改善上肢关节活动度、降低肌张力、减轻疼痛、提高手的精细运动功能。

（3）中医康复护理技术　针灸推拿等中医康复护理手段对脑卒中的康复有独特疗效，临床上广泛应用。针灸治疗采取分期治疗与辨证治疗相结合，取穴以阳经为主，阴经为辅。推拿治疗以益气血、通经络、调补肝肾为原则，手法施以滚法、按法、揉法、搓法、擦法等。

（4）康复工程　早期或严重病例需配置普通轮椅，大部分患者需配备踝足矫形器（AFO），部分患者步行时需借助四脚仗或手仗，部分患者需配置必要的生活自助具（如修饰自助具、进食自助具等）。预防或治疗肩关节半脱位可使用肩托，部分患者需使用手功能位矫形器或抗痉挛矫形器。

（5）环境改造　对患者回归家庭、社区，提出环境改造指导和环境适应训练。如去除门槛，改变便器，将床降低，增加室内扶手、防滑地面等。

四、康复教育

1. 指导患者及家属主动控制危险因素，改变不良生活方式，戒烟限酒，保持心情愉快，控制体重。

2. 教育患者积极参与康复训练并持之以恒。

3. 教育患者按时服药，定期复查，保持血压稳定，维持血糖、血脂在正常范围，避免脑卒中复发和加重。

第二节　脊髓损伤的康复护理

PPT

>> **情境导入** //

情境： 患者，男，35岁，车祸致胸腰段骨折12小时。检查：双侧大腿前中段痛觉减退，膝内侧痛觉消失，屈髋肌力4级，伸膝肌力3级，踝背屈肌力2级，踝屈肌肌力1级，肛门指检患者感觉不到手指插入，但有肛门自主收缩，球-肛门反射存在。

思考： 1. 患者主要存在哪些康复问题？

　　　　2. 应采取哪些康复护理措施？

一、概述

（一）定义

脊髓损伤（spinal cord injury，SCI） 是由于外伤、发育、疾病等因素造成脊髓结构功能损害，受损平面以下的感觉、运动功能部分或完全丧失，自主神经功能障碍，可表现出四肢瘫、截瘫等。脊髓损伤是一种严重致残性疾病，往往引起患者生活能力、工作能力的丧失，因此，也容易导致患者出现心理障碍。脊髓损伤常见的原因有交通事故、高处跌落、疾病、暴力等。根据不同因素可分为外伤性、非外伤性脊髓损伤，根据损伤程度分为完全性、不完全性脊髓损伤。在我国，主要的发病人群集中在40岁以下男性，发病率为女性的4倍，主要病因为车祸。

（二）病因

1. 外伤性脊髓损伤 最常见，主要由交通事故、高处坠落、暴力打击、运动损伤、刀枪伤、自然灾害造成脊柱骨折而损伤脊髓。

2. 非外伤性脊髓损伤

（1）先天性因素　如先天性脊椎裂、脊柱侧弯、脊柱滑脱等。

（2）后天性因素　如横断性脊髓炎、脊柱结核、脊柱肿瘤及医源性疾病等。

二、主要功能障碍及评定

（一）主要功能障碍

1. 运动、感觉障碍 运动障碍表现为肌力减弱或消失、肌张力异常（低张力、高张力、痉挛）、反射异常（腱反射减弱消失、亢进、病理反射出现，如 Babinski 征和 Hoffman 征）。运动障碍还可表现为自主运动障碍。颈段脊髓损伤（C_1～C_8、T_1）引起的运动、感觉减弱或丧失称为四肢瘫，表现为四肢、躯干及盆腔脏器功能障碍；胸、腰、骶段脊髓损伤（T_1以下）引起运动、感觉减弱或丧失称为截瘫，表现为躯干、盆腔脏器、下肢运动和感觉功能减弱或丧失，包括胸髓损伤、腰髓损伤、骶段损伤、马尾损伤。感觉异常主要为损伤平面以下触压觉、本体感觉、痛温觉的减弱、消失或者异常。根据损伤类型的不同，运动、感觉障碍有不同表现。

（1）不完全脊髓损伤　①前脊髓综合征：脊髓前方受压，表现为四肢瘫，下肢重于上肢。感觉异常方面，患者有不同程度痛温觉障碍，可保留位置觉和深感觉。②后脊髓综合征：脊髓后方受损，受损平面以下运动、痛温觉、触觉存在，深感觉部分或全部丧失。③脊髓中央管周围综合征：受损平面以下四肢瘫，上肢重于下肢，患者可能能步行，但上肢部分或完全麻痹，没有感觉分离。④脊髓半切综合征：好发于胸段，损伤平面以下同侧肢体运动、深感觉丧失，对侧肢体痛、温觉丧失。

（2）完全损伤　损伤初期表现为脊髓休克，指受损平面以下骶段感觉、运动完全丧失；2～4周后演变为痉挛性瘫痪，表现为肌张力增高、腱反射亢进、病理性锥体束征出现。

（3）脊髓圆锥损伤　表现为鞍区皮肤感觉、括约肌功能丧失，双下肢运动、感觉功能正常。

（4）马尾神经损伤　表现为损伤平面下弛缓性瘫痪，肌张力低下、腱反射消失，有感觉、运动、括约肌功能障碍。

（5）脊髓震荡　指暂时性和可逆性脊髓或马尾神经功能丧失。此类患者可有反射亢进，但无肌肉痉挛。

2. 排泄障碍　脊髓通过交感神经中枢、副交感神经中枢和阴部神经核三个主要的排尿中枢发出神经纤维支配膀胱和尿道。脊髓损伤后可导致神经源性膀胱，主要为逼尿肌反射亢进和逼尿肌无反射两种情况。不同节段脊髓损伤引起的症状有一定规律性，如颈、胸、腰段损伤引起膀胱痉挛导致容量减少，患者会出现尿少、尿频。而骶尾段、马尾神经损伤，膀胱肌肉瘫痪致使容量增大，患者会出现充盈性尿失禁。但神经源性膀胱症状并非与脊髓损伤水平对应，同一损伤水平不同患者或同一患者不同病程都可能出现不同的临床表现和尿流动力学结果。另外肛门括约肌障碍时可导致大便失禁或便秘。

3. 自主神经功能障碍

（1）循环障碍　T_6以上脊髓损伤患者因为对交感神经兴奋和抑制控制的丧失，患者可出现各种循环系统问题，如直立性低血压、血栓、水肿等。

（2）呼吸障碍　脊髓损伤患者因长期卧床及呼吸肌功能障碍，易出现呼吸道感染。颈椎损伤患者呼吸障碍尤为严重，甚至威胁患者生命。

4. 性功能障碍　脊髓损伤后，大多数的男性患者还可勃起，但不同平面不同程度损伤的患者后期功能恢复情况不同，生育能力影响大，5%左右的患者还具有生育能力。女性在受伤后生育功能基本没有影响，性功能也可以通过心理作用和敏感区转移而得到弥补。

5. 体温调节障碍　脊髓损伤后患者可能出现中枢性体温调节失效，可出现高热，也可表现出变温血症，即患者体温随着温度改变而改变。

（二）康复护理评定

1. 神经损伤的评定　神经平面是指脊髓具有双侧身体正常运动、感觉功能的最低节段，综合评定以运动平面为主要依据。因运动、感觉在两侧身体常常不一致，所以检查时应从左右侧运动、左右侧感觉4个节段进行区分。

（1）运动平面（motor level）评定　运动平面是指身体两侧均具有正常运动功能的最低脊髓节段，通过徒手检查两侧身体关键肌肌力（manual muscle testing，MMT）确定。每一关键肌肌力评分0～5分，与肌力等级相同，关键肌肌力 = 3 级为运动平面，但该平面以上相邻关键肌肌力必定为 5 级。如因疼痛、体位或失用等因素无法检查的标记为 NT。两侧评分总分 100 分，分越高肌力越好。但当肌力无法徒手测定时，如 $T_2 \sim L_1$ 损伤因无法评定运动平面，就以感觉平面为参考，该节段感觉正常就认为运动正常。运动评分法（motorscore，MS）可以将不同平面、不同类型、不同程度损伤的患者进行横向比较（表 8 - 3）。

表 8 - 3　运动评分法

右侧的评分	平面	代表性肌肉	左侧的评分
0 ~ 5	C_5	肱二头肌	0 ~ 5
0 ~ 5	C_6	桡侧伸腕肌	0 ~ 5
0 ~ 5	C_7	肱三头肌	0 ~ 5
0 ~ 5	C_8	中指指深屈肌	0 ~ 5
0 ~ 5	T_1	小指外展肌	0 ~ 5
0 ~ 5	L_2	髂腰肌	0 ~ 5
0 ~ 5	L_3	股四头肌	0 ~ 5
0 ~ 5	L_4	胫前肌	0 ~ 5
0 ~ 5	L_5	长伸肌	0 ~ 5
0 ~ 5	S_1	腓肠肌	0 ~ 5

（2）感觉平面（sensory level）评定　感觉平面是保持正常感觉如痛、温、触、压、本体感觉的最低平面。评定时从 C_2 开始，通过针刺、轻触两种方法分别检查身体两侧 28 对感觉关键点（表 8 - 4），采用 ASIA 的感觉指数评分（sensory index score，SIS）量化，分为三个等级，感觉缺失 0 分、感觉异常（感觉过敏、障碍、改变）1 分、感觉正常 2 分、无法检查标记为 NT。一侧、一种感觉最高得 56 分，左右两侧两种感觉最高得 224 分。分数越高表明感觉越接近正常。

表 8 - 4　感觉关键点

平面	部位	平面	部位
C_2	枕骨粗隆	T_8	第 8 肋间（$T_7 \sim T_9$ 中点）
C_3	锁骨上窝	T_9	第 9 肋间（$T_8 \sim T_{10}$ 中点）
C_4	肩锁关节顶部	T_{10}	第 10 肋间（脐）
C_5	肘前窝外侧面	T_{11}	第 11 肋间（$T_{10} \sim T_{12}$ 中点）
C_6	拇指	T_{12}	腹股沟韧带中点
C_7	中指	L_1	$T_{12} \sim L_2$ 距离中点
C_8	小指	L_2	股前中点
T_1	肘前窝尺侧面	L_3	股骨内上髁
T_2	腋窝	L_4	内踝
T_3	第 3 肋间	L_5	第 3 跖趾关节足背侧
T_4	第 4 肋间（乳线水平）	S_1	足跟外侧
T_5	第 5 肋间（$T_4 \sim T_6$ 中点）	S_2	腘窝中点
T_6	第 6 肋间（剑突水平）	S_3	坐骨结节
T_7	第 7 肋间（$T_6 \sim T_8$ 中点）	$S_4 \sim S_5$	肛周

（3）损伤程度的评定　根据美国脊髓损伤学会（ASIA）损伤程度量表将脊髓损伤分为 5 级，主要是评定完全和不完全损伤（表 8 – 5）。

表 8 – 5　ASIA 损伤分级

	损伤程度	临床表现
A	完全损伤	骶段（$S_4 \sim S_5$）无任何感觉和运动功能
B	不完全损伤	损伤水平以下包括骶段（$S_1 \sim S_5$）存在感觉功能，但无运动功能
C	不完全损伤	损伤平面以下存在运动功能，大部分关键肌肌力 <3 级
D	不完全损伤	损伤平面以下存在运动功能，大部分关键肌肌力 ≥3 级
E	正常	感觉和运动功能正常，但可遗留肌肉张力增高

（4）脊髓休克　判断脊髓休克的指征为球海绵体反射，其消失为休克期，再出现表示脊髓休克结束。但圆锥损伤时不出现该反射，且正常人中有 15%～30% 也不出现该反射。另一指征是损伤水平以下出现任何感觉运动或肌肉张力升高和痉挛。脊髓休克期间无法对损伤进行正确评定，持续时间一般几小时至数周，偶尔可见持续数月。

2. 痉挛的评定　目前临床上多采用改良的 Ashworth 量表。

3. ADL 评定　脊髓损伤患者常用的 ADL 评定有 Barthel 指数和功能独立性评定（FIM）评定。四肢瘫患者可使用四肢瘫功能指数（QIF）评定。

4. 功能恢复的预测　脊髓损伤患者预后与损伤平面和损伤程度有密切关系。损伤越重，预后越差，完全性脊髓损伤的患者损伤平面以下肌力恢复可能只有 1%，不完全损伤患者如有皮肤感觉保留，则 50% 概率恢复肌力。而损伤平面越高，预后则越差。损伤水平与功能恢复情况见表 8 –6。

表 8 – 6　损伤平面与功能恢复的关系

损伤平面	不能步行	轮椅依赖程度			轮椅独立程度		独立步行
		大部分	中度	轻度	基本独立	完全独立	
$C_1 \sim C_3$	√						
C_4		√					
C_5			√				
C_6				√			
$C_7 \sim T_1$					√		
$T_2 \sim T_5$						√	
$T_6 \sim T_{12}$							√①
$L_1 \sim L_3$							√②
$L_4 \sim S_1$							√③

注：①可进行治疗性步行；②可进行家庭性步行；③可进行社区性步行。

5. 心理、社会状况评定　评定患者对脊髓损伤及康复知识的了解，对疾病本身的接受情况，以及家庭对患者的支持程度。

三、康复护理措施

（一）急性期康复护理措施

患者生命体征和病情基本平稳即可开始康复训练。在脊髓损伤后的 8 周之内，患者需要卧床和必要制动，所有的康复及治疗均需在床上进行，训练强度不宜过强。

1. 良肢位训练 脊髓损伤患者卧床时，应使颈部呈中立位，在两侧放上小圆枕或沙袋使颈部固定，防止颈部移位加重损伤，也可以使用颈托。如患者为四肢瘫，应保持肩关节外展90°，肘关节伸直，前臂后旋，腕背伸30°~45°、拇指外展背伸、手指微屈，目的是保持上肢于功能位。如患者侧卧位，则需要在背侧垫一枕头支撑背部，下侧肩关节前屈、肘关节屈曲各90°，上侧肩、肘伸直，手、前臂处于中立位，下肢髋关节、膝关节微屈，双足处于功能位，两脚之间在膝关节处垫枕头防止受压。另外，患者如无特殊情况，一般2小时应翻身一次，预防压疮。翻身方法应该是由2~3人同时进行轴向翻身，务必在整个过程中保持患者头、颈、脊柱于一条直线，避免扭曲、旋转。

2. 关节被动训练 患者生命体征稳定后即应开始全身各个关节的被动训练，1~2次/日，每一关节在各轴向活动20次，应注意活动要达到最大生理范围，但不能超过。被动运动时一定注意动作轻柔、有节奏、缓慢。肩关节可以做上举180°、外展90°内的被动运动；肘关节可做90°内的屈伸运动；双手可以做抓握运动；髋关节在45°内做被动外展运动；膝关节同样可做90°内的屈伸；踝关节做屈伸运动，防止失用性足下垂。

3. 直立适应训练 患者脊柱稳定性良好时应早期开始直立适应训练。训练方法为从卧位到半卧位，再到坐位，逐渐增加床头每天的倾斜角度，每天增加15°~20°，直至最后站立起来。适应训练以不引起患者头晕等不适为原则，期间可以使用腹带、下肢弹力绷带促进静脉回流，减轻低血压症状，防止静脉淤血。一般适应直立需要1~3周时间，与患者损伤平面有关。直立训练可以很好地调整患者血管紧张性，预防直立性低血压，同时还可以促进胃肠蠕动改善胃肠道功能，改善患者通气，预防肺部感染。

4. 呼吸及排痰 如果患者有呼吸肌麻痹或者是颈部脊髓损伤的患者应训练腹式呼吸运动、咳嗽咳痰能力及体位排痰。

5. 膀胱、直肠训练 脊髓损伤后常有尿潴留，因此在1~2周内多需要留置导尿。应指导并教会患者定期开放尿管，一般每3~4小时开放一次，每次导出尿量最好不超过500ml，使膀胱内保留400ml左右尿量，有助于膀胱自主功能恢复。同时保证每天进水量2500~3000ml，预防泌尿系统感染。直肠问题主要是便秘，便秘患者可用润滑剂、缓泻剂、灌肠等方法处理，也可以采用指肛门牵张法，即治疗者中指带指套润滑后伸入肛门，缓慢向一侧牵拉或者进行环状牵拉肛门，以刺激肠道蠕动，缓解肛门痉挛，促进排便。便秘患者应注意避免长期使用药物，尽可能保持患者伤前排便习惯。食物结构上可以多进食粗纤维食物。

6. 心理护理 绝大多数患者在受伤初期均有严重抑郁、烦躁倾向，因此要特别注意开导患者，鼓励患者建立治疗信心。

（二）恢复期康复护理措施

患者骨折、生命体征稳定，神经损害、压迫症状稳定，呼吸平稳后即应开始康复训练。

1. 肌力训练 肌力训练的目标是使肌力为3级，恢复肌肉的实用性，重点锻炼肌力2~3级的肌肉，主要方法是渐进抗阻训练。1级肌力只有靠功能性电刺激训练，2级肌力可采用滑板运动、助力运动训练。另外，根据患者损伤平面及康复恢复预测，还应重点锻炼相应肌群。如需使用轮椅、助行器患者要重点锻炼肩带肌力，可应用支撑训练，肱二头肌、肱三头肌训练，手指握力训练；如患者计划要进行步行训练，还应主要训练腹肌、腰背肌、髂腰肌、股四头肌、内收肌、臀肌等。

2. 牵张训练 涉及肌肉、关节的牵张训练。牵张绳肌目的是使直腿抬高>90°，利于坐起；牵张内收肌，避免内收肌痉挛造成会阴清洁困难；牵张跟腱，保证跟腱不挛缩，利于步行训练。牵张训练还对痉挛有一定缓解作用，可降低肌肉张力，是整个康复过程中必须始终进行的项目。

3. 坐位训练 患者进行转移、使用轮椅和步行的基础。床上坐位训练多采用长坐位（膝关节伸直）和端坐位（膝关节屈曲90°）进行平衡维持训练，包括静态平衡训练和动态平衡训练，训练方法类似脑卒中和脑外伤患者。坐位训练前提是髋关节屈曲超过90°，绳肌牵张良好。

4. 转移训练 转移是脊髓损伤患者必须掌握的技能，包括水平转移、向低处转移和向高处转移，具体应用于轮椅与椅子、床和地面等之间的转移，可独立完成，也可以在别人帮助下完成。转移时也可以借助一些辅助器具，如滑板等，期间还应注意患者安全。

5. 站立训练 直立适应训练无低血压反应可在医师指导下开始站立训练。患者在保持脊柱稳定的前提下根据病情逐渐增加站立角度和时间。

6. 步行训练 完全性脊髓损伤要求上肢有足够支撑力才能进行步行训练，不完全损伤患者则需视肌力情况而定。步行训练一般在伤后3~5个月开始，必要时需佩戴矫形器，整个过程要注意保护并协助患者。训练可从平行杠内站立开始，后可进行平行杠内行走训练，可视情况采用迈至步、迈越步、四点步、二点步等，能平稳步行后再移至杠外训练，用双拐代替平行杠。步行训练的预期目标有3种情况：①社区功能性行走，即患者终日穿戴矫形器并能耐受，能上下楼，能独立进行日常生活活动，能连续行走900m；②家庭功能性行走，即能完成上述活动，但行走不到900m；③治疗性行走，即上述活动均达不到，但可通过矫形器短暂步行。

7. 假肢、矫形器、辅助器具使用的护理 康复中后期，可在PT师、OT师指导下教会患者自行穿戴辅助器具，如拐杖等。同时还应教会患者如何使用这些器具完成特殊动作，如有问题应在医院时及时纠正。还应仔细告知患者相应器具的维护保养知识。

知识链接

机器人辅助康复

机器人辅助康复是利用机器人技术来帮助人们从脊髓损伤或疾病中恢复身体功能的治疗方法。机器人设备可以提供重复和个性化的训练，帮助人们恢复身体功能，如行走、手臂和手的功能等。

外骨骼：是穿在身体上的机器人设备，可以帮助人们行走。外骨骼可以用来帮助脊髓损伤等病患恢复行走能力。

上肢和手的康复机器人：可以帮助人们进行手臂和手的训练。它们可以用来帮助脑卒中或脊髓损伤的人恢复手和手臂的功能。机器人辅助康复可以由医疗保健专业人员在康复中心进行，也可以在家中由患者自己进行。该治疗已作为综合康复计划的一部分。

8. ADL训练 恢复患者生活自理能力也是SCI患者康复过程中应重点训练的内容，包括以下几个方面。①饮食训练：针对患者手部不同功能障碍，选择适宜的自助具，训练患者使用自助具来完成进餐；还可以对餐具进行改良，针对性提高患者进食能力。②穿脱衣物：当患者能保持坐位平衡时，可以在陪伴人员或专人指导下完成穿脱衣服的动作。衣物的选择应当宽松、柔软、吸汗、扣带少易于穿脱。③排泄训练：协助手法排便和清洁。指导寻找排尿刺激点、收尿器的使用和管理、自我导尿的培训等。④个人清洁卫生训练：将该过程分步骤分项进行训练，在物品工具的准备、使用及安全保障方面给予指导和帮助。

9. 性功能恢复 男性患者恢复勃起的方法有几种。往阴茎海绵体内注入血管活性物质，如罂粟碱和乙醇妥拉明联合使用；也可在阴茎中放置产生负压的装置使阴茎勃起，再用收缩带在根部阻断血流；使用阴茎假体（半硬式和充盈式）；骶前神经刺激器也可使阴茎勃起。

10. 职业和文体活动的护理 职业训练的目的是使患者掌握适宜的工作技能，如操作电脑、修理电器、手工艺制作及脑力劳动等，从而提高患者适应社会的活动能力。文体训练可提高身体多种功能、增强体质、愉悦身心，更全面地融入社会生活。如轮椅乒乓球、轮椅射箭、轮椅篮球、轮椅马拉松、轮椅举重等，对心肺功能的增强和情绪改善均有好处。

11. 心理护理 脊髓损伤给患者精神带来了巨大的痛苦，但大多数患者经过一段时间的心理治疗与护理后会勇敢地面对现实。针对患者不同阶段的心理改变制订出心理治疗计划，帮助患者重塑自身形象，正确面对新的生活方式，早日回归社会。

（三）脊髓损伤常见并发症的康复护理

1. 下肢深静脉血栓 常发生在脊髓损伤后 1 个月左右，因患者长期卧床、运动减少所致。在患者脊柱稳定的情况下，鼓励患者尽早活动是预防的关键。医务人员可以指导患者适当抬高患肢预防水肿，如有水肿应积极进行脱水治疗，减轻水肿；采用空气压力波治疗仪对全下肢施加脉冲机械压力的方法，加速下肢静脉血液回流，或使用分级压力袜；每天进行下肢被动运动，可以在翻身时被动运动踝关节，方法为以踝关节为中心，做足的上下运动，幅度不超过 30°；还应避免患肢进行静脉输液，每天对比观察双下肢直径。如果确诊深静脉血栓后，应减少患肢活动，预防血栓脱落。使用溶栓剂或抗凝剂时要加强对患者的巡视。

2. 疼痛 患者在使用手动轮椅时容易患关节劳损，应当予以正确使用轮椅的训练，减少或避免劳损的发生。必要时针对疼痛的性质，予以相应的治疗措施。

3. 异位骨化 是指在软组织出现成骨细胞，并形成骨组织。常发生在损伤后 1~4 个月，症状为不明原因的低热，好发部位是髋关节、膝关节、肩关节、肘关节及脊柱，常见皮下质地较硬的团块，有炎症反应。护理时应注意关节在被动运动时不宜过度用力、过度屈伸、按压。

4. 压疮 以预防为主，护理要点是保持皮肤干燥、清洁，并保持好的营养状况，避免局部长时间受压。医务人员应指导患者按时翻身，进行减压训练等。如若已发生压疮，可以用湿到半湿的生理盐水纱布覆盖创面。湿纱布水分蒸发时可以将创面分泌物吸附到纱布上，而半湿时更换新的湿纱布，这样可以不损伤创面的新生组织。

5. 痉挛 从损伤初期就开始采取良肢位，避免便秘、各种原因引起的疼痛是预防痉挛的重要方法。如果已发生，可以采取运动疗法进行控制，包括持续被动牵引、放松疗法（针对全身性痉挛）、抑制异常反射模式。还可以应用物理疗法、相应药物进行治疗。如果是难以控制的痉挛，也可以通过手术破坏某些神经通路进行治疗。

（四）康复病区的环境设置

病区应宽敞，病床之间不应小于 1.5m，病房应备有大小不同的软垫。病区门应安滑道并侧拉，厕所门应宽大、坐便两侧要有扶手，淋浴间应有软管喷头，病房床头、走廊、厕所、淋浴间均应安装呼叫器。地面应防滑、有弹性。走廊应安装扶手，利于行走训练。病床应选择带有床挡的多功能床。

四、康复教育

1. 教会患者和家属在住院期间完成由医务人员完全完成的"替代护理"到患者完成所有的自理活动的"自我护理"的过渡，重点是教会患者如何自我护理，避免发生并发症。指导患者遵医嘱按时准确服药，特别是抗痉挛药物停药时应逐渐减量。

2. 培养患者良好的心理素质，让患者能正确对待自身疾病，勇敢面对残疾，充分利用残存功能代偿致残部分功能，尽力独立完成生活活动。

3. 住院期间培养患者养成良好的卫生习惯，掌握家居环境要求，出院后定期复查，预防各种并发症。

4. 调节饮食，制订合理的膳食计划，保证各种营养物质的合理摄入。

5. 指导患者掌握排尿、排便管理方法，学会自己处理二便。指导高位颈髓损伤的患者家属学会协助处理二便问题。

6. 教会家属掌握基本的康复训练知识和技能，防止二次残疾的出现。配合社会与职业康复部门协助患者做好回归社会的准备，帮助改善环境设施使其更适合患者的生活和工作。

第三节　颈椎病的康复护理

PPT

情境导入

情境： 患者，男，45 岁，无诱因双下肢麻木无力 1 年。近期患者双下肢麻木无力加重，步态不稳，行 CT 检查见 $C_5 \sim C_7$ 椎体后缘骨赘形成，脊髓硬膜囊受压。行 MRI 检查发现 $C_3 \sim C_4$、$C_5 \sim C_6$、$C_6 \sim C_7$ 椎间盘后方突出，后纵韧带骨化压迫脊髓，以 $C_5 \sim C_6$ 为重。诊断：颈椎病。

思考： 1. 颈椎病分为哪几型？该患者颈椎病属何型？

2. 应采取哪些康复护理措施？

3. 如何对患者进行健康教育？

一、概述

颈椎病（cervical spondylosis）又称颈椎综合征，是由于颈椎间盘退变及椎间结构继发性病理改变，刺激或压迫颈神经根、脊髓、椎动脉或交感神经等周围组织所引起的一系列临床症状和体征。颈椎病是中老年人的常见病和多发病，近年来其发病年龄有年轻化的趋势。21 世纪初，世界卫生组织（WHO）公布《全球十大顽症》，其中颈椎病位列第二。目前我国颈椎病患者约有 2 亿多人，无性别差异。年龄增长，日常不良的生活习惯及工作姿势不当，如长期低头工作、床上看书、高枕睡眠、坐位睡觉等都可能使颈椎病患病率增加。

二、主要功能障碍及评定

（一）主要功能障碍

颈椎病按临床症状可分为颈型、神经根型、脊髓型、椎动脉型、交感型和混合型六型，其主要功能障碍分别如下。

1. 颈型　又称"软组织型颈椎病"，主要表现有颈部疼痛、酸胀、僵硬等不适症状，在颈后棘突、棘突间或棘突旁常有相应的压痛点。该型为颈椎病的起始阶段。X 线片颈椎有曲度改变、椎间关节不稳等表现。

2. 神经根型　在颈椎病中发病率最高，主要表现为颈部活动受限及颈肩部疼痛。上颈部病变，颈椎疼痛向枕部放射，表现为枕部感觉障碍、皮肤麻木。下颈部病变，颈肩疼痛向前臂放射，表现为手指呈神经根性的麻木和疼痛。体检可见臂丛神经牵拉试验阳性，椎间孔挤压试验阳性，受累神经支配区皮肤感觉障碍，肌肉萎缩及肌腱反射改变。

3. 脊髓型 是由椎间盘的突出物刺激或压迫交感神经纤维，反射性地引起脊髓血管痉挛、缺血而产生脊髓损害的症状，是颈椎病中最严重的类型，占颈椎病的10%~15%。早期表现为单侧或双下肢发紧，以后无力，软弱，以至行走困难，抬步慢，行走不稳，双足有踩棉花样感觉。上肢运动功能障碍、感觉功能障碍表现为手部肌无力、手指精细运动功能障碍、上肢发麻。严重者发展至四肢瘫痪，体检时见，四肢肌力减弱，下肢肌张力高，肌反射亢进，病理反射征阳性；上肢肌张力降低，腱反射迟钝，浅反射消失；感觉障碍平面往往与病变节段不相等，并缺乏规律性。

4. 椎动脉型 是椎间关节退变压迫并刺激椎动脉，引起椎基底动脉供血不足。主要症状是头痛、头晕、眩晕，甚至猝倒，可伴有恶心、呕吐、耳鸣等。症状严重者，可出现脑供血不足，进食呛咳、咽部异物感。X线片显示上颈椎节段性不稳或枢椎关节骨质增生。体检时，可出现椎动脉扭曲试验阳性。

5. 交感型 根据患者病情不同，有的患者以交感神经兴奋为主，有的以抑制为主，有的先兴奋后抑制。主要表现为头痛、头晕、眼胀、流泪、视物模糊、肢体发凉、心率异常、血压异常、少汗或无汗等。体检时，头后仰压颈试验多呈阳性。

6. 混合型 为上述两种或两种以上类型的症状和体征混合存在。常以某一类型为主，其他类型不同程度地合并出现。

（二）康复护理评定

颈椎病的护理评估可以从疼痛程度、颈椎活动范围受限情况以及对日常生活活动的影响进行单项评定，也可根据颈椎病分型，采用不同的评定方法。

1. 量表评价法 可采用评价量表，对神经根型颈椎病（表8-7）、脊髓型颈椎病进行评定，评价方法较为全面且实用。国内常应用的是颈椎病脊髓功能40分评分法（表8-8），主要从患者生活自理能力以及疾病痛苦程度等5个方面进行评估。

表8-7 颈椎病症状量表20分法

	评价项目		得分
1. 症状（共9分）	（1）颈肩部疼痛与痛苦感	正常	3
		偶有轻度痛感	2
		常有轻度颈肩痛，或偶有严重颈肩痛	1
		常有严重颈肩痛	0
	（2）上肢疼痛和（或）麻木	无	3
		偶有轻度上肢痛和（或）麻木	2
		常有上肢疼痛和（或）麻木，或偶有严重上肢疼痛和（或）麻木	1
		常有上肢疼痛和（或）麻木	0
	（3）手指疼痛和（或）麻木	无	3
		偶有轻度手指疼痛和（或）麻木	2
		常有手指疼痛和（或）麻木，或偶有严重手指疼痛和（或）麻木	1
		常有手指疼痛和（或）麻木	0
2. 工作和生活能力（共3分）	正常		3
	不能持续		2
	轻度障碍		1
	不能完成		0

续表

		评价项目	得分
3. 体征 （共8分）	（1）椎间孔挤压试验	阴性	3
		有颈肩疼痛而无颈椎运动受限	2
		有上肢、手指疼痛，而无颈椎运动受限；或既有颈肩疼痛，又有颈椎运动受限	1
		既有上肢、手指疼痛，又有颈椎运动受限	0
	（2）感觉	正常	2
		轻度障碍	1
		明显障碍	0
	（3）肌力	正常	2
		轻度减退	1
		明显减退	0
	（4）腱反射	正常	1
		减弱或消失	0
4. 手的功能 （0~2分）	正常		2
	仅有无力、不适而无功能障碍		1
	有功能障碍		0

表8-8　颈椎病脊髓功能评定40分法

功能	得分
1. 上肢功能（左右分查，共16分）	
无使用功能	0
勉强握食品进餐，不能系扣、写字	2
能持勺子进餐，勉强系扣，写字扭曲	4
能持筷子进餐，能系扣，但不灵活	6
基本正常	8
2. 下肢功能（左右不分，共12分）	
不能端坐，站立	0
能端坐，但不能站立	2
能站立，但不能行走	4
扶双拐或需人费力搀扶勉强行走	6
扶单拐或扶梯上下楼行走	8
能独立行走，跛行步态	10
基本正常	12
3. 括约肌功能（共6分）	
尿潴留，或大小便失禁	0
大小便困难或其他障碍	3
基本正常	6
4. 四肢感觉（上下肢分查，共4分）	
麻、痛、紧、沉或痛觉减退	0

续表

功能	得分
基本正常	2
5. 束带感觉（躯干部，共2分）	
有紧束感觉	0
基本正常	2

注：Ⅰ级0~10分，完全不能实现日常生活活动；Ⅱ级11~20分，基本不能实现日常生活活动；Ⅲ级21~30分，部分实现日常生活活动；Ⅳ级31~40分，基本实现日常生活活动。

2. 特征性检查 颈椎病常需进行一些特殊的检查。

（1）压顶试验（椎间孔挤压试验） 患者坐位，全身放松，检查者左手掌置其头上，用右手握拳叩打左背（图8-2）。若患者出现一侧或双侧手臂疼痛、麻木者为阳性，说明神经根受压。

（2）臂丛神经牵拉试验 患者坐位，检查者一手抵于患侧颞顶侧，将患者头推向健侧，另一手握住患者手腕向相反方向牵拉（图8-3）。如患肢出现放射性疼痛或麻木者为阳性，说明臂丛神经受压。

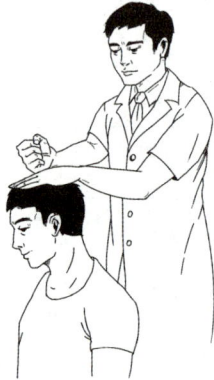

图8-2 压顶试验

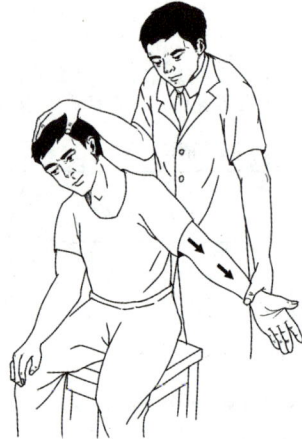

图8-3 臂丛神经牵拉试验

（3）低头旋颈试验 患者坐位，头颈放松，检查者站其身后，双手将其头部向左或右旋转后停约15秒。如出现头晕、恶心等症状为阳性，提示椎动脉受压（图8-4）。

（4）低头试验 患者直立，双手自然下垂，双足并拢，低头看自己足尖1分钟。如出现头痛、头晕、耳鸣、下肢无力、手麻、手出汗等症状为阳性，说明神经受压或椎-基底动脉供血不足。

3. 影像学与其他检查

（1）X线检查 是诊断颈椎病的重要依据。X线检查表现为颈椎生理曲线变直、发育畸形等改变，前纵韧带、后纵韧带钙化、椎体前后缘增生、椎间隙狭窄、椎体移位、钩椎关节增生、椎管狭窄、椎间孔变小、小关节骨质增生等。

（2）CT检查 可判断有无椎间盘突出、后纵韧带钙化、椎管狭窄、神经根管狭窄、横突孔变小等。

（3）MRI检查 可判断椎间盘突出类型（膨出、突出、脱出）、硬膜囊和脊髓受压情况，髓内有无缺血和水肿的病灶，脑脊液是否中断，有无神经根受压、黄韧带肥厚、椎管狭窄等。

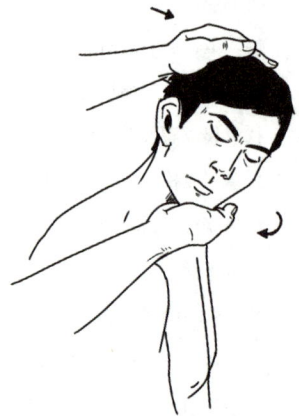

图8-4 低头旋颈试验

三、康复护理措施

(一) 物理疗法

1. 颈椎牵引　是治疗颈椎病常用且有效的方法，操作简便安全。颈椎牵引有助于解除颈部肌肉痉挛，使肌肉放松，缓解疼痛；松解软组织粘连，牵伸挛缩的关节囊和韧带；改善或恢复颈椎的正常生理弯曲；使椎间孔增大，解除神经根的刺激和压迫；拉大椎间隙，减轻椎间盘内压力；调整小关节的微细异常改变，使关节嵌顿的滑膜或关节突关节的错位得到复位。颈椎牵引治疗时必须掌握牵引力的方向（角度）、重量和牵引时间 3 大要素，才能取得牵引的最佳治疗效果。颈椎牵引对严重脊髓型颈椎病和有明显颈椎节段性，不稳者要慎用。常采用枕颌吊带牵引，有坐位和仰卧位之分，一般每日牵引 1~2 次，每次时间为 10~30 分钟，10 次左右为一疗程。牵引的角度可根据颈椎病变的部位进行调整，牵引角度越小，牵引力作用的位置则越靠近颈椎上段。病变部位在上颈段，宜采用颈前屈0°~10°的牵引角度；在中颈段宜采用颈前屈 10°~15°的牵引角度；在下颈段宜采用颈前屈 15°~30°的牵引角度。同时，还要注意结合患者的舒适度来调整牵引角度。神经根型者头部应前倾 20°~30°，椎动脉型者前倾角宜小或呈垂直位，以患者无不适感为度。牵引的重量一般自 3~4kg 开始，逐渐增加至体重的 1/5~1/10。在牵引过程中患者若出现不适症状，如大量出汗、面色改变、恶心、心慌、头晕或有窒息感等，症状较轻的应立即调整牵引重量及角度，并密切观察患者的反应，症状若无改善，应立即停止牵引，静卧休息。

2. 颈部制动　方法包括支架、颈托、颈围三类。可起到制动和保护颈椎，减少对神经根的刺激，减轻椎间关节创伤性反应，并有利于组织水肿的消退和巩固疗效，防止复发的作用。用石膏围领或颌胸石膏托，可应用于各型颈椎病患者，对急性发作期患者，尤其对颈椎间盘突出症、交感型及椎动脉型颈椎病的患者更为合适。颈围使用时高度要适宜，以保持颈椎处于中间位最适宜，建议最好量身定做。因长期使用颈围易引起颈部肌肉萎缩，关节僵硬，不利于患者的康复，因此颈椎病急性期过后应去除颈围。

3. 运动训练　运动疗法可增强颈与肩胛带肌肉的肌力，保持颈椎的稳定，改善颈椎各关节功能，防止颈部僵硬，改善血液循环，促进炎症的消退。矫正不良体姿或脊柱畸形，促进机体的适应代偿能力，防止肌肉萎缩、恢复功能、巩固疗效、减少复发，多在缓解期使用。运动训练时，应选择合适的动作和运动量，若训练时患者症状加重，应停止训练。常用颈部旋转运动、仰头运动、左右摆头运动等，必要时可以让患者学习颈椎操。

> **▍知识链接▍** --
>
> ##### 颈椎操
>
> **1. 颈部旋转**　坐直或站直，尽量将头向左旋转，然后再向右旋转。每次旋转到最大限度，重复10 次。
>
> **2. 颈部侧弯**　将头尽量向左侧弯曲，感觉到伸展，然后向右侧弯曲。重复 10 次。
>
> **3. 颈部伸展**　将头向前倾斜，感觉到颈部后侧的伸展，然后向后倾斜，感觉到颈部前侧的伸展。重复 10 次。
>
> **4. 肩部运动**　耸起双肩，然后放松；将双肩向后绕圈，然后再向前绕圈。重复 10 次。
>
> **5. 颈部支撑**　坐直或站直，用头部的力量将头向上抬起，感觉到颈部肌肉的收缩，保持 5 秒钟，然后放松。重复 10 次。
>
> **6. 颈部倾斜**　将头向左侧倾斜，感觉到右侧颈部肌肉的伸展，然后向右侧倾斜。重复 10 次。

7. 颈部扭转 坐直或站直，将头向左侧扭转，感觉到右侧颈部肌肉的伸展，然后向右侧扭转。重复10次。

4. 颈椎关节松动术 按颈部的解剖结构、生理运动、附属运动和生物力学特点，对颈椎间各关节进行推、压和牵动等被动活动，改变神经根与椎间孔、椎动脉与钩椎关节以及横突孔等相对位置，缓解神经根受压，椎动脉迂曲、痉挛、肌肉紧张、疼痛等症，改善局部血液循环，增加颈椎的关节活动范围。常用旋转颈椎、拔伸牵拉、松动棘突横突及椎间关节等手法。

5. 其他物理因子疗法 主要目的是扩张血管、改善局部血液循环，解除肌肉和血管的痉挛，消除神经根、脊髓及其周围软组织的炎症、水肿，减轻粘连，调节自主神经功能，促进神经和肌肉功能恢复。常用的方法如下。

（1）直流电子导入法 主要应用直流电导入各种中西药，如普鲁卡因等。每日或隔日1次，每次20~30分钟，每个疗程15~20次。

（2）中药电熨法 每日或隔日1次，每次20~30分钟，15~20次为1个疗程。

（3）高频电法 常用的有超短波、短波、微波等疗法，每日或隔日1次，15~20次为1个行程。接受高频治疗，患者身上不可有金属物。颈椎手术有内固定钢和戴有人工心脏起搏器的禁用高频治疗。

（二）中医康复护理技术

中医针灸、推拿疗效颇佳，亦可采用中药疗法。

（三）心理护理

颈椎病的治疗和恢复需要较长的时间，患者容易产生紧张、烦躁、焦虑、悲观的心理。给患者做详细的病情解释，使患者对颈椎病有一定的认识，并及时告知患者病情的好转情况，使患者增强战胜疾病的耐心和信心，保持良好的心态，积极配合治疗。让患者掌握必要的颈椎病知识和康复技术，进行主动康复。使患者主动进行康复，这对患者的心理也是十分有益的。

四、康复教育

1. 保护颈部免受外力伤害 乘车外出系好安全带，避免在车上睡觉，以免急刹车而损伤颈椎。

2. 注意颈部保暖 避免寒冷、受凉。冬季可用围领或围巾保护，夏天避免风扇、空调直接吹向颈部，出汗后不要直接吹冷风。

3. 防止外伤 应避免各种生活意外损伤和运动损伤。如乘车打瞌睡，若突然紧急刹车，易导致颈椎损伤，因此，乘车时应系好安全带，避免睡觉。体育锻炼方法不得当时，易导致颈椎运动性损伤。一旦发生损伤，应及时去医院早诊断和治疗。良好的睡眠体位，既能满足舒适度的需要，又能维持脊柱的生理曲度与支撑性。

4. 矫正不良姿势 纠正日常生活工作中的不良姿势，保持正常体位对预防颈椎病有较大的意义。①睡眠时，宜睡硬板床，注意睡眠姿势，枕头的合适高度是自己拳头的1.5倍高，枕芯填充物不要太软或太硬，最好用荞麦皮、稻壳、绿豆壳等透气好、经济实惠的物质作枕芯。②避免头偏向一侧，眼离桌面很近、头颈前屈加大等都是伏案工作时的不良姿势。正确的伏案工作姿势是：头颈端正，略向前屈，眼睛距离桌面的距离大约30cm，桌面面向自己20°斜面，能减少头颈前屈。③长时间伏案低头不动，颈部肌肉、韧带等组织受拉时间长，容易发生劳损，除书写、缝纫等工作、学习外，长时间操作电脑、打麻将也非常容易发生颈部劳损。一次伏案工作时间不宜过长，应在1小时左右做1~2分钟头颈部活动，在2小时左右起身做1次颈椎保健操。长时间视物可将物体放于平视处或略低于平视处。

第四节 骨折的康复护理

情境导入

情境：患者，男，75 岁。因不慎摔倒后左髋部明显疼痛，无法站立，左髋关节活动障碍 3 小时来院就诊。查体：体温 36℃，脉搏 76 次/分，呼吸 16 次/分，血压 140/80mmHg。患者神志清楚，精神差，情绪紧张。左髋部肿胀疼痛，左髋关节、膝关节活动受限，无法自主屈曲，被动屈曲时疼痛明显。入院诊断：左股骨颈骨折。入院后行"左股骨颈骨折切开复位内固定术"，术后患者生命体征平稳。

思考：1. 患者存在哪些康复问题？
　　　　2. 应该实施哪些康复护理措施？

一、概述

骨折（fracture）是指骨或骨小梁的完整性和连续性发生中断。导致骨折的因素有许多，其中外伤性骨折最为常见。根据骨折程度的不同，可分为不完全性骨折和完全性骨折。根据骨折处是否与外界相通，分为闭合性骨折和开放性骨折。根据骨折端的稳定程度分类，分为稳定性骨折和不稳定性骨折。骨折的三大特有体征包括：畸形、反常活动、骨擦音或骨擦感，骨折的同时往往伴有肌肉、肌腱、神经、韧带的损伤。骨折的愈合过程一般经历血肿机化期、原始骨痂形成期、成熟骨板期和骨痂塑形期。骨折愈合受到多种因素的影响，如身体整体状况、骨折类型、骨折部位血运、是否感染等因素。年龄越小，骨生长越活跃，骨折愈合越快；局部血液循环越差，骨折愈合越慢。骨折的愈合时间只能作为参考，即使同一部位骨折，也会因个体、年龄、条件不同，愈合时间有很大差别。因此，骨折的愈合主要是根据临床体征和 X 线所见来判断。为方便记忆，可参考 Guelt 骨折愈合平均时间表（表 8-9）。

表 8-9 成人常见骨折临床愈合时间

部位	平均时间（周）	部位	平均时间（周）
掌骨骨折	2	股骨外科颈骨折	7
肋骨骨折	3	胫骨骨折	7
锁骨骨折	4	胫腓骨骨折	8
尺、桡骨骨折	5	股骨干骨折	8
肱骨干骨折	6	股骨颈骨折	12

二、主要功能障碍及评定

（一）主要功能障碍

骨折后由于局部失去原有的骨架支撑作用，加之组织、血管、神经损伤和制动等因素影响，可引起多种功能障碍，包括患肢活动障碍、局部肌肉萎缩和肌力下降、关节活动障碍、关节稳定性减弱、骨强度降低、肢体肿胀、整体功能下降、ADL 下降和心理障碍等。

（二）康复护理评定

1. 关节活动度评定　关节活动度是评价运动功能的客观指标。骨折后由于肢体肿胀、肌肉萎缩、制动、关节挛缩和粘连等原因，患者会发生关节稳定性减弱，关节主动、被动活动受限，明显影响关节的活动度。此外，非外伤部位的关节也可因长时间制动而僵硬。

2. 肌力评定　是康复评定中一项重要的内容，可反映肌肉骨骼系统及周围神经系统受损的程度及范围，主要用于评价各种原因所致肌肉功能损害的范围及程度。常用方法有徒手肌力评定法和器械肌力评定法。

3. 肢体长度及周径测评　用皮尺或钢卷尺测量，上肢全长度是测量肩峰至中指尖端，下肢全长度是测量髂前上棘到内踝下缘，上臂长度为肩峰至肱骨外上髁，前臂长度为肱骨外上髁至桡骨茎突，大腿长度为髂前上棘至膝关节内缘，小腿长度为膝关节内缘至内踝。测量周径为下肢取髌上 10cm，小腿取髌下 10cm 处测周径，并与健侧的测量结果进行比较，以了解肌肉有无萎缩或肿胀。测量前应注意有无先天或后天畸形，同时患肢与健肢须放在完全对称的位置上，定点要准确，带尺要拉紧。测量上下肢长度，可帮助判断骨折断端是否短缩移位，测量周径可帮助了解肌肉是否萎缩及萎缩程度。

4. 感觉功能评定　一般评定浅感觉（痛觉、压觉、温度觉、轻触觉）、深感觉（运动觉、位置觉、震动觉）。

5. ADL 评定　ADL 是评定康复对象个体活动能力的主要指标之一，常用测评量表有 Barthel 指数或改良 Barthel 指数等。

三、康复护理措施

（一）骨折早期的康复护理

骨折后 1~2 周为早期。这一阶段最主要的症状和体征是患肢肿胀、疼痛、骨折断端不稳定，未进行内固定者容易再移位。因此，早期治疗的目标主要是消除肿胀、缓解疼痛。在保证骨折固定牢固的同时，使软组织在固定后立即进行最大限度的活动。

1. 肢体肿胀疼痛的处理　遵循 PRICE（保护 protection、休息 rest、冰敷 ice、包扎 compress、患肢抬高 elevation）治疗方案，给予受伤肢体足够的保护、适当的制动，可维护机体创伤后保护性的代谢，促进损伤恢复；冰敷可以减少出血、减轻水肿；同时给予弹力带或弹力袜轻轻地包扎患肢，并将患肢抬高，肢体远端必须高于近端且高于心脏 30cm，以促进静脉回流，消除肿胀。早期四肢肌群的等长收缩练习也可促进回流。

2. 预防肌肉萎缩

（1）等长运动　骨折固定初期，主要是以固定肢体的等长收缩训练为主，以预防失用性肌肉萎缩或粘连，并使骨折断端靠近而有利于骨折愈合，如前臂骨折时进行握拳和手指屈伸活动。

（2）等张运动　骨折周围肌肉的主动运动能够有效地预防肌肉萎缩，还可维持关节的活动度、消除肿胀、增强肌力以及促进骨折愈合。在治疗手段和身体状况允许的前提下，除骨折处上下关节不运动外，身体的其他部位均应进行正常的活动。一般在骨折固定后 2 周，开始逐渐恢复骨折部位近端、远端未固定关节的活动，并由被动活动逐渐转为主动活动。

（3）低中频电治疗　刺激局部肌肉收缩，促进血液循环，有效预防肌肉萎缩。

3. 正常活动和呼吸训练　应鼓励患者尽早离床，绝对卧床患者需每日做床上功能训练体操，以维持整体功能，预防失用性综合征、压疮等的发生。长期卧床的患者，尤其是老年人及骨折较严重者易并发坠积性肺炎，可通过呼吸训练和背部叩击排痰训练来预防。

4. 物理因子治疗　超短波疗法、低频磁疗法、超声波疗法、高电位治疗、冲击波疗法等均可促进成骨，加速骨折愈合，低频率电磁场更适合软组织较薄部位的骨折（如手、足部骨折），而深部骨折则适用于超短波治疗。红外线、短波等可改善局部血液循环，促进渗出液吸收；音频、超声波等可减少瘢痕与粘连。这些治疗可在石膏或夹板外进行，但有金属内固定时禁忌使用。在物理疗法前后，护理人员应根据治疗方法的不同，给予相应的护理措施。

（二）骨折中期

骨折后 3 ~ 8 周。此期骨折处有足够的骨痂形成，局部肿胀已经消退，疼痛减轻，软组织的损伤已逐步趋于修复，骨折端日益稳定。此期的康复目标是软化和牵伸挛缩的纤维组织，增加关节活动范围，增强肌力，避免发生关节挛缩、粘连、僵硬。

1. 关节活动度训练　尽可能鼓励患者进行受累关节各个运动轴方向的主动运动，轻柔牵伸挛缩、粘连的关节周围组织，每个动作重复多遍，每日 3 ~ 5 次。运动幅度应逐渐加大，遵循循序渐进原则。当外固定刚去除时，可先采用主动助力运动，以后随着关节活动范围的增加而相应减少助力。若关节挛缩、粘连严重，且骨折愈合情况许可时，可给予被动运动，动作应平稳、缓和、有节奏，运动方向与范围符合其解剖及生理功能，以不引起明显疼痛及肌肉痉挛为宜，避免再骨折。可配合器械或支架进行辅助训练。

2. 肌力训练　逐步增加肌肉训练强度，引起肌肉的适度疲劳。外固定解除后，可逐步由等长收缩练习过渡到等张收缩练习及等张抗阻练习。当肌力为 0 ~ 1 级时，可采用水疗、按摩、生物反馈电刺激、经皮神经电刺激、主动助力运动等；当肌力为 2 ~ 3 级时，以主动运动或主动助力运动为主，辅以水疗、经皮神经电刺激等；当肌力达到 4 级时，应进行抗阻练习，但需保护骨折处，避免再次骨折。

3. 物理因子治疗　红外线、石蜡疗法等热效应治疗可作为关节功能牵引等手法治疗前的辅助治疗，能够显著提高牵引疗效；局部紫外线照射可镇痛消肿，促进骨折愈合；音频治疗、超声波疗法能软化瘢痕、松解粘连。

（三）骨折愈合后期

骨折后 8 ~ 12 周。此期从骨折临床愈合到骨痂改造塑型完毕，骨折端已稳定，能耐受一定的应力，外固定已拆除，患肢的肌肉和关节得以进行更大范围的训练。此时最常见的问题是僵硬、粘连等关节活动障碍。康复治疗着重于恢复关节活动范围和肌力，并进一步促进肢体运动功能、日常生活活动能力和工作能力的恢复。

1. 肌力训练　应首先确定主要受损和次要受损肌群及该肌群现有的功能水平，根据肌力情况选择肌力训练方式，本阶段可逐步进行等张抗阻训练，有条件者可进行等速训练。

2. 关节活动度训练　除继续进行前期的关节主动运动、被动运动、助力运动外，若仍存在关节活动度受限，可进行关节牵引、关节松动技术等。关节牵引是在固定器械上利用自身体重进行被动的关节牵引，使关节周围的软组织在其弹性范围内得到牵伸。牵引力量以患者感到可耐受的酸痛、但不产生肌肉痉挛为宜，每次 10 ~ 20 分钟，每日 1 ~ 2 次。对于关节中度或重度挛缩者，可在两次功能训练的间歇期，使用夹板固定患肢，减少纤维组织弹性回缩，维持治疗效果。对僵硬的关节，可配合热疗进行手法松动，即关节松动技术。医护人员一手固定关节近端，另一手握住关节远端，在轻度牵引下，按其远端需要的运动方向松动，使组成骨节的骨端能在关节囊和韧带等软组织的弹性范围内发生移动。

3. 负重练习及步态训练　对于上肢骨折，如全身状况允许，原则上不卧床休息，应尽早下地进行步行训练。对于下肢骨折，需根据骨折的类型、固定的方式及骨科医生的随访决定何时开始负重练习，并遵循循序渐进的原则，在站立练习的基础上依次做不负重、部分负重、充分负重的步行练习，并从持双拐步行逐步过渡到健侧单拐、单手杖、脱拐步行。若患者能充分负重，可做提踵练习、半蹲起立练习等以增加负重肌肌力。此期也应加强站立位平衡训练，可进行重力转移训练，由双侧重力转移过渡到单侧重力转移，以训练患者的平衡能力。

4. 日常生活活动能力及工作能力训练 可通过进行各种日常生活活动的训练（如进食、更衣、如厕、个人卫生及家务劳动等）、作业疗法（如编织、木工、缝纫、装配等）和体育锻炼，来改善和恢复患肢的灵活性和技巧性，提高身体素质，恢复 ADL。

（四）中医康复护理措施

骨折常用的中医康复措施包括中药疗法、针灸疗法、推拿疗法和热敷熏洗法等。康复护理人员应积极配合医生、治疗师，做好各项操作的准备和操作后的护理，如房间和物品的消毒、安排患者的体位、密切观察患者的反应和严格查对制度等。如果发生烫伤，要通知医生及时处理，同时加强护理，避免感染。

四、康复教育

1. 加强安全教育指导，树立安全保障意识，遵守交通规则，严格执行安全操作规程，防止各种意外伤害发生。

2. 严格控制不利于骨折端稳定的活动，如增加重力和旋转活动。

3. 做好预防并发症的护理教育，预防压疮、坠积性肺炎、便秘、泌尿道感染、关节挛缩及抑郁症等并发症发生，促进骨折愈合，缩短卧床时间，早日康复。

4. 充分发挥患者积极性，指导患者合理应用健侧肢体和辅助器具进行科学的功能锻炼。

5. 指导患者定期复查，告知患者如何识别并发症。若患者肢体肿胀或疼痛明显加剧，骨折远端肢体感觉麻木、肢端发凉，夹板、石膏或外固定器械松动等，应立即到医院复查。进行功能锻炼者，需每 1 ~ 2 周至康复科随访，由专业人员评估当前的训练状况及功能恢复情况，及时调整训练方案。

第五节　冠心病的康复护理

PPT

情境导入

情境： 患者，女，65 岁，原发性高血压病史 25 年。患者于 6 年前活动出现胸闷、心悸，无胸痛及其他部位放射痛，常反复发作，疲劳时可加剧，经休息可缓解。5 天前因受凉后出现上述症状，较前加重，伴有咳嗽咳痰，纳差。1 天前患者突然心前区极度不适，胸骨后压榨样疼痛，放射到左侧肩部，疼痛持续 2 个小时，口含硝酸甘油未能缓解，出现胸闷、心悸、气短，诊断为急性心肌前壁梗死。目前患者病情稳定，但自觉乏力、活动后有心慌感觉，休息后缓解。

思考： 1. 该患者需采取哪些康复护理措施？
　　　2. 如何对患者进行康复教育？

一、概述

冠状动脉粥样硬化性心脏病（coronary atherosclerotic heart disease，CHD）简称冠心病，是指冠状动脉粥样硬化使血管腔狭窄或阻塞，和（或）因冠状动脉功能性改变（痉挛）导致心肌缺血、缺氧甚至坏死而引起的心脏病，统称冠状动脉性心脏病，亦称缺血性心肌病。目前，冠心病是威胁人类健康的常见疾病之一。随着生活方式的改变，近年来我国冠心病患病年龄呈现年轻化趋势，发病率也在不断增加，脑力劳动者多于体力劳动者。开展冠心病的康复护理不仅是为了提高患者生活质量，也可通过控制危险因素，减轻症状，降低复发率和病死率。

知识链接

冠心病介入治疗技术

1977年，Gruentzig在瑞士苏黎世大学医院成功地完成了世界第一例经皮冠状动脉腔内成形术（PTCA）。1980年以后，这项技术快速发展，成为冠心病血运重建治疗的重要方法。1986年3月，Puel在法国首次成功地将金属支架置入患者的冠状动脉，这是冠心病介入治疗的一个重要进展。20世纪末和21世纪初，开始使用药物洗脱支架，它极大地降低了介入治疗后血管的再狭窄率，是冠心病介入治疗的一大突破。目前，介入治疗已成为冠心病血运重建治疗的主要方式。

二、主要功能障碍及评定

（一）主要功能障碍

冠心病患者的主要功能障碍是由冠状动脉狭窄导致的心肌缺血缺氧直接引起的，且还有一系列继发性躯体和心理等功能障碍，包括低水平的耗氧运动能力，高抑郁评分和肌力下降。

1. 循环功能障碍　冠心病患者活动后心脏负荷增加，耗氧增加，造成患者担心活动后引起心绞痛而不敢活动，患者往往因减少或缺乏体力活动导致心血管系统适应能力减退，活动能力下降。为了改善患者心血管功能，患者需要进行适当的运动训练。

2. 呼吸功能障碍　冠心病患者长期的心血管功能障碍可导致肺循环功能障碍，影响肺通气和肺换气功能，致使其自身呼吸能力下降，诱发或加重缺氧症状。需重视和加强患者呼吸功能训练。

3. 全身运动耐力减退　由于病情需要采取的制动对患者带来很大的负面影响，冠心病和制动造成的体力缺乏可导致机体呼吸功能障碍、运动系统出现肌肉的失用性萎缩，循环系统出现血液回流受影响，从而限制了全身运动耐力。改变和提高运动训练的适应性是提高运动功能和耐力的重要环节。

4. 代谢功能障碍　冠心病及缺乏运动可导致血糖及血脂代谢的障碍。临床检查可出现血胆固醇和甘油三酯增高，高密度脂蛋白胆固醇降低。因此有必要进行适当的运动训练。

5. 心理障碍　由于冠心病相关的危险因素存在，患者随时都有可能发生心肌缺血而出现心绞痛等临床表现，给患者造成极大的心理压力和精神负担，严重影响正常工作与生活。此外，患者由于疾病原因致使其活动耐力、自理能力及社会角色等受到限制，常有抑郁、焦虑等心理障碍。

（二）康复护理评定

1. 心功能分级　目前主要采用美国纽约心脏病学会（NYHA）提出的一项分级方案，主要是根据患者自觉的活动能力划分为四级（表8-10）。

表8-10　NYHA心功能分级

心功能	临床情况
Ⅰ级	患者患有心脏病，但活动量不受限制，平时一般活动不引起疲乏、心悸、呼吸困难或心绞痛
Ⅱ级	心脏病患者的体力活动受到轻度限制，休息时无自觉症状，但一般体力活动下可出现疲乏、心悸、呼吸困难或心绞痛
Ⅲ级	心脏病患者的体力活动明显受限，低于平时一般活动即引起上述症状
Ⅳ级	心脏病患者不能从事任何体力活动，休息状态下就出现心力衰竭的症状，体力活动后加重

2. 心电运动试验　是一种简便、实用、可靠的诊断检查方法。心电运动试验是指通过逐步增加运动负荷，以心电图为主要检测手段，并通过试验前、中、后心电和症状以及体征的反应来判断心肺功能的试验方式。心电运动试验常用的有活动平板运动试验和踏车运动试验，运动强度用症状限制运动试验。出院前心电运动试验强度则用低水平运动试验，或改用 6 分钟步行试验进行评定。

3. 超声心动图运动试验　超声心动图可以直接反映心肌活动情况，揭示心肌收缩和舒张功能，还可以反映心脏内血流变化情况，所以有利于提供运动心电图所不能显示的重要信息。该项检查，运动时比安静时检查更有利于揭示潜在的异常，提高试验的敏感性。检查方式一般采用卧位踏车运动试验或活动平板运动试验方式，以保持在运动时超声探头可以稳定地固定在胸壁，减少检测干扰。

4. 冠状动脉造影试验　冠状动脉造影对心肌缺血的诊断很有价值。用特制的心导管经股动脉、肱动脉或桡动脉送到主动脉根部，分别插入左、右冠状动脉口，注入少量造影剂，使左、右冠状动脉及其主要分支能够清楚的显影。并可进行电影摄影、快速连续摄片或光盘记录。可发现各支动脉狭窄性病变的部位并估计其程度。一般认为，管腔直径减少 70%～75% 或以上会严重影响血供，官腔直径减少 50%～70% 者对血供也有一定影响。

三、康复护理措施

冠心病的康复一般可分住院时康复期（Ⅰ期）、出院后康复期或恢复初期（Ⅱ期）和慢性期或恢复中期（Ⅲ期），运动训练是最主要的康复措施。在运动训练中，保证患者的安全是首要的，必须严格按照运动处方进行，康复护理人员应加强对患者的观察，要随时注意患者运动耐受的动态变化，以确保康复训练能够顺利进行。

（一）Ⅰ期康复护理措施

以循序渐进的方法增加活动量为原则，生命体征一旦稳定，无并发症时即可开始。康复护理方案很多，其基本原则是根据患者的自我感觉，尽量进行可以耐受的日常活动。此期活动一般在心脏科进行。

1. 心理护理　早期的心理康复护理是急性心肌梗死常识宣教先导和成功的保障。患者在突然心前区疼痛、胸闷等症状发作后，往往产生紧张、焦虑、恐惧感。护理人员和康复治疗师必须对患者进行医学常识教育，使其理解冠心病的发病特点、注意事项和预防再次发作的方法，减少患者的不适感和精神压力，促进患者心脏功能的恢复。

2. 呼吸训练　主要训练患者腹式呼吸。在吸气时鼓起腹部，让膈肌尽量下降；呼气时腹部收缩下陷，把肺的气体尽量排出。呼气与吸气之间要均匀连贯，可以比较缓慢，但是不可憋气。

3. 床上活动　活动一般从床上肢体活动开始，从不对抗地心引力开始，先活动远端肢体的小关节，强调活动时呼吸自然、平稳，无任何憋气和用力的现象时，再逐步过渡到抗阻运动。例如捏气球、皮球或拉皮筋等，吃饭、洗脸、刷牙、穿衣等日常生活活动可以早期进行。

4. 坐位训练　是重要的康复起点，应该从康复训练的第 1 天就开始。开始坐时可以有依托，例如把枕头或被子放在背后，或将床头抬高。有依托坐的能量消耗与卧位相同，直立时心脏负荷低于卧位。当有依托坐适应之后，患者可以逐步过渡到无依托独立坐。

5. 床边站立与步行训练　先从床边站立开始，然后过渡到床边步行，以克服直立性低血压。在床边站立无问题之后，开始床边步行，以便在疲劳或不适时，能够及时上床休息。此阶段患者的活动范围明显增大，开始活动时最好进行若干次心电监护，要特别注意避免上肢高于心脏水平的活动，例如患者自己手举输液瓶上厕所。此类活动的心脏负荷增加很大，常是诱发意外的原因。

6. 保持大便通畅 如患者过度用力排便可能导致冠心病病情加重，因此护理人员应告知患者保持大便通畅，防止便秘。鼓励患者适量摄入蔬菜、水果等高纤维素的食物，以利于排便。卧位大便时由于臀部位置提高，回心血量增加，使心脏负荷增加，同时由于排便时必须克服体位所造成的重力，所以需要额外地用力。因此，在床边放置简易的坐便器，让患者坐位大便，其心脏负荷和能量消耗均小于卧床大便，也较容易排便。如果患者出现便秘，应该使用通便剂。患者有腹泻时也需要注意密切观察，必要时服用止泻药物，因为过多的肠道活动可以诱发迷走神经反射，导致心律失常或心电不稳。

7. 上下楼梯 是保证患者出院后在家庭活动安全的重要环节。下楼的运动负荷不大，而上楼的运动负荷主要取决于上楼的速度，必须保持非常缓慢的上楼速度。一般每上一级台阶可休息片刻，以保证呼吸平稳，没有任何不适症状。

8. 方案调整与监护 康复护理计划应遵循个体化原则，根据患者年龄、体质、心肌梗死部位和面积、病后心理反应等调整方案。如果患者在训练过程中没有不良反应，活动时心率增加10次/分，次日训练可以进入下一阶段。运动中，心率增加在20次/分左右，则需要继续同一级别的运动。心率增加超过20次/分，或出现任何不良反应，则应该退到前一阶段运动，甚至暂时停止运动训练。为了保证活动的安全性，可以在心电监护下开始所有的新活动。在无任何异常的情况下，重复性的活动不一定要连续监护。

9. 出院前评估及计划制订 当患者能顺利达到训练目标，即连续步行200m无症状和无心电图异常后，在出院前应制订一个完整的家庭康复计划，包括康复训练内容、训练注意事项以及出现异常的急救知识等，以实施在家中的Ⅱ期康复。

（二）Ⅱ期康复护理措施

1. 运动训练 包括室内外散步、医疗体操（如降压舒心操）、太极拳、家庭卫生、厨房活动、园艺活动或在邻近区域购物、作业治疗等；活动强度应逐步达到最大耗氧量的60%～80%；每次运动时间从10分钟开始逐步达到60分钟（包括准备运动和整理运动在内）；训练频率逐步达到每周3～4次。

2. 康复活动检测 康复活动应注意循序渐进，禁止过度用力，无并发症的患者可在家属帮助下逐渐用力，活动时不可有气喘和疲劳。所有上肢超过心脏平面的活动均为高强度运动，应该避免或减少。训练时要注意保持一定的活动量，但日常生活和工作时应采用能量节约策略，比如制订合理的工作或日常活动程序，减少不必要的动作和体力消耗等，以尽可能提高工作和体能效率。

3. 每周需要门诊随访1次，出现任何不适均应暂停运动，及时就诊。

（三）Ⅲ期康复护理措施

此期应以等张和节律性有氧运动为主，在确保安全的前提下，因人而异制订个体化的康复运动方案，循序渐进。

1. 运动方式 包括行走、慢跑、骑自行车、游泳、登山、瑜伽、医疗体操等有氧训练。

2. 运动量 要达到一定的阈值才能产生训练效应。每周合理的总运动量应在2931～8374kJ（相当于步行或慢跑10～32km）。运动量<2931kJ只能维持身体活动水平，而不能提高运动能力。运动量>8374kJ则不增加训练效应。运动总量无明显性别差异。

合适运动量的主要标志：运动时稍出汗，轻度呼吸加快，但不影响对话，次日早晨起床时感舒适，无持续疲劳感和其他不适感。

运动量的基本要素有运动强度、运动时间和运动频率。

（1）运动强度　运动训练所规定达到的强度称之为靶强度，可用心率、心率储备、最大摄氧量等方式表达。靶强度越高，产生心脏中心训练效应的可能性就越大。

（2）运动时间　指每次运动锻炼的时间。靶强度运动一般持续 10~60 分钟。在额定运动总量的前提下，训练时间与强度成反比。运动强度小，可用延长运动时间来弥补。准备活动和结束活动的时间另外计算。

（3）训练频率　指每周训练的次数。国际上多数采用每周 3~5 天的频率。

3. 训练实施　每次训练都必须包括准备活动、训练活动和结束活动。

（1）准备活动　主要目的是预热，即让肌肉、关节、韧带和心血管系统逐步适应训练期的运动应激。运动强度较小，运动方式包括牵伸运动及大肌群活动，要确保全身主要关节和肌肉都有所活动。一般采用医疗体操、太极拳等，也可附加小强度步行。

（2）训练活动　指达到靶训练强度的活动，中低强度训练的主要目的是达到最佳外周适应。高强度训练的目的在于刺激心肌侧支循环生成。

（3）结束活动　主要目的是冷却，即让高度兴奋的心血管应激逐步降低，适应运动停止后血流动力学改变。运动方式可与训练方式相同，但强度逐步减小。

充分的准备与结束活动是防止训练意外的重要环节。训练时的心血管意外 75% 均发生在这两个时期。

（四）中医康复护理措施

1. 针灸推拿疗法　通过针灸推拿疗法能改善症状、疏通气血，针灸治疗可使用以下穴位进行治疗：心俞、厥阴俞、合谷、内关、丰隆、足三里等。适用于冠心病的Ⅰ、Ⅱ、Ⅲ期。

2. 传统运动康复　在传统中医运动疗法中，有很多适合冠心病患者的康复运动，如太极拳、八段锦、气功等。特别是太极拳动作舒缓、刚柔相济、动中求静，对合并高血压患者尤为合适。可指导患者长期练习，以增强心脏功能，预防病情复发，尤其适合于Ⅱ、Ⅲ期的患者。

四、康复教育

1. 知识宣教　向患者及家属介绍冠心病的基本知识，生活行为与冠心病的相互影响关系，药物治疗的作用及运动疗法的重要性。

2. 生活指导　合理膳食，宜进食清淡、易消化、低脂、低盐饮食，多食富含维生素 C 和粗纤维的新鲜蔬菜和水果，控制体重。严禁暴食或过饱，可少食多餐，养成良好的饮食习惯。戒烟限酒，避免饮咖啡和浓茶，生活规律，保证充足睡眠。注意保暖，预防上呼吸道感染。

3. 用药指导　患者家中应备有如硝酸甘油、硝酸异山梨酯、速效救心丸等急救药物并随身携带，以便心绞痛或心肌梗死突发时自己或家人能及时取到，并立即舌下含服，病情不缓解可重复给药。

4. 定期随访　患者应学会自我检测血压，注意病情变化，坚持按医嘱服药，并定期到医院做健康检查。

5. 心理指导　可采取个人或小组形式进行咨询和教育。情绪波动过大或精神极度紧张，对心脏会产生不良的影响，教会患者处理应激的技巧和放松方法，保持情绪稳定，积极参加有利于身心健康的社会活动。

第六节　脑性瘫痪的康复护理

PPT

▶▶▶ **情境导入**

情境：患儿，男，3岁，母亲孕期无异常，足月顺产，出生体重3.1kg，无黄疸、窒息、缺氧。1个半月时无明显诱因高热（>40℃）伴惊厥3日。发育过程中抬头、翻身、坐立、站立、行走均迟于正常。1岁时直腿坐立不稳。现能牵行，足跟不着地。检查：言语尚清晰，反应迟钝。左上肢肌力4级，肌张力1级；右上肢肌力3级，右手不能完全伸直；手扭转向后，肌张力2级；双下肢肌力4+级，肌张力2级；双足跖屈，轻内翻。颈反射、降落伞反射能引出，右肱二头肌反射亢进，其余腱反射、骨膜反射正常引出，深浅感觉未见异常，双下肢Babinski征阳性。

思考：1. 该患儿属于哪种类型脑瘫？

　　　　2. 患儿在运动训练中应采取哪些康复护理措施？

一、概述

脑性瘫痪（cerebral palsy，CP），简称脑瘫，也称为Litter病，是指从妊娠期开始至小儿出生后一个月内，由于非进行性脑损伤及发育异常所引起的综合征，临床症状以中枢性运动功能障碍及姿势异常为主要特征。由于损伤可能不同程度累及感知觉和其他功能，患儿常常伴随语言、认知障碍及发育滞后、智力低下、行为异常、癫痫等多种表现。脑瘫的发病率为0.15%~0.25%，国内外及城乡差异不大，男性略高于女性。脑部供血不足或缺氧是导致脑瘫最主要的高危因素。在出生前、围生期、出生后均有可能引发脑瘫。所以，脑瘫患儿的康复应遵循早发现、早诊断、早康复的"三早原则"，尽可能使患儿获得最好的运动、智力、社会适应能力。

二、主要功能障碍及评定

（一）主要功能障碍

1. 运动功能障碍及姿势异常　是脑瘫患儿最基本的表现，根据运动障碍的性质，脑瘫可分为痉挛型、手足徐动型、强直型、共济失调型、肌张力低下型、震颤型、混合型等。

（1）痉挛型　占脑瘫患儿的70%左右，出生时低体重儿易患此病。痉挛型脑瘫病变主要位于锥体系。患儿以肌张力增高、运动发育异常、肢体痉挛、活动受限为特征。因不同肌群紧张性增高，患儿可表现出坐位时出现圆背、W状坐位、身体不能竖直、行走时剪刀步和足尖着地、被动运动时有"折刀"样肌张力增高等。且患儿腱反射活跃、骨膜反射增强、踝阵挛阳性，2岁后Babinski征仍阳性。

（2）手足徐动型　占脑瘫患儿20%左右，病变主要位于基底神经节。临床症状主要为难以控制的全身性不自主运动，也称为不随意运动型；此类患儿在进行自主运动时因肌张力变化会出现动作不协调，且无效动作增多。在情绪激动时加重、安静时减少、睡眠时消失。当面部、构音器官、发声肌肉受累时，患儿可出现流涎、咀嚼吞咽困难、语言障碍。而当上肢摇摆不定时，患儿平衡功能亦受损害，易摔倒。手足徐动型患儿早期症状不明显，故早期确诊困难。

（3）强直型　较少见的类型，主要为锥体外系损伤表现。患儿肌张力增高明显，身体异常僵硬，肢体活动较少，但腱反射正常。四肢屈肌和伸肌在做被动运动时均有持续抵抗，因此检查时可见肌张力呈铅管状或齿轮状增高，缓慢运动时抵抗力最大。此类患儿常有明显智力障碍、情绪异常。

（4）共济失调型　较少见，多与其他型混合，病变主要在小脑。其特征为平衡失调，肌张力大多低于正常。患儿步态如醉酒、易跌倒，对指试验、指鼻试验难完成，常见眼球震颤和意向性震颤。说话音调无起伏，且语速徐缓。

（5）肌张力低下型　患儿肌张力显著降低，自主运动极少，容易发生吞咽吮吸障碍、呼吸道梗阻。因四肢瘫软无力，患儿俯卧位时头无法抬起，仰卧位时四肢外展外旋，像仰卧的青蛙。此型为脑瘫早期症状，2~3岁后多转为其他类型脑瘫，特别是手足徐动型。

（6）震颤型　极少见，由锥体外系及小脑损伤所引起，以静止性震颤为主要表现。也可表现为上肢或下肢跟随肩关节和髋关节抖动。

（7）混合型　同时具有两种或两种以上的表现。以手足徐动型和痉挛型混合多见。混合型脑瘫可表现出多种脑瘫的症状，也可以以一种脑瘫的症状为主。

2. 伴随障碍

（1）语言障碍　65%~95%的脑瘫患儿有不同程度的语言障碍，特别是手足徐动型最常见。表现为语言迟缓、构音障碍，严重时可出现失语症。

（2）智能障碍　部分患儿可出现智能障碍，痉挛型四肢瘫痪及强直型脑瘫患儿更差。

（3）感知障碍

1）视觉异常　半数以上患儿表现出视力障碍，以斜视为主，常合并弱视。也可出现动眼神经麻痹、皮质盲等。

2）听觉异常　多见于手足徐动型，常由核黄疸引起。因为患儿视觉障碍、运动障碍、语言障碍且智力低下，听觉异常常难以发现。

3）其他　脑瘫患儿位置觉、触觉、实体觉、两点辨别觉缺失；图形、颜色辨别能力差；不喜欢抚摸拥抱；各种反应不灵敏。

（4）癫痫　以全身性阵挛发作、部分发作、继发性大发作多见。

（5）心理行为障碍　脑瘫患儿常出现多动、情绪不稳定、容易受挫发怒、易放弃、有自闭倾向。

（6）其他　多数患儿生长发育落后，营养不良，且免疫力低下，易患呼吸道感染等病。

（二）康复护理评定

1. 健康状态评估　了解患儿一般情况及生长发育情况，如年龄、出生体重、胎次、产次、胎龄、身长、头围等；有无外伤史、有无胆红素脑病、脑炎等病史。父母亲一般情况，包括年龄、职业、文化程度、有无烟酒嗜好等。家族史应重点了解有无脑瘫、智力低下、癫痫、神经管发育畸形家族病史。了解妊娠期、分娩时情况。

2. 躯体功能评估　对肌张力、关节活动度、原始反射、自动反应及随意运动进行评定。

（1）肌张力评定　脑瘫患儿均存在肌张力异常，量化比较困难。可从患儿姿势、触摸患儿四肢肌肉紧张度、被动活动时阻力情况及抱起患儿时的感觉几个方面进行评定（表8-11）。肌张力低下患儿上下肢常屈曲外展，四肢肌肉松弛，抱起时易从手中滑落，被动运动时无抵抗力；肌张力增高患儿常出现不对称姿势，四肢肌肉紧张，抱起时有僵硬、抵抗感，被动运动时抵抗力大，且开始时更高。

表 8 – 11 肌张力评定分类

检查方法	安静时				活动时	
	形态	硬度	伸展度	摆动度	姿势变化	主动运动
	望	触	过伸展被动检查	摆动运动	姿势性肌张力检查	主动运动检查
肌张力增强	丰满	硬	活动受限，抗阻力↑	振幅减少	肌紧张	过度抵抗
肌张力降低	平坦	软	关节过伸，抗阻力↓	振幅增加	无变化	关节过度伸展

（2）关节活动度 脑瘫患儿易发生痉挛，进而引起关节变形而导致肢体形态变化。因此要注意测量患儿肢体长度及周径。可通过以下方法检查。

1）窝角 小儿仰卧，大腿屈曲紧贴胸部，大腿与小腿之间的角度即为窝角。肌张力降低时减小，肌张力增大时增大。

2）足背屈角 小儿仰卧位，用手握住小儿足底，用力向足背推足与小腿的角度即足背屈角。肌张力降低时减小，肌张力增大时增大。

3）内收肌角（股角） 小儿仰卧位，双下肢伸直，被动分开最大时两大腿之间的角度即为内收肌角。肌张力降低时增大，肌张力增大时减小。

4）跟耳试验 小儿仰卧位，被动牵拉足部尽量贴近同侧耳部，观察足跟髋关节连线与桌面形成的角度。肌张力降低时增大，肌张力增大时减小。

另外还有牵拉试验、臂回弹试验、头部侧向转动试验、围巾征可以检查关节活动度。正常关节活动度见表 8 – 12。

表 8 – 12 正常关节活动度

月龄	腘窝角	足背屈角	内收肌角	跟耳实验
1～3 个月	80°～100°	60°～70°	40°～80°	80°～100°
4～6 个月	90°～120°	60°～70°	70°～110°	90°～130°
7～9 个月	110°～160°	60°～70°	100°～140°	120°～150°
10～12 个月	50°～70°	60°～70°	130°～150°	140°～170°

（3）原始反射

1）觅食反射和吮吸反射 检查者手指轻触婴儿口周，婴儿会向刺激方向转头。持续存在 6 个月以上为异常，新生儿减弱或消失考虑脑损伤。另外，脑瘫患儿如果此两种反射存在超过 1 年，提示患儿有摄食障碍。

2）握持反射 检查者将手指放入婴儿手中，婴儿会自动握住检查者手指。手握持反射出生后 2～3 个月消失，反射不能引出或持续存在均异常。如若有握持反射残存，患儿可出现拇指内收，因此也有部分人认为拇指内收是脑瘫早期指征之一。

3）拥抱反射 将小儿半卧位托起，突然松手使小儿向后倒入检查者手中。正常时小儿双上肢屈曲内收、五指外展呈拥抱状。出生后 3～4 个月减弱，6 个月消失，不能引出或持续存在为异常。

4）姿势反射 包括非对称性紧张性颈反射、对称性紧张性颈反射、紧张性迷路反射、矫正反射。姿势反射反应神经系统成熟度，与脑瘫关系密切。

5）平衡反应 从 6 月到 1 岁逐渐完善，是最高层次的反应。脑瘫患儿可表现出延迟或异常。

（4）自动反应

1）体侧屈调整反应 双手拖住婴儿腋下，悬空竖立背向自己，向侧面慢慢倾斜45°，6 个月以上婴儿可保持头部直立。

2）俯卧位直立反应　婴儿俯卧位，4个月以上婴儿可以很容易将头抬起并保持正中位。

3）升降反应　托住婴儿胸腹部呈俯卧位，4～5个月婴儿可伸展头和躯干，6～8个月婴儿可伸展髋部。脑瘫患儿因原始反射的残存、肌张力的异常，可引出一些异常姿势。患儿可能出现以下姿势。仰卧位时出现角弓反张或双上肢内收内旋、屈曲握拳，下肢伸直；牵拉时不经过坐姿直接站立；直立悬空时双下肢呈剪刀状；站立时双下肢屈曲成X形或膝反张，足尖着地。

（5）肌张力降低　患儿俯卧位时臀高头低，不能抬头或抬头困难，呈W状姿势；仰卧位时呈青蛙状；坐在椅子上时呈折刀状坐姿；牵拉时躯干拉起，头后垂。

3. 智能障碍评估　智力评估的意义在于为患儿康复治疗提供依据，另外也是为了尽早发现患儿的问题，早期开始特殊教育，帮助患儿获得更好的生存能力。智力评估可使用丹佛筛选试验（DDST）对出生至6岁的小儿进行筛选试验，使用我国修订的韦氏智力量表等进行诊断性检查。

4. 感知觉障碍评估　儿童感知觉可以通过评定患儿是否具有相应年龄所具备的感知、认知标准，也可与家长交流获得患儿感知觉是否灵敏，是否存在异常。自制量表或各种量表也可以应用于感知觉评估。

5. 言语功能、听力状况评估　语言发展是循序渐进的过程。如果小儿2岁后仍不会说话要引起重视。听力评估可先做听力测试，再行听诱发脑干反应检查（或称听性脑干反应）等。

6. ADL评估　包括运动、自理能力、交流能力等多方面。对患儿治疗方案的制定、修订、判断疗效很重要。可采用功能活动问卷（FAQ）、快速残疾评定量表（RDRS）等评估。

7. 心理社会评估　评估患儿家长对疾病的认知程度，对脑瘫患儿的接受程度。因为脑瘫带给家庭的压力很大，父母可能会长期处于压抑状态，而父母的情绪则会影响患儿。同时患儿的情绪不稳定、固执、孤僻等也会进一步使父母压力增大。

8. 辅助检查　CT、MRI、脑电图检查、心电图、免疫功能测定等。

三、康复护理措施

脑瘫无法根治，康复护理的目标是加强高危新生儿的监护，早发现、早诊断、早治疗；对已经确诊的患儿，希望通过综合康复治疗，尽可能恢复患儿的运动功能及自理能力，最大限度降低患儿残障程度，使患儿能更好地融入社会。

（一）运动疗法

运动疗法的基本原则是遵循儿童运动发育的规律，在抑制异常运动的同时建立正常运动模式，使患儿获得保持正确姿势的能力。

1. 头部控制训练　头部正确位置是保持头部中线位，以减轻紧张性颈反射。头部控制是运动发育中最早完成的。不能正确控制头部，其他动作也难以完成。可以通过声音、色彩吸引或用手指按压脊柱两侧肌肉进行诱导。另外不同体位时也可有相应纠正方法。

（1）仰卧位　患儿仰卧时可出现角弓反张，纠正方法是用双前臂轻压患儿双肩，双手托住患儿头部，先使颈部拉伸，再双手向上轻抬头部，目的是训练头部保持正中位和颈部的牢固挺起。

（2）俯卧位　主要对伸肌进行刺激训练，使头部上抬，相对降低屈肌紧张度，目的是提高患儿头部控制能力和头、颈部抗重力伸展能力及伸肌在各姿势下作用，但异常的伸肌紧张性姿势应避免这一训练。

（3）坐位　应确保头部直立位，进行前后左右头的直立反应训练；如果患儿出现肩胛带内收，头部过度伸展，双上肢屈曲向后，治疗者可以将前臂从患儿颈后绕过去将肩部向前、向内推，这样可以将头部变为屈曲位；如果患儿头部无力低垂，治疗者可将拇指放于患儿两胸前，其余几指将患儿双肩扶住，向前拉，这样可以使患儿头部轻松保持直立正中位。

（4）其他姿势　拉起时应保持头部直立；站立时训练挺胸抬头。

2. 支撑训练、身体旋转动作　支撑训练是为爬行准备，与头部训练同时开始进行，包括肘部支撑、手膝位支撑和双手支撑练习。身体旋转动作训练是提高患儿翻身坐起能力。训练时使患儿仰卧，双下肢屈曲，治疗者双腿夹住患儿双下肢固定，双上肢交叉握住患儿双手，当欲使患儿向某一侧旋转时，让其相应一侧上肢内旋并保持住，治疗者用另一只手握住患儿对侧上肢反向诱导，训练目标是从开始时需要治疗师辅助完成直至最后让患儿独立完成该动作。

3. 坐位训练　坐位是日常学习、工作、生活都十分重要的姿势，而且坐位是向立位发展的中间过程，不能坐就不能站。

（1）肌张力低下型　治疗者一手扶住患儿胸部，一手扶住腰部，帮助坐稳，使患儿双腿分开，双手处于中位线活动。

（2）痉挛型　治疗者将双手从患儿腋下穿过，双臂顶住其双肩，阻止肩胛骨内收，同时用双手将其大腿外旋分开，再用双手分别按压双膝，使下肢伸直。

（3）手足徐动型　将患儿双下肢并拢屈曲于胸前，扶住患儿肩膀，使其肩关节向前，内收、内旋，使其双手能支撑身体维持坐位。

4. 爬行训练　训练时固定患儿骨盆并上提，先进行一侧上肢的上抬训练，利用其余三个肢体支持体重，然后两上肢进行动作交换，反复进行，使身体重心随上肢的交替动作自如地左右转移，接着让一侧下肢向后方抬起来，其余三个肢体支持体重，使身体重心随两下肢交替动作左右转移。训练初期可由单侧肢体迈出，然后逐渐过渡到正常爬行动作及速度。单肢体向前迈出顺序为：右手→左膝→左手→右膝。另外爬行训练可由腹爬位开始，逐步过渡到膝手位和高爬位。如果为下肢痉挛型，可以借助爬行车训练下肢。

5. 站立训练、步行训练　从他人扶站到自己扶站、站立时双手交替拿物、立位平衡建立、单腿站立，在单腿站立前提下进行双腿交替运动的步行训练，必要时可使用助行器、双杠内训练，同时应注意步态。

（二）作业疗法

作业疗法的目的在于训练脑瘫患儿日常生活能力，是脑瘫康复中重要环节。

1. 保持正确的姿势　包括坐姿、睡姿等。各种姿势正常是确保患儿日常随意运动的基础。坐床上时家长可让患儿坐于自己的大腿之间，并用耻骨及小腹部顶住患儿的腰背部，使患儿的髋部屈曲呈直角，可以减轻脊柱的后凸，家长可同时用手轻柔地按压患儿的膝部，使患儿屈曲的腿伸直。椅子最好使用角椅，根据墙角的直角形状做成，患儿的腰背部紧靠着角椅的左右两个侧面，患儿坐在角椅上可以保持脊柱正直，髋关节屈曲成 90°，两下肢叉开，而且两个手可以自由活动。睡眠时以侧卧为主，严重屈曲痉挛型可予俯卧位胸前垫高使其可伸出双手，双膝交叉呈剪刀状的可双膝间放置枕头等分开双腿。

2. 促进上肢功能发育　上肢功能与头部控制、躯干姿势等关系十分密切，可以通过各种玩具、游戏促进小儿上肢运动模式及手眼协调能力，使用木棒、鼓棒等方式促进小儿上肢抓、握、伸、放运动的发展，同时应注意纠正患儿拇指内收。正常的上肢功能是小儿以后能否独立生活、工作的关键。

3. 促进感知觉发育　对感知障碍的脑瘫患儿可进行感知综合训练，改善患儿视觉、听觉、触觉等，促进表面感觉和深部感觉发育，使患儿能正确辨别方向、距离、位置等。只有感知觉的发育，患儿在将来的生活中，学习、生活能力才不会落后正常儿童过多。

知识链接

引导式教育

引导式教育起源于20世纪20年代，由匈牙利学者András Peto教授不断探索后所创建的一种以儿童学习及获得教育为中心的综合治疗方法，主张对脑瘫儿童进行全面的康复训练。引导式教育通过引导者根据患儿的活动能力、言语、情感等发育状况及问题制订相应的、系统的训练方案，以娱乐性和节律性意向来激发患儿的兴趣和参与意识，使儿童从生理到心理上得到综合完整的发展。因此，它不是一种简单的康复技术和治疗，而是一个全面的教育体系。引导式教育在小儿脑瘫中的应用能够帮助患儿更好地发掘自己的潜能，提高康复效果，培养适应未来生活的能力和素质。同时，引导式教育也有助于家长和教师更好地了解和关爱脑瘫患儿，为他们提供更有效的支持和帮助。

4. 日常生活活动训练 目的是使脑瘫患儿能生活自理。这些日常生活活动都需要正确的感知和协调能力，可以与以上几项训练结合。

（1）进食训练 脑瘫患儿多比较瘦小，发育较差，这与摄食障碍有直接关系。训练时应只给予必要的帮助，比如将患儿摆正进餐姿势和摆好餐具等，其余由患儿自己完成。训练内容包括用汤勺进食和用筷子进食。用汤勺进食可锻炼患儿上肢伸展运动、手眼协调、手口协调、抓握动作、咀嚼吞咽等动作；用筷子进食重点在于手指协调性的锻炼。

（2）排便训练 排便是一个综合性的练习过程，需要患儿站位、坐位平衡，从坐位到站立的转换、手的抓握、屈曲能力、穿脱裤子能力等。如果患儿年龄和体力允许情况下可采取坐便姿势。如果年龄和体力不足，可以由护理人员协助排便。

（3）穿脱衣服训练 患儿因运动功能障碍及姿势异常，穿衣多比较困难。训练时可以从简单的衣服开始，先穿患侧，先脱健侧。脑瘫患儿的衣物应尽量选择舒适宽松、无刺激、易于穿脱的衣物，一方面避免衣物不良刺激引起痉挛，另一方也便于患儿自己穿脱衣服。

（4）其他训练 包括卫生自理训练（洗脸、洗手、刷牙、梳头等）、洗澡训练、上下床训练、精细活动训练（书写、绘画等）等。

5. 语言功能矫正 脑瘫患儿语言功能障碍大多为构音障碍和语言发育迟缓两种。构音障碍的患儿可以从基本语言运动的刺激，改善口、唇、鄂、呼吸控制，然后从易到难逐步训练语言功能。语言发育迟缓的患儿，则需要在较长的一个时间段，根据患儿的年龄及语言发育情况制定目标，从简单的言语诱导开始，如看图识字、看画识动物、从亲人称呼开始，逐渐提高患儿言语能力。

（三）被抱姿势

1. 痉挛型 患儿母亲一手托住孩子的臀部，一手扶住孩子的肩臂部，面对面把孩子双臂伸开，分放在母亲的两侧肩膀上，两腿分开分放在母亲两侧髋部或一侧髋部前后。

2. 弛缓型 将患儿双腿蜷起，头略向下垂，给患儿一个依靠。也可以一手从腋下穿过，将孩子的身体扶直，另一手托住臀部，通过患儿身体的上下移动来诱导其伸出上肢。

3. 手足徐动型 与痉挛型患儿抱法有很大不同，将患儿抱好后，把双手合在一起，双腿靠拢屈曲，尽量靠近胸部，然后抱在胸前，也可抱在身体一侧。

（四）其他康复护理措施

1. 物理疗法 治疗方案有神经肌肉电刺激疗法，主要针对失神经控制的肌肉，改善局部供血，防止肌肉萎缩；水疗，可降低脑瘫患儿局部或全身的张力。

2. 中医康复疗法 包括针灸、推拿改善血液循环，有目的性地降低或增高肌力。还可以使用药物熏洗、中药内服等。

3. 手术治疗 对于严重关节畸形或严重痉挛的患儿可以采取手术治疗。其目的是处理不可逆转的畸形或痉挛，为患儿后期功能训练创造条件。

4. 心理护理 医务人员及家属都应特别注意患儿心理康复，可以根据不同年龄幼儿行为特点，通过游戏、集体活动等促进脑瘫患儿的积极性和情绪的稳定，让患儿心理上能尽量积极健康的发展。

四、康复教育

1. 积极开展早期产前检查，坚持优生优育，预防早产及难产。

2. 保证孕妇良好的营养，做好围生期保健。

3. 婴儿出生后定期去医院检查，以尽早发现异常，早期干预；定期进行预防接种，防止脑膜炎及其他传染病发生。

4. 对患儿及家属应加强安全教育，防止坠床、外伤、吞入异物等意外伤害发生。

5. 脑瘫患儿的康复是一项长期、复杂的工程，鼓励患儿家长平时多给患儿视觉及听觉刺激（听音乐），通过游戏的方式、手势语、表情等作为语言发育基础，尽可能帮助患儿参加家庭和社会活动，以促进患儿综合能力的发展。

目标检测

答案解析

A1／A2 型题

1. 脑卒中患者的典型痉挛模式是指（　　）

　　A. 上肢屈曲，下肢屈曲　　　　B. 上肢屈曲，下肢伸直　　　　C. 上肢伸直，下肢伸直

　　D. 上肢伸直，下肢屈曲　　　　E. 以上都不是

2. 关于脑卒中患者肩痛的预防及护理措施，说法错误的是（　　）

　　A. 预防为主

　　B. 仰卧位时需在患侧肩胛下垫一软枕

　　C. 加强关节被动活动

　　D. 出现疼痛时制动，以免疼痛加剧

　　E. 避免患手长期输液

3. 颈椎病中发病率最高的是（　　）

　　A. 神经根型　　　　　　　　　B. 脊髓型　　　　　　　　　　C. 交感神经型

　　D. 混合型　　　　　　　　　　E. 椎动脉型

4. 关于颈椎病的叙述，下列错误的是（　　）

　　A. 是良性疾病，有自限倾向，绝大多数预后良好

　　B. 经积极防治，可以避免或延缓症状出现

　　C. 自然病程是进行性加重

　　D. 只有少数脊髓型患者需要手术治疗

　　E. 颈椎退行性变不能阻止，但颈椎病可以预防

5. 脑性瘫痪患儿的主要功能障碍表现为（　　）

A. 运动、姿势障碍　　　B. 感、知觉障碍　　　C. 智力、情绪障碍

D. 语言、听力障碍　　　E. 视、听觉障碍

（何海艳）

书网融合……

| 重点小结 | 微课 | 习题 |

参考文献

［1］谭工，邱波．康复护理学［M］．2 版．北京：中国医药科技出版社，2019．

［2］梁娟．作业治疗技术［M］．北京：中国中医药出版社．2018．

［3］梁娟，王琼，蔡佳佳．康复护理［M］．北京：中国医药科技出版社．2023．

［4］黄学英．康复护理［M］．2 版．北京：人民卫生出版社，2018．

［5］黄晓琳，燕铁斌．康复医学［M］．北京：人民卫生出版社．2021．

［6］刘俊香，刘亚莉．健康评估［M］．北京：中国医药科技出版社，2018．

［7］刘楠，李卡．康复护理学［M］．5 版．北京：人民卫生出版社．2022．

［8］吕雨梅，李海舟．康复护理学［M］．2 版．北京：人民卫生出版社．2019．

［9］黄昭鸣，朱群怡，卢红云，言语治疗学［M］．上海：华东师范大学出版社，2017．

［10］李胜利．语言治疗学［M］．北京：人民卫生出版社，2008．

［11］卢红云，黄昭鸣，口部运动治疗学［M］．上海：华东师范大学出版社，2010．

［12］黄毅，李虹彦．康复护理学［M］．长春：吉林大学出版社，2013．

［13］章稼，王于领．运动治疗技术［M］．3 版．北京：人民卫生出版社．2020．

［14］周更苏，李福胜．康复护理技术［M］，武汉：华中科技大学出版社，2014．

［15］肖建英，胡鸿雁．康复护理学基础［M］，武汉：华中科技大学出版社，2018．